痛风
吃什么禁什么

主 编 李开生

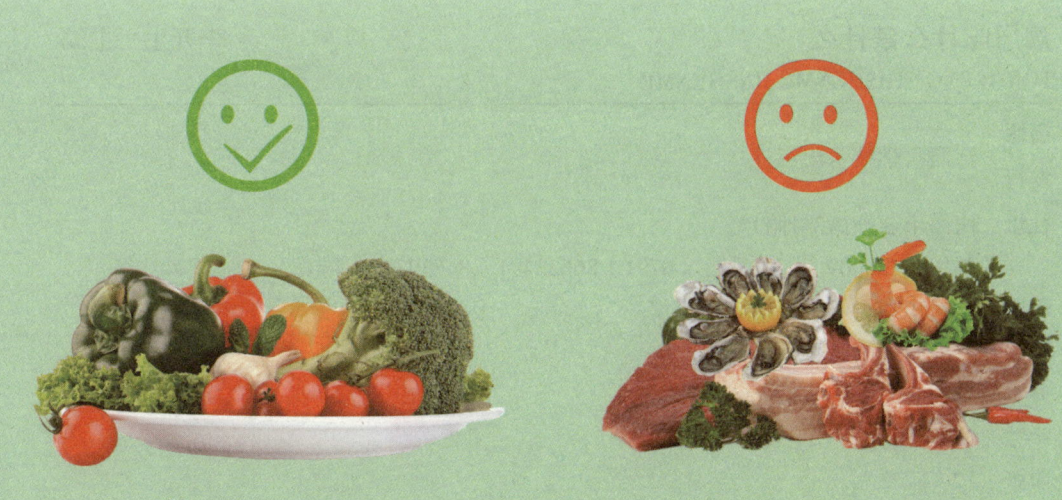

江西科学技术出版社

图书在版编目（CIP）数据

痛风吃什么禁什么 / 李开生主编. -- 南昌：江西科学技术出版社, 2014.10（2024.10重印）

ISBN 978-7-5390-5226-7

Ⅰ.①痛… Ⅱ.①李… Ⅲ.①痛风—食物疗法 Ⅳ.①R247.1

中国版本图书馆CIP数据核字（2014）第243511号

痛风吃什么禁什么　　　　　　　　　　　　　　　李开生　主编

TONGFENG CHISHENME JINSHENME

出版 发行	江西科学技术出版社
社址	南昌市蓼洲街2号附1号
	邮编：330009　电话：（0791）86623491　86639342（传真）
印刷	三河市泰丰印刷装订有限公司
经销	各地新华书店
开本	787 mm × 1092 mm　1/16
字数	220千字
印张	12
版次	2014年10月第1版
印次	2024年10月第3次印刷
书号	ISBN 978-7-5390-5226-7
定价	49.00元

国际互联网（Internet）地址：http://www.jxkjcbs.com

选题序号：ZK2014284　　赣版权登字：-03-2014-286

责任编辑：宋　涛　　装帧设计：春浅浅

版权所有　侵权必究

（赣科版图书凡属印装错误，可向承印厂调换）

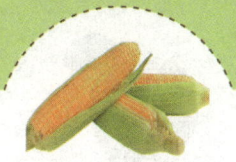
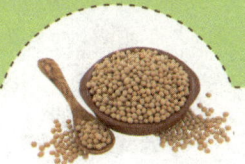
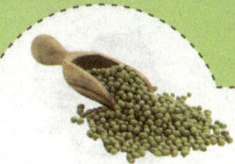

Contents 目录

Part 1 | 主食及淀粉类

宜吃

◎ 大米
健康大米饭..................011
烧鸭煲仔饭..................011

◎ 小米
小米绿豆粥..................013
小米蔬菜球..................013

◎ 糙米
糙米杂粮饭..................015
圣女果豆腐糙米饭............015

◎ 糯米
糯米木瓜蒸饭................017
杧果糯米饭..................017

◎ 面粉
七彩小笼包..................019
芹菜小笼包..................019

◎ 薏米
薏米瘦肉冬瓜粥..............021
橙子结瓜薏米汤..............021

◎ 玉米
蒸玉米粒....................023
香油玉米....................023

◎ 燕麦
燕麦牛奶草莓羹..............025
红豆燕麦牛奶粥..............025

少量食用

◎ 蛋糕
香蕉巧克力蛋糕..............027
卡兰柠檬巧克力蛋糕..........027

◎ 黑米
黑米饭......................029
黑米粥......................029
黑米杂粮小窝头..............030
黑米杂粮饭..................030

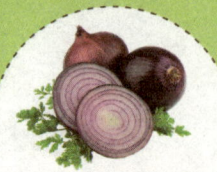
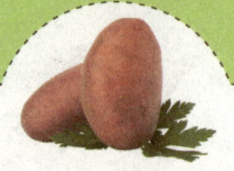
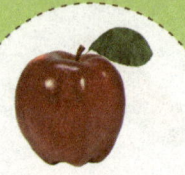

Part 2 | 肉、蛋类

宜吃

◎ **猪血**
韭菜猪血 033
春笋炒血豆腐 033

◎ **鸡蛋**
西红柿鸡蛋拌面 035
葱花蒸鸡蛋 035

◎ **鸭蛋**
芹菜叶蒸鸭蛋 037
咸鸭蛋芥菜汤 037

◎ **皮蛋**
皮蛋瘦肉粥 039
黄瓜皮蛋 039

◎ **鹌鹑蛋**
鹌鹑蛋蔬菜汤 041
冬瓜鹌鹑蛋汤 041

少量食用

◎ **猪肉**
鱼蓉瘦肉粥 043
胡萝卜炒肉丝 043

◎ **鸡肉**
鸡肉卷 045
双椒松子鸡丝 045

◎ **鸭肉**
熟炒鸭片 047
五香烧鸭 047

◎ **鸽肉**
鸽子银耳胡萝卜汤 049
四宝煲老鸽 049

◎ **鹌鹑肉**
莲子鹌鹑煲 051
腰豆鹌鹑煲 051

禁吃

猪肝 052
猪小肠 052
猪肺 052
猪脾 052
猪肾 053
猪胰 053
猪心 053
牛肝 053
牛肾 054
鸡肝 054
鸭肝 054
马肉 054

Part 3 | 水产类

宜吃
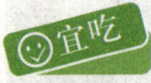

◎ **海参**
木瓜海参盅 057
海参西蓝花饭 057

◎ **海蜇皮**
菜心海蜇皮 059

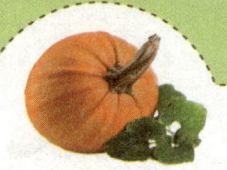
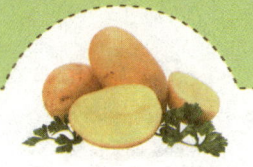
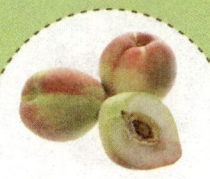

金针菇海蜇荞麦面.................059

凉拌海藻.................069

少量食用

◎ **鲫鱼**
鲫鱼蒸水蛋.................061
豆豉鲫鱼汤.................061

◎ **草鱼**
草鱼煨冬瓜.................063
茶树菇草鱼汤.................063

◎ **鲤鱼**
糖醋全鲤.................065
鲤鱼炖冬瓜.................065

◎ **鲈鱼**
蒜瓣烧鲈鱼尾.................067
家常烧鲈鱼.................067

◎ **海藻**
芝麻拌海藻.................069

禁吃

紫菜.................070
鱼干.................070
带鱼.................070
沙丁鱼.................070
鲢鱼.................071
乌鱼.................071
白鲳鱼.................071
蛤蜊.................071
牡蛎.................072
淡菜.................072
干贝.................072
草虾.................072

Part 4 | 蔬菜、菌菇类

宜吃

◎ **大白菜**
大白菜拌西红柿.................075
板栗煨白菜.................075

◎ **空心菜**
清炒空心菜.................077
腰果炒空心菜.................077

◎ **芹菜**
芹菜粥.................079
蒸芹菜叶.................079

◎ **芥蓝**
芥蓝拌豆腐皮.................081
白灼芥蓝.................081

◎ **马齿苋**
马齿苋薏米绿豆汤.................083
凉拌马齿苋.................083

◎ **芥菜**
什锦芥菜.................085
泡酸芥菜.................085

◎ **苋菜**
椒丝炒苋菜.................087

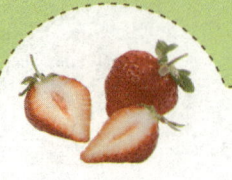 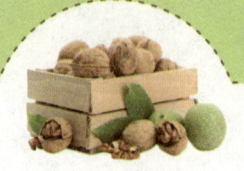 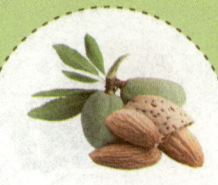

橄榄油芝麻苋菜..........087

◎ 黄瓜
五彩黄瓜卷..........089
拍黄瓜..........089

◎ 冬瓜
冬瓜苦瓜汤..........091
果味瓜排..........091

◎ 南瓜
南瓜苹果沙拉..........093
椒香南瓜..........093

◎ 苦瓜
素炒苦瓜..........095
豉汁苦瓜..........095

◎ 丝瓜
丝瓜薏米粥..........097
丝瓜肉末炒刀削面..........097

◎ 白萝卜
酸辣萝卜丝..........099
泡双萝..........099

◎ 胡萝卜
胡萝卜蔬菜汤..........101
酱香胡萝卜..........101

◎ 西红柿
奶油西红柿..........103
蜂蜜西红柿..........103

◎ 茄子
蒜香茄子..........105
鱼香茄子..........105

◎ 山药
松花蛋炒山药..........107
山药炖鸡腿..........107

◎ 红薯
红薯胡萝卜丁..........109
姜丝红薯..........109

◎ 芋头
香芋南瓜煲..........111
芋头汤..........111

◎ 圆白菜
炝炒圆白菜..........113
手撕圆白菜..........113

◎ 土豆
烤土豆..........115
椒盐土豆丝..........115

◎ 马蹄
马蹄炒玉米笋..........117
大蒜炒马蹄..........117

◎ 木耳
白菜木耳炒肉丝..........119
小葱黑木耳..........119

少量食用

◎ 西蓝花
西蓝花炒胡萝卜..........121
西蓝花玉米浓汤..........121

◎ 菠菜
胡萝卜炒菠菜..........123
虾米拌菠菜..........123

◎ 竹笋
竹笋拌黄瓜..........125
清拌竹笋..........125

◎ 金针菇
金针菇炒三丝..........127

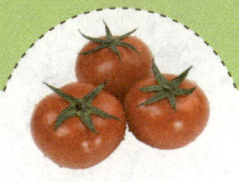
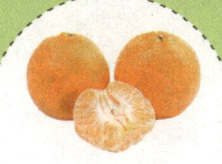
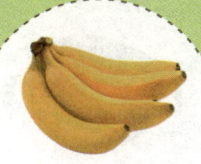

拌金针菇……127	芦笋……128
	香菇……128
禁吃	茼蒿……128
黄豆芽……128	

Part 5 | 水果类

宜吃

◎ 苹果
草莓苹果沙拉……131
苹果蔬菜沙拉……131

◎ 梨
雪梨汁……133
雪梨菠萝汁……133

◎ 菠萝
盐水菠萝……135
菠萝甜汁……135

◎ 橙子
橙子汁……137
橙子水果拼盘……137

◎ 橘子
橘子汁……139
橘子沙拉……139

◎ 哈密瓜
哈密瓜球……141
哈密瓜菠萝汁……141

◎ 红枣
红枣银耳莲子汤……143
饴糖红枣姜汤……143

◎ 李子
李子牛奶饮……145
李子菠萝汁……145

◎ 杧果
鲜杧果冰淇淋……147
杧果飘雪……147

◎ 柠檬
柠檬蜜水……149
冻柠茶……149

◎ 枇杷
枇杷糖水……151
枇杷果冻爽……151

◎ 葡萄
葡萄汁……153
梨子葡萄柠檬汁……153

◎ 石榴
石榴水果牛奶饮……155
石榴汁……155

◎ 桃子
桃汁……157
桃子燕麦牛奶羹……157

◎ 西瓜
西瓜汁……159
西瓜沙拉……159

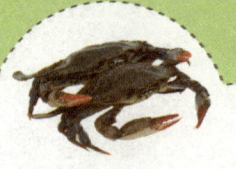
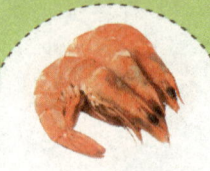
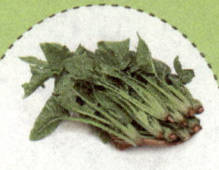

◎ 香蕉
蓝莓香蕉牛奶羹 161
香蕉牛奶 161
◎ 杨桃
杨桃汁 163
杨桃水果拼盘 163
◎ 木瓜
木瓜汁 165
木瓜炖奶 165

少量食用

◎ 樱桃
樱桃汁 167

糖水泡樱桃 167
◎ 猕猴桃
猕猴桃雪糕 169
芹菜猕猴桃梨汁 169
◎ 杨梅
梦幻杨梅汁 171
杨梅汁 171
◎ 火龙果
火龙果汁 173
火龙果水果拼盘 173
火龙果牛奶 174
火龙果水果捞 174

Part 6 | 干果类

◎ 核桃
小蒜拌核桃仁 177
琥珀核桃仁 177
◎ 板栗
板栗饭 179
板栗酱汁鸡 179
◎ 莲子
辣味莲子 181
葱花莲子 181

少量食用

◎ 腰果
香油腰果 183

腰果莴笋炒山药 183
◎ 花生
陈醋花生 185
老醋四样 185
◎ 甜杏仁
甜杏仁大米豆浆 187
豆腐甜杏仁花生粥 187
◎ 榛子
桂圆榛子粥 189
杏仁榛子椰汁 189
◎ 芝麻
黑芝麻花生粥 191
黑芝麻煎饼 191
黑芝麻核桃面皮 192
芝麻土豆丝 192

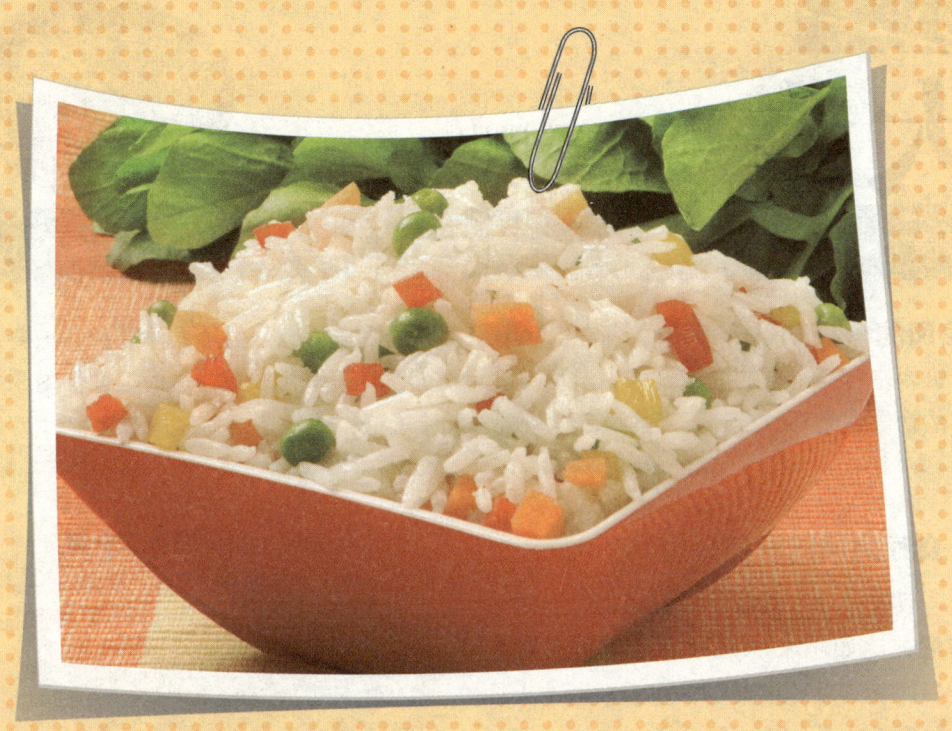

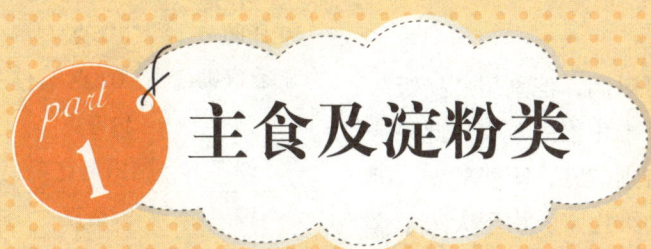

part 1 主食及淀粉类

主食以及淀粉类的食物为人体提供了大量热量,是生命活动的主要能量来源。人体必需的碳水化合物广泛存在于大米、面粉、豆类等食物中,能帮助促进蛋白质、核糖、核酸等的合成,有助于尿酸的排出。

本章主要为大家介绍了大米、小米、糙米、糯米等嘌呤含量很低、适宜痛风患者食用的主食和淀粉类食物,从而帮助痛风患者控制病情,早日康复。

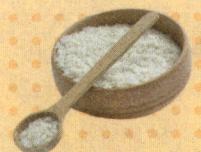 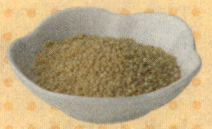 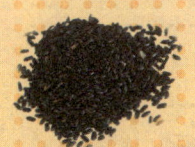 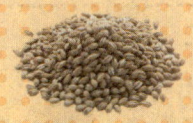

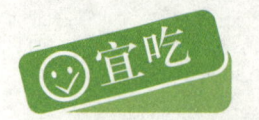

大米 促进尿酸排出

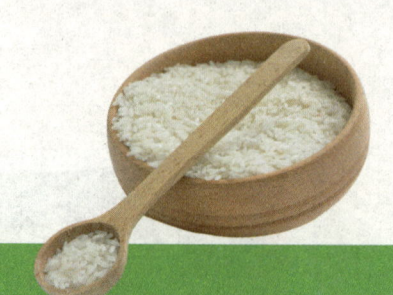

酸碱性：属于酸性食物。

对痛风的食疗功效： 大米是日常生活中最常见的主食，也是供给人体能量的重要来源。大米中含有丰富的淀粉、维生素及微量元素等，具有碱化尿液，进而促使体内尿酸排出的功效。此外，精制大米的嘌呤含量较未加工前低，比较适合痛风患者食用。

食疗痛风的吃法：

大米一般被做成米饭或米粥，可以和各种食材搭配，比如小米、黑米、燕麦、各种豆类、多种蔬菜以及水果等，可以根据个人的口味和体质自由选择组合。

食用注意：

大米饭可以蒸，也可以焖，但别用"捞饭"的方式，不然会造成维生素的流失。此外，煮大米粥的时候需特别注意，不能放碱，因为这会破坏大米中的维生素。由于大米中含有大量的淀粉，所以糖尿病患者不宜过量食用大米。

与痛风相关的营养素含量
（每100克可食部分）

营养成分	含量	与同类食物含量比较
嘌呤	18.4毫克	低
碳水化合物	77.4克	高
蛋白质	7.7克	中
脂肪	0.6克	低
膳食纤维	0.6克	低
钙	11毫克	低
磷	121毫克	中
钾	97毫克	低

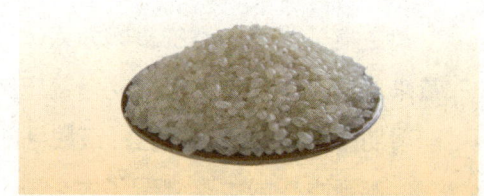

✓ 最佳营养搭配

大米 + 胡萝卜	清肝明目
大米 + 青豆	补中益气
大米 + 黑米	能够使血糖平稳

✗ 禁忌搭配

大米 + 蜂蜜	引起胃痛
大米 + 蕨菜	破坏维生素B_1
大米 + 牛奶	破坏维生素A

健康大米饭

- **原料**：大米100克，豌豆30克，胡萝卜1根，玉米粒30克
- **调料**：植物油适量
- **做法**：

①将大米洗净，浸泡。
②将豌豆和玉米粒洗净，备用。
③将胡萝卜洗净，去皮，切丁。
④往锅中放入少许植物油，加适量水，放入大米、豌豆、胡萝卜、玉米粒，搅拌均匀。
⑤用大火煮沸后转小火，煮成米饭后盛入碗中即可。

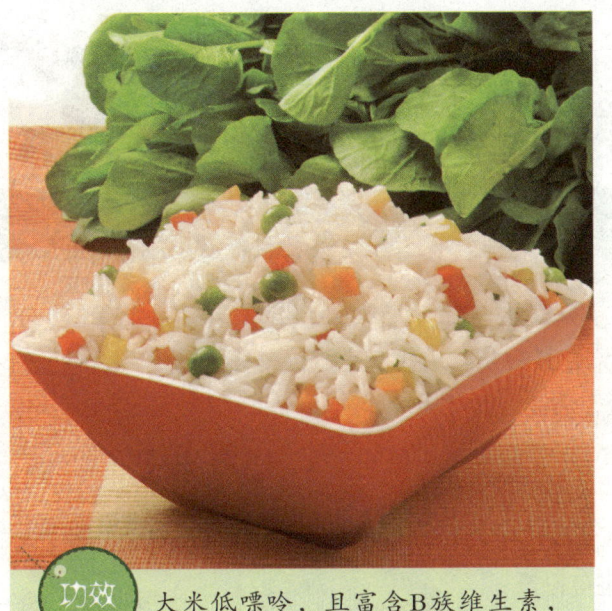

功效 大米低嘌呤，且富含B族维生素，可调节人体的机能代谢；胡萝卜可促进尿酸的溶解与排泄。本品可清肝明目，改善体质，适合痛风患者日常食用。

烧鸭煲仔饭

- **原料**：大米150克，烧鸭块200克
- **调料**：盐、大葱段、葱末、白糖、香菜、食用油各适量
- **做法**：

①锅入油烧热，放入大葱段煸香，备用。
②将烧鸭块再改成小块备用。
③往砂锅中放入淘好的大米，加盐、白糖、食用油和适量水，用大火焖20分钟至米饭熟。
④最后再将烧鸭放在焖好的米饭上，淋上葱油，撒些葱末和香菜，再焖几分钟即可。

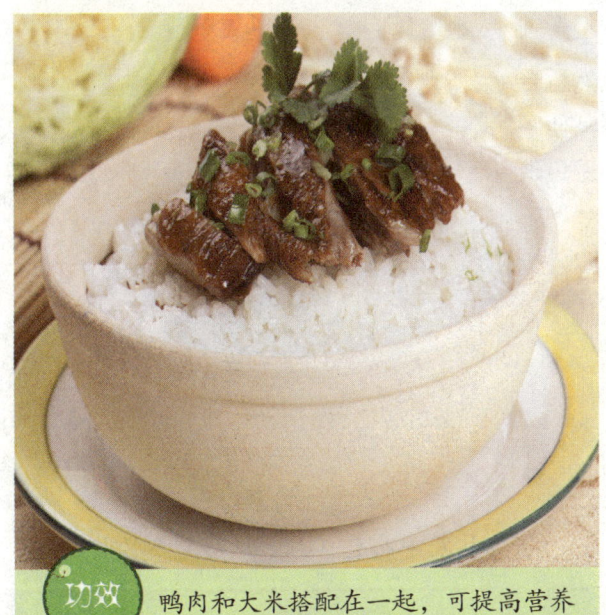

功效 鸭肉和大米搭配在一起，可提高营养价值。本品营养均衡，可提供人体日常所需的能量，还可帮助人体消炎去毒，防止痛风引起的关节、肌肉发炎肿痛和水肿等症状。

小米 健胃消食、补益虚损

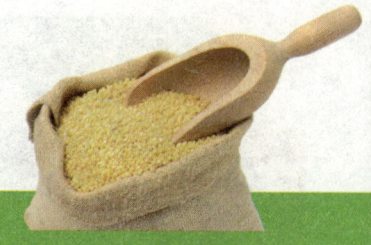

酸碱性：属于碱性食物。

对痛风的食疗功效：小米中含有类雌激素物质，有保护皮肤、延缓衰老的作用。小米因富含维生素B_1、维生素B_{12}等元素，具有防止消化不良及口角炎的功效。因小米的嘌呤含量低，所以适合痛风患者食用，还能为其补充营养。

食疗痛风的吃法：

小米可以蒸饭，也可以煮成粥，甚至可以磨成粉制成饼、发糕等食品。由于小米的氨基酸含量低，因此适宜与大豆或者肉类食物搭配食用。

！食用注意：

在煮小米粥的时候不能放碱，否则会破坏其中的B族维生素。此外，小米粥虽然适合痛风患者食用，但是不能用小米代替其他主食，应该和其他粮食相互搭配食用，避免造成营养缺失或不均衡。

与痛风相关的营养素含量
（每100克可食部分）

营养成分	含量	与同类食物含量比较
嘌呤	7.3毫克	低
蛋白质	9克	中
脂肪	3.1克	中
碳水化合物	75.1克	高
膳食纤维	1.6克	低
维生素B_1	0.67毫克	高
硒	4.74微克	中
磷	229毫克	高
钾	284毫克	中

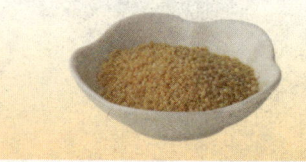

✓ 最佳营养搭配

小米+大米		健胃益脾
小米+菠菜		健脾和胃
小米+洋葱		降脂降糖
小米+苦瓜		清热解暑

✗ 禁忌搭配

小米+杏仁		会使人呕吐、腹泻
小米+虾皮		导致恶心、呕吐
小米+小麦		对脾胃不好

小米绿豆粥

- **原料：** 小米150克，绿豆100克
- **调料：** 白糖20克
- **做法：**
① 将小米、绿豆洗净，泡水30分钟，备用。
② 锅中放入适量清水，加入已泡好的小米、绿豆，用大火煮沸。
③ 转用小火煮至小米熟烂，绿豆也完全熟透，再加入白糖，拌匀后即可食用。

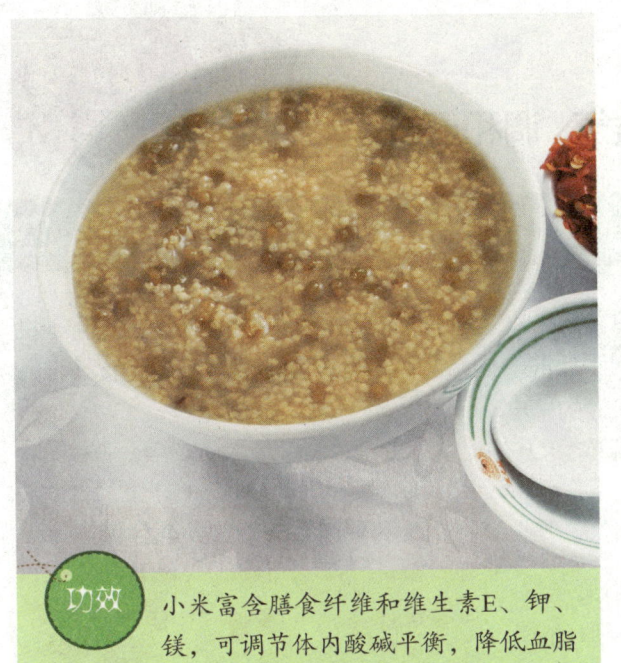

功效 小米富含膳食纤维和维生素E、钾、镁，可调节体内酸碱平衡，降低血脂和血尿酸。本品由小米搭配绿豆，营养均衡，很适合体质虚弱的痛风并发高脂血症患者食用。

小米蔬菜球

- **原料：** 小米粉50克，面粉适量，菠菜叶30克，鸡蛋液少许
- **调料：** 食用油适量
- **做法：**
① 将菠菜叶洗净，切成碎末，然后在面粉和菠菜叶中加水，做成小球。
② 将小米粉和面粉混合成糊状，搅拌均匀，然后在菠菜球上裹一层小米糊。
③ 锅入油烧热，往菠菜球上刷一层鸡蛋液，放入热油锅中煎炸，稍炸片刻即可食用。

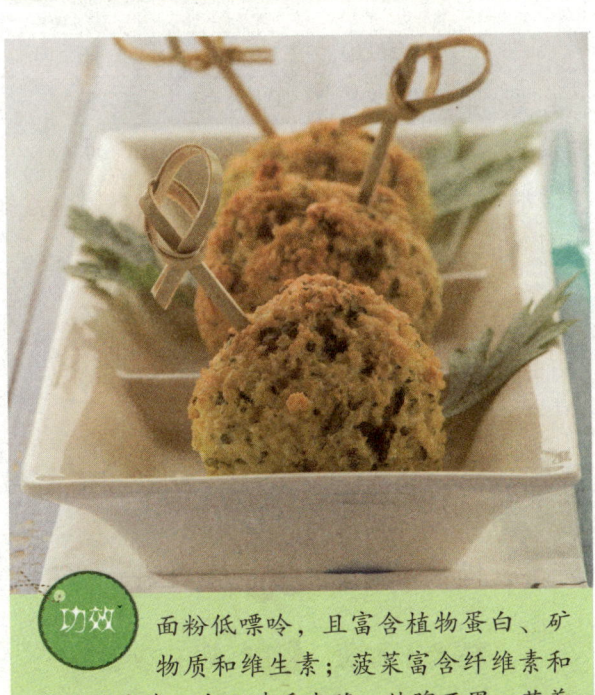

功效 面粉低嘌呤，且富含植物蛋白、矿物质和维生素；菠菜富含纤维素和多种维生素。本品清香爽脆、健脾开胃、营养丰富，是痛风患者的健康美味食谱之一。

宜吃

糙米 补中益气、调和五脏

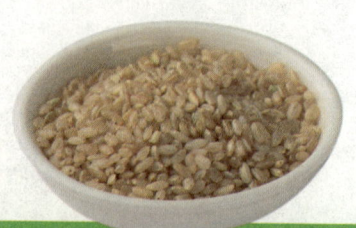

酸碱性： 属于酸性食物。

对痛风的食疗功效： 糙米胚芽中富含的维生素E能促进血液循环，有效维护全身机能，维持肾脏的排泄功能，进而有利于尿酸的排出。糙米还含有十分丰富的膳食纤维，有助于排出肠内的宿便，促进部分尿酸的排出。

食疗痛风的吃法：

用糙米煮粥时，适宜用小火慢熬。小火慢熬至粥变得黏稠时，表面会形成一层厚厚的粥皮。这层粥皮具有很好的滋阴补阳功效，能让人气色变好。另外，发芽的糙米营养价值更高。

食用注意：

糙米口感较粗，质地紧密。煮前可以将其淘洗干净，用冷水浸泡过夜，然后连浸泡水一起倒入高压锅，最好煮30分钟以上。糙米口感较粗、质地紧密，肠胃消化功能弱的人要少食。

与痛风相关的营养素含量
（每100克可食部分）

营养成分	含量	与同类食物含量比较
嘌呤	22.4毫克	中
碳水化合物	77.9克	高
蛋白质	7.4克	中
脂肪	0.8克	低
膳食纤维	0.7克	低
维生素E	0.5毫克	低
钙	13毫克	低
磷	110毫克	中
钾	103毫克	低

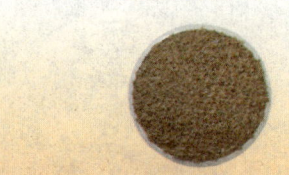

✓ 最佳营养搭配

糙米+胡萝卜		保护视力
糙米+圣女果		健脾和胃
糙米+鱼		预防慢性病
糙米+瘦肉		强健身体

✗ 禁忌搭配

糙米+鸡蛋		影响营养价值
糙米+香蕉		破坏营养成分

糙米杂粮饭

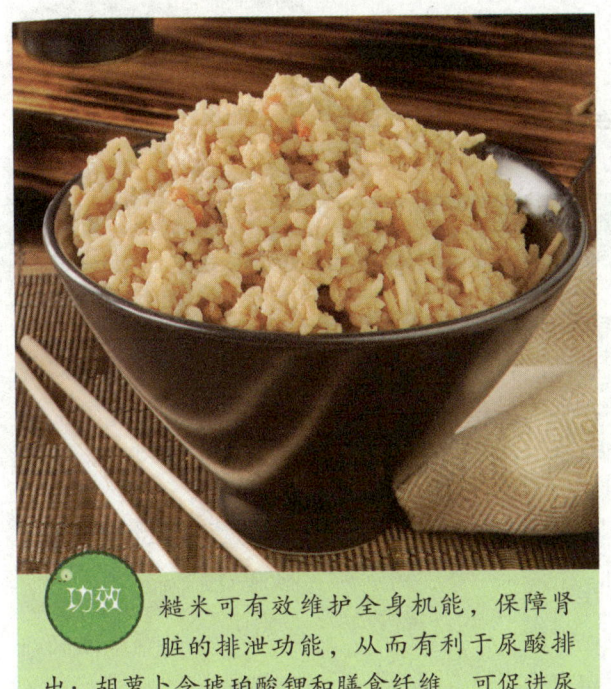

- **原料**：糙米60克，小米50克，胡萝卜1根
- **调料**：精盐少许
- **做法**：

①将糙米洗净，浸泡一段时间，捞出，沥干水分。
②将胡萝卜洗净，去皮，切丁。
③将小米洗净，和糙米、胡萝卜一起放入锅中。
④最后再加入适量的清水和精盐，用大火烧开后转中火，煮熟成饭即可。

功效　糙米可有效维护全身机能，保障肾脏的排泄功能，从而有利于尿酸排出；胡萝卜含琥珀酸钾和膳食纤维，可促进尿酸排泄。本品对防治痛风有一定的辅助作用。

圣女果豆腐糙米饭

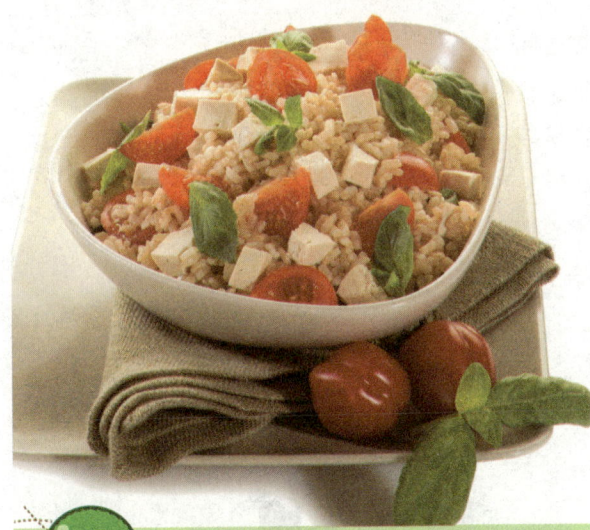

- **原料**：圣女果50克，糙米100克，豆腐适量
- **调料**：盐、食用油各适量
- **做法**：

①将圣女果洗净，切块；豆腐洗净，切成小丁。
②将糙米洗净，浸泡半小时，捞出。
③锅中入水烧热，然后放入糙米煮成糙米饭。
④锅入油烧热，然后放入豆腐丁、盐、糙米饭，翻炒至熟。
⑤将炒好的糙米饭盛入盘中，再加上圣女果点缀即可。

功效　圣女果含谷胱甘肽和番茄红素等特殊物质，可提高人体的抵抗力；豆腐含优质蛋白和矿物质，可降低血尿酸的含量。本品健脾和胃，痛风患者可适量食用。

糯米 补中益气固表

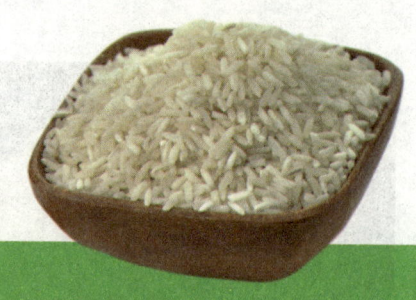

酸碱性：属于酸性食物。

对痛风的食疗功效：糯米中含有丰富的营养素，经常食用对身体有滋补作用。糯米的嘌呤含量很低，钾含量较高，钠含量较低，能调节体内电解质平衡，有助于体内尿酸的排出，痛风患者适量食用有利于缓解症状。

食疗痛风的吃法：

痛风患者食用糯米时，最好选择用开水煮食，这样能降低对维生素的破坏程度。煮糯米粥时，不要用冷的自来水煮，因为自来水中含有氯，会破坏糯米中的维生素，如维生素B_1。

食用注意：

糯米虽然有补益的作用，但是不宜经常当作主食食用，比较适合用于做糕点和小吃类食物，也可以用于酿酒，因为糯米多食容易导致腹胀，影响消化。

与痛风相关的营养素含量
（每100克可食部分）

营养成分	含量	与同类食物含量比较
嘌呤	17.7毫克	低
蛋白质	7.3克	中
脂肪	1克	低
碳水化合物	78.3克	高
膳食纤维	0.8克	低
维生素B_1	0.11毫克	中
镁	49毫克	中
磷	113毫克	中
钾	137毫克	中

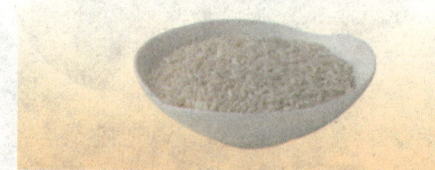

✓ 最佳营养搭配

糯米 + 木瓜 补中益气

糯米 + 杧果 开胃消食

糯米 + 红豆 治疗腹泻和消肿

糯米 + 红枣 温中祛寒

✗ 禁忌搭配

糯米 + 苹果 导致恶心、呕吐

糯米 + 花生 引起便秘

糯米 + 红薯 难以消化

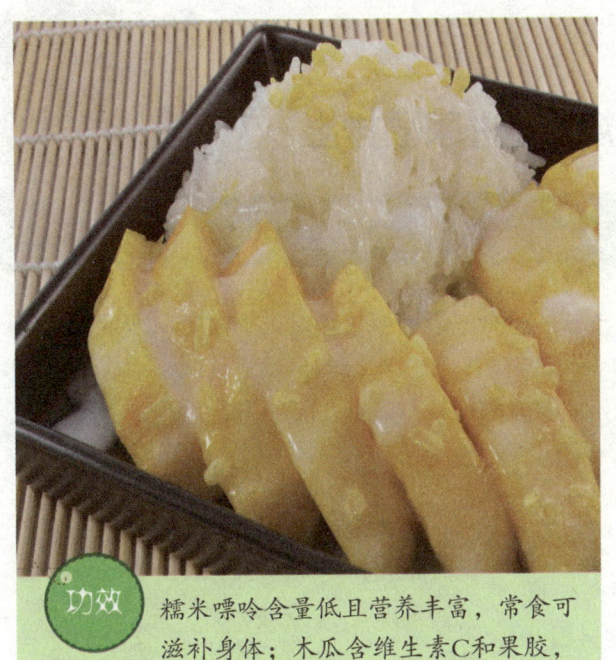

糯米木瓜蒸饭

● 原料：糯米50克，木瓜1个

● 调料：白糖适量

● 做法：

①将木瓜洗净，去皮、籽，切成小块，放在盘中备用。

②将糯米洗净，稍浸后放入锅中隔水蒸熟。

③加入白糖，搅拌均匀。

④待白糖溶化后，再将糯米饭盛入盘中即可。

功效 糯米嘌呤含量低且营养丰富，常食可滋补身体；木瓜含维生素C和果胶，可净化血液。本品味道清甜，可舒筋活络，防治痛风引起的关节肿痛及肌肤麻木等症状。

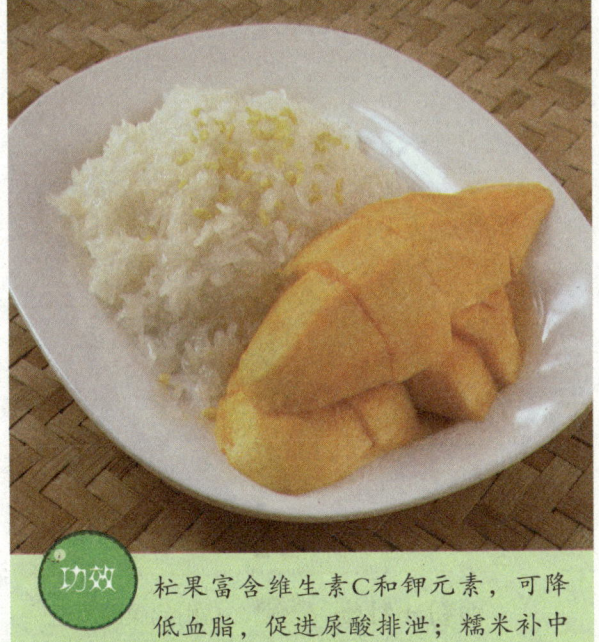

杧果糯米饭

● 原料：杧果1个，糯米适量

● 调料：白糖、食用油各适量

● 做法：

①将杧果洗净，去皮、核，切成小块，备用。

②将糯米洗净，备用。

③在锅中涂上一层食用油，放入少许清水，将糯米放入锅中，用中火煮成米饭。

④趁热撒上白糖，溶化后搅拌均匀，盛入盘中，最后放上备好的杧果即可。

功效 杧果富含维生素C和钾元素，可降低血脂，促进尿酸排泄；糯米补中益气，营养丰富。本品甘甜清香，适当食用能增强体质，对缓解痛风病症有一定作用。

 宜吃

面粉
清热润燥、促进尿酸排出

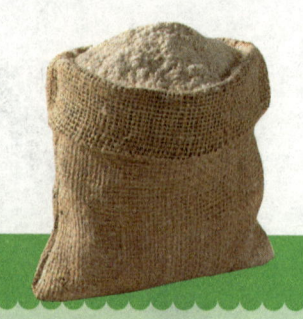

酸碱性：属于酸性食物。

对痛风的食疗功效：面粉中含有丰富的膳食纤维、植物蛋白、矿物质和维生素，可缓解脏燥、烦热、消渴等症。面粉加工精度越高，膳食纤维的含量就越低，相应地，嘌呤含量也随之降低，痛风患者经常食用能够较好地补充能量，促进尿酸的排出。

食疗痛风的吃法：

面粉的用途十分广泛，可以做成馒头、面包、面条等各种面食，但要与其他食材相互搭配，营养会更加全面。例如，痛风患者食用馒头时还可以搭配玉米面或黑米面，这样既美味又健康。

食用注意：

面粉类制品易饱腹，不宜多食，以免因伤食而引发腹胀腹痛、消化不良等症状。

与痛风相关的营养素含量
（每100克可食部分）

营养成分	含量	与同类食物含量比较
嘌呤	17.1毫克	低
碳水化合物	73.6克	高
蛋白质	11.2克	高
脂肪	1.5克	低
膳食纤维	2.1克	中
钙	28毫克	低
磷	188毫克	中
钠	3.1毫克	低
钾	190毫克	中

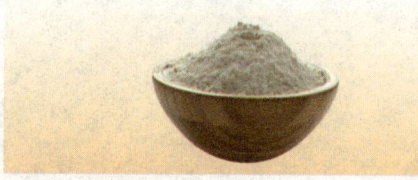

✓ 最佳营养搭配

面粉＋土豆		增强免疫力
面粉＋玉米		滋阴补肾补脾
面粉＋猪肉		养心润肺
面粉＋芹菜		降低血压

✗ 禁忌搭配

面粉＋啤酒		影响肠胃消化
面粉＋牡蛎		易引起腹部不适

七彩小笼包

- **原料：** 面粉500克，猪肉25克
- **调料：** 盐、白糖各3克、彩椒粒少许
- **做法：**

①面粉过筛，加入清水，把面粉揉至面团光滑，用保鲜膜包好，让面团松弛一会儿。
②将面团分切成每块30克的剂子，将每个剂子擀薄，备用。
③将猪肉切碎，加入调料拌匀成馅，用薄皮将馅料包入，将口收捏成雀笼形。
④将包好的包子放入锡纸盏中，加点彩椒粒点缀，稍微静置松弛一下，最后用猛火蒸熟即可。

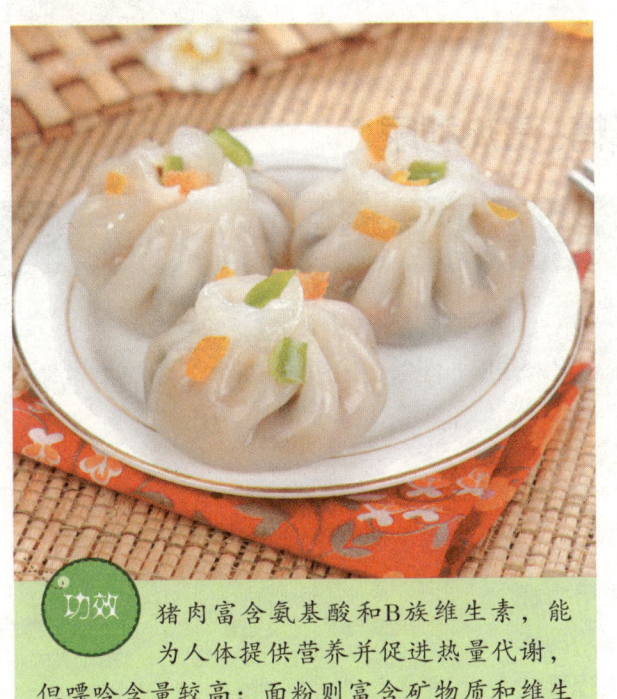

功效 猪肉富含氨基酸和B族维生素，能为人体提供营养并促进热量代谢，但嘌呤含量较高；面粉则富含矿物质和维生素。本品营养丰富，痛风患者可适量食用。

芹菜小笼包

- **原料：** 面团500克，芹菜45克，猪肉末少许
- **调料：** 白糖、老抽、生抽、盐各适量
- **做法：**

①将面团反复揉搓，直至搓成粗细均匀的圆形长条，再分切成小面团，将面团擀成中间稍厚、周边圆薄的面皮。
②芹菜洗净后切碎，与猪肉末、调味料拌成馅料。
③取一张面皮，放入馅料，再将面皮的一端向另一端捏拢，直至完全封口即成生坯，醒发后，再上笼蒸熟即可。

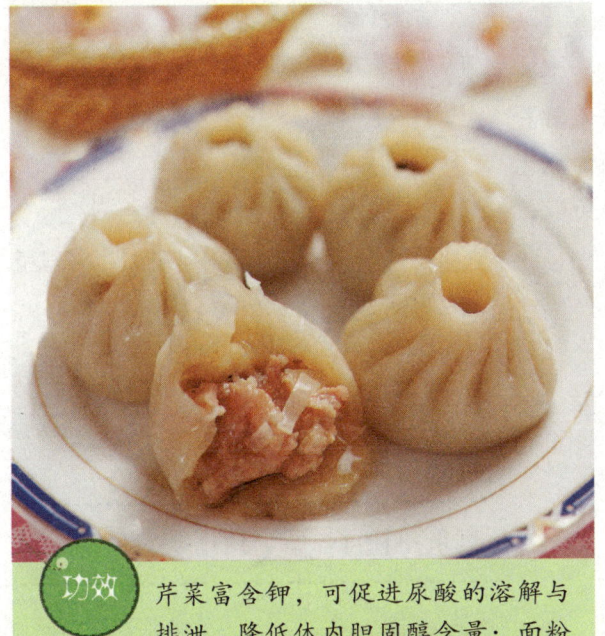

功效 芹菜富含钾，可促进尿酸的溶解与排泄，降低体内胆固醇含量；面粉含优质蛋白和膳食纤维，可促进体内废物的排泄。本品适合痛风并发高血压患者食用。

薏米 降压降糖、清热利尿

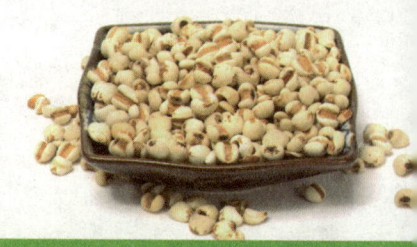

酸碱性： 属于酸性食物。

对痛风的食疗功效： 薏米中含有薏苡仁酯、薏苡仁醇及多种氨基酸等营养成分，能降血压、降血脂、降血糖，还有祛湿利尿的作用，能够促进尿酸的排泄，对防治痛风及其并发症有较好的效果。

食疗痛风的吃法：

淘洗薏米时，先用冷水淘洗，不要用力搓揉，然后浸泡一会儿。之后，将泡米用的水与米同煮，这样有利于痛风患者最大程度地吸收和利用薏米的营养成分。

食用注意：

薏米在煮之前，最好先用水冲洗干净，然后浸泡数小时。煮时先用旺火烧开，再改用文火熬，这样既熟得快，又有益于营养的吸收。不过，薏米不宜多食，因为薏米所含的糖类黏性较大，所以吃太多可能会影响消化。

与痛风相关的营养素含量
（每100克可食部分）

营养成分	含量	与同类食物含量比较
嘌呤	25毫克	低
碳水化合物	69.1克	高
蛋白质	12.8克	中
脂肪	3.3克	低
膳食纤维	2克	低
维生素E	2.08毫克	低
维生素B_2	0.15毫克	中
钙	42毫克	低
铁	3.6毫克	中

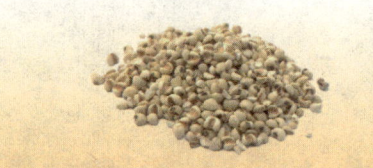

最佳营养搭配

薏米+山楂	健美减肥	
薏米+白糖	治疗粉刺	
薏米+枇杷	清肺散热	
薏米+粳米	补脾除湿	

薏米+冬瓜 排毒养颜

薏米+橙子 排毒瘦身

禁忌搭配

薏米+大米 影响营养功效

薏米瘦肉冬瓜粥

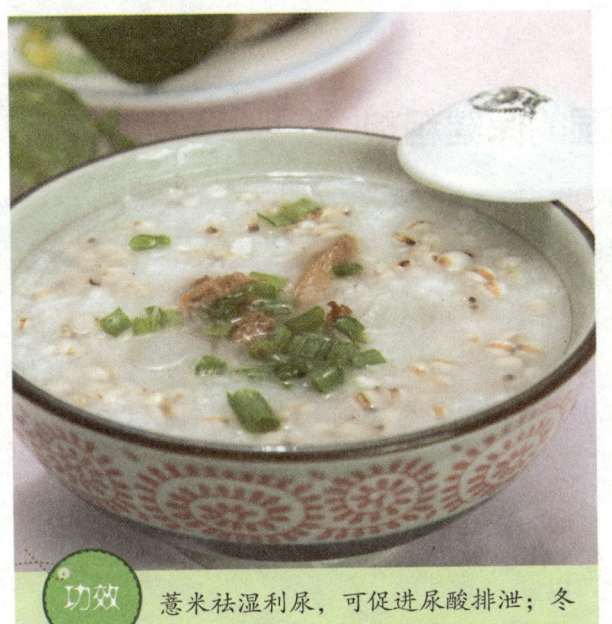

- 原料：薏米80克，瘦猪肉、冬瓜各适量
- 调料：盐2克，料酒5毫升，葱花8克
- 做法：
①将薏米泡发洗净；冬瓜去皮洗净，切丁；瘦猪肉洗净，切丝。
②将锅置于火上，倒入清水，放入薏米，用大火煮至开花。
③再加入冬瓜，煮至浓稠状，放入瘦猪肉丝煮至熟，调入盐、料酒拌匀，撒上葱花即可。

功效 薏米祛湿利尿，可促进尿酸排泄；冬瓜属于低嘌呤食物，有利尿排毒作用，且冬瓜中的丙醇二酸可抑制脂肪生成。本品可缓解痛风并发高血压及肥胖症患者的不适。

橙子结瓜薏米汤

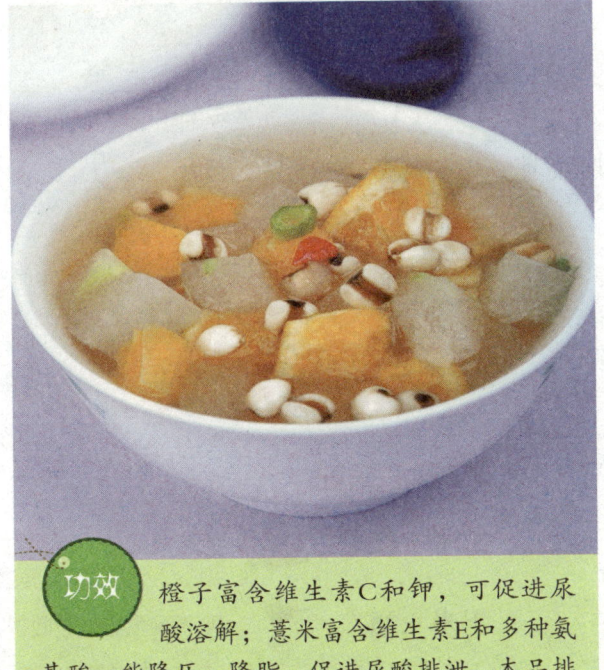

- 原料：橙子1个，结瓜125克，薏米30克
- 调料：盐少许，白糖3克
- 做法：
①将橙子洗净，切丁。
②将结瓜洗净，去皮，去籽，切丁。
③将薏米淘洗干净，备用。
④将汤锅加热，倒入清水，放入橙子、结瓜、薏米，煲至熟，调入盐和白糖，拌匀即可。

功效 橙子富含维生素C和钾，可促进尿酸溶解；薏米富含维生素E和多种氨基酸，能降压、降脂，促进尿酸排泄。本品排毒瘦身，是痛风并发肥胖症患者的理想食品。

玉米 止血利湿的保健粗粮

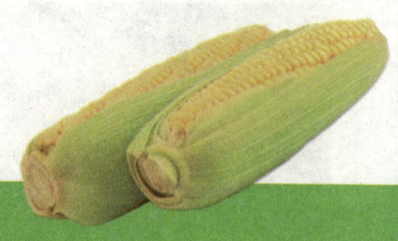

酸碱性： 属于碱性食物。

对痛风的食疗功效： 玉米的嘌呤含量很低，钾的含量较高，可以帮助促进尿酸的溶解和排泄。玉米所含的膳食纤维和镁元素能够促进肠胃蠕动，帮助人体排出毒素，还能促进脂肪和胆固醇的排出，对减肥极为有益，也可以有效防治痛风并发高脂血症。

食疗痛风的吃法：

玉米一般煮熟之后可以直接食用，也可以将其加工成玉米面、玉米粥、玉米茶等。但是采用蒸煮的方法可以最大限度地激发其所含抗氧化剂的活性，更有利于痛风患者吸收其中的营养物质。

食用注意：

发霉或者放置时间过长的玉米坚决不要吃，因为这类玉米含有较强的致癌物质，食用后对人体无益。此外，尽量避免长时间单一地食用玉米，否则可能会引发癞皮病。

与痛风相关的营养素含量
（每100克可食部分）

营养成分	含量	与同类食物含量比较
嘌呤	9.4毫克	低
蛋白质	4克	低
脂肪	1.2克	低
碳水化合物	22.8克	低
膳食纤维	2.9克	中
维生素B_1	0.16毫克	高
镁	32毫克	中
磷	117毫克	中
钾	238毫克	中

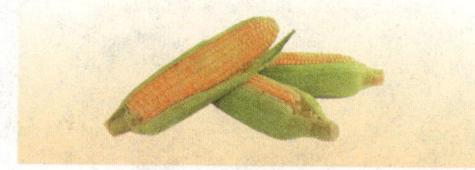

✓ 最佳营养搭配

玉米 + 鸡蛋		防止胆固醇过高
玉米 + 花菜		健脾益胃、助消化
玉米 + 山药		营养丰富
玉米 + 松仁		益寿养颜

✗ 禁忌搭配

玉米 + 红薯		易造成腹胀
玉米 + 酒		破坏维生素A吸收
玉米 + 田螺		易引发腹部不适

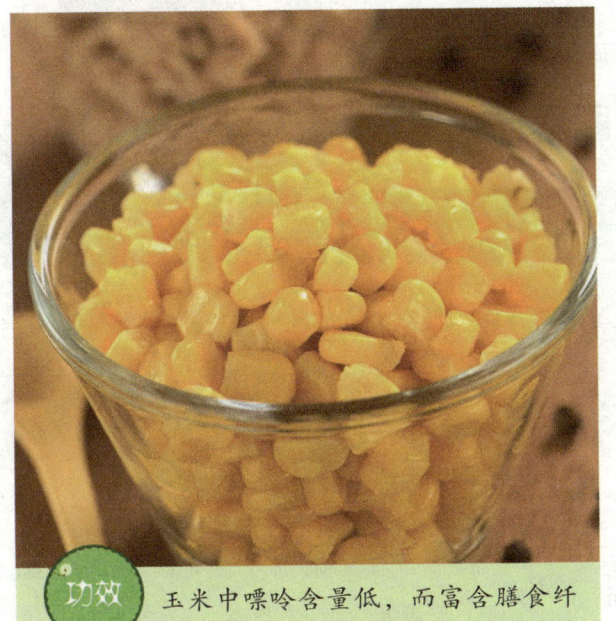

蒸玉米粒

● 原料：玉米一根

● 做法：
①将玉米洗净。
②将玉米粒掰下，放入碗中。
③将锅置于火上，往锅中加入适量的清水，用大火煮沸。
④将玉米粒捞出，装入碗中。
⑤将装有玉米粒的碗放入蒸锅中，隔水蒸熟即可。

功效 玉米中嘌呤含量低，而富含膳食纤维和钾，可降低胆固醇，并促进尿酸排泄。本品可降低血脂和血尿酸，经常食用，对防治痛风并发高脂血症有一定食疗功效。

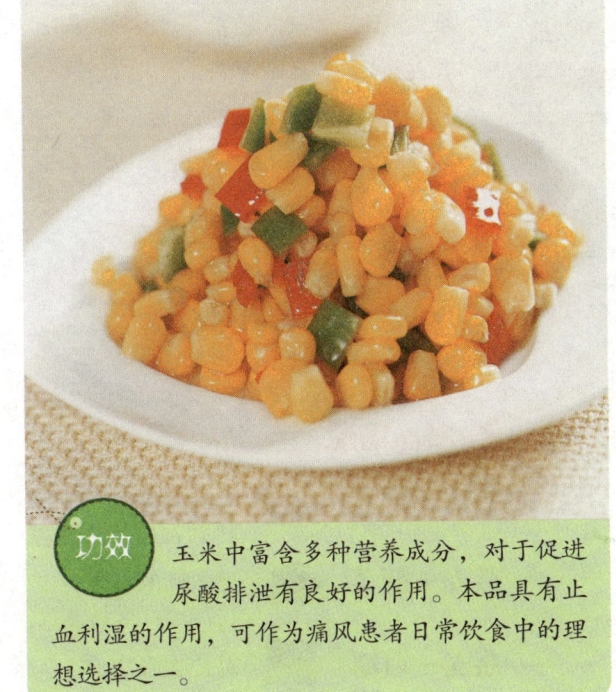

香油玉米

● 原料：玉米粒300克，青椒、红椒各20克，香油10克

● 调料：盐3克

● 做法：
①将青椒、红椒去蒂和籽，洗净后切成粒状。
②将锅置于火上，往锅中加入适量的清水烧沸，将玉米粒入锅稍焯，捞出，盛入碗内。
③往玉米碗内加入切好的青椒粒、红椒粒，调入香油、盐，拌匀即可。

功效 玉米中富含多种营养成分，对于促进尿酸排泄有良好的作用。本品具有止血利湿的作用，可作为痛风患者日常饮食中的理想选择之一。

燕麦 降低胆固醇

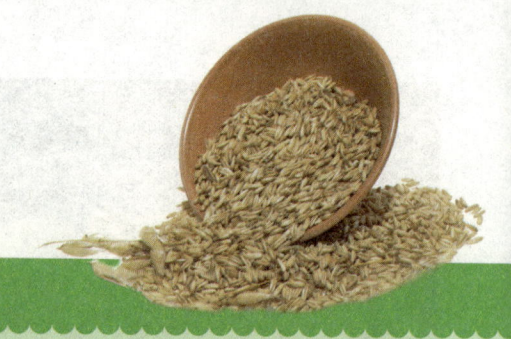

酸碱性： 属于酸性食物。

对痛风的食疗功效： 燕麦具有高蛋白的特性。其富含可溶性纤维和不溶性纤维，能大量吸收人体内的胆固醇并排出体外，同时还能促进尿酸的排泄，适合痛风及高脂血症患者食用。

食疗痛风的吃法：

可以将燕麦做成麦片粥或燕麦饭食用。麦片粥最好在煮熟以后加入少许牛奶；营养价值会更高。蒸煮燕麦片的时间不宜过长，以防维生素流失。

食用注意：

购买燕麦片时，最好是买需要熬煮的，因为这类燕麦片中没有任何添加剂，而且可以最大限度地让人产生饱腹感。但需要注意，一次不宜食用过多，否则会引起肠胃胀气，严重时甚至会导致胃痉挛。

与痛风相关的营养素含量
（每100克可食部分）

营养成分	含量	与同类食物含量比较
嘌呤	24.5毫克	低
碳水化合物	61.6克	中
蛋白质	14.4克	高
脂肪	6.7克	中
膳食纤维	5.3克	高
维生素B_1	0.3毫克	高
维生素E	3.07毫克	低
磷	359毫克	高
钾	356毫克	高

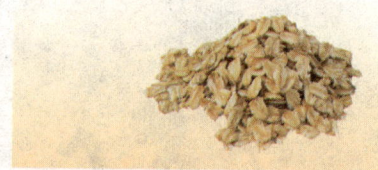

最佳营养搭配

燕麦＋牛奶 营养丰富

燕麦＋红豆 润肠通便

燕麦＋山药 健身益寿

燕麦＋苹果 瘦身美容

禁忌搭配

燕麦＋红薯 导致胃痉挛、胀气

燕麦＋菠菜 影响钙的吸收

燕麦＋白糖 易产生胀气

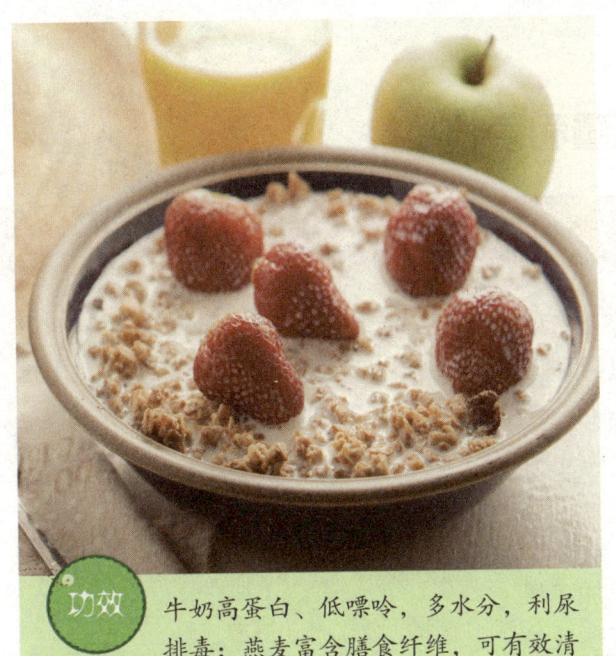

燕麦牛奶草莓羹

● 原料：燕麦50克，牛奶、草莓各适量

● 调料：白糖适量

● 做法：
① 将草莓洗净，去蒂。
② 将燕麦放进锅中，加上牛奶，大火煮沸后转小火煮10分钟。
③ 加入白糖调味，然后在燕麦牛奶上放上草莓即可食用。

功效 牛奶高蛋白、低嘌呤、多水分，利尿排毒；燕麦富含膳食纤维，可有效清除人体内的代谢废物，促进尿酸的排泄。本品润肠通便，适合痛风并发高脂血症患者食用。

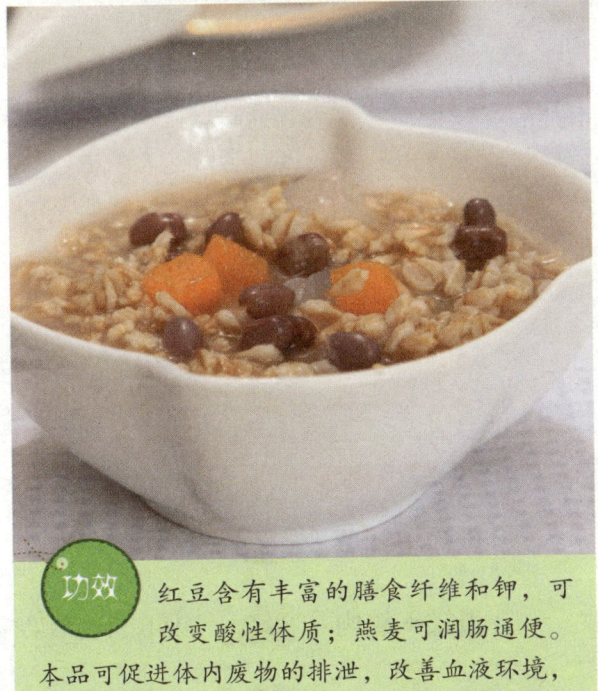

红豆燕麦牛奶粥

● 原料：燕麦40克，红豆30克，山药、牛奶、木瓜各适量

● 调料：白糖5克

● 做法：
① 将燕麦、红豆均洗净，泡发；山药、木瓜均去皮洗净，切丁。
② 将锅置于火上，往锅中加入适量的清水，放入燕麦、红豆、山药，用大火煮开。
③ 再放入木瓜，倒入牛奶，待煮至粥呈浓稠状时加入白糖，拌匀即可。

功效 红豆含有丰富的膳食纤维和钾，可改变酸性体质；燕麦可润肠通便。本品可促进体内废物的排泄，改善血液环境，对防治痛风并发糖尿病、高脂血症等有良效。

蛋糕 补充能量和营养

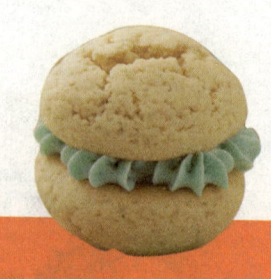

酸碱性： 属于酸性食物。

对痛风的食疗功效： 蛋糕的嘌呤含量相对较低，如果再添加咖啡粉、蔬菜汁、坚果、水果等碱性食材作为辅料，不仅会降低蛋糕的嘌呤含量，还能使其营养更加丰富多样。但是由于蛋糕的甜度不利于尿酸盐的溶解和排出，因此痛风患者应少量食用。

食疗痛风的吃法：

痛风患者最好选择脱脂、低糖且添加了果蔬的蛋糕。而且，痛风患者食用蛋糕应该适量，不宜一次性食用太多，否则对健康无益。

食用注意：

蛋糕虽然松软可口，可润燥消烦，但是蛋糕是高糖高热量的食物，其口感细腻，是添加了油脂所致。因此，并发糖尿病、肥胖症的痛风患者不宜食用。

与痛风相关的营养素含量
（每100克可食部分）

营养成分	含量	与同类食物含量比较
嘌呤	25毫克	低
碳水化合物	67.1克	高
蛋白质	8.6克	中
脂肪	5.1克	中
膳食纤维	0.4克	低
热量	347千卡	高
钙	39毫克	中
钠	67.8毫克	中
钾	77毫克	低

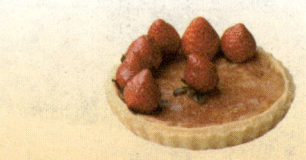

✓ 最佳营养搭配

蛋糕 + 蓝莓	预防心血管疾病
蛋糕 + 巧克力	提供能量
蛋糕 + 蔬菜	完善营养的吸收
蛋糕 + 果汁	补充能量

✗ 禁忌搭配

蛋糕 + 红薯	易引起消化不良
蛋糕 + 鹅肉	易引起不良后果
蛋糕 + 兔肉	易引起不良后果

香蕉巧克力蛋糕

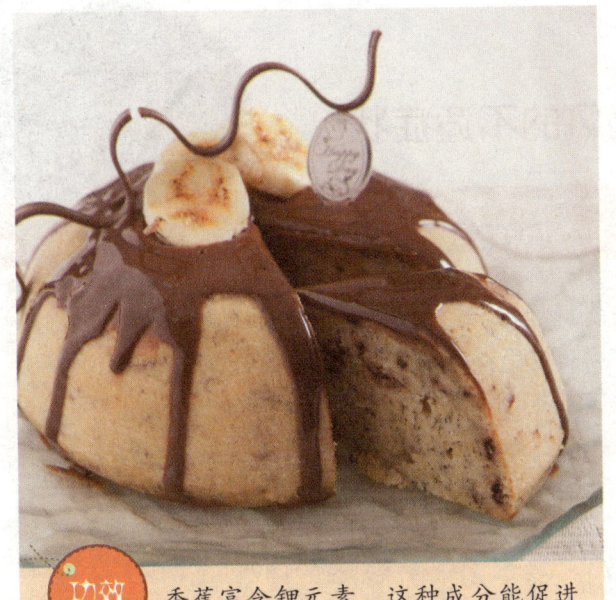

● 原料：低筋面粉200克，泡打粉3.5克，黄油75克，香蕉2只，砂糖75克，牛奶60克，鸡蛋1个，巧克力60克

● 做法：
① 将低筋面粉和泡打粉过筛后备用。
② 把香蕉压碎后加入过筛后的粉类拌匀，加入砂糖继续拌匀。
③ 将鸡蛋打开后和牛奶拌匀，加入步骤②中的材料再次拌匀。
④ 加入部分切碎的巧克力拌匀，倒入已经抹油撒粉的模具中，用上火180℃、下火140℃烘烤60分钟。
⑤ 将剩余的巧克力融化后调成巧克力酱。
⑥ 将烤好的蛋糕表面适当淋上调好的巧克力酱即可。

功效 香蕉富含钾元素，这种成分能促进尿酸排出体外；而巧克力可控制胆固醇的含量，防治心血管疾病。本品美味可口，对痛风并发高血脂患者有一定的作用。

卡兰柠檬巧克力蛋糕

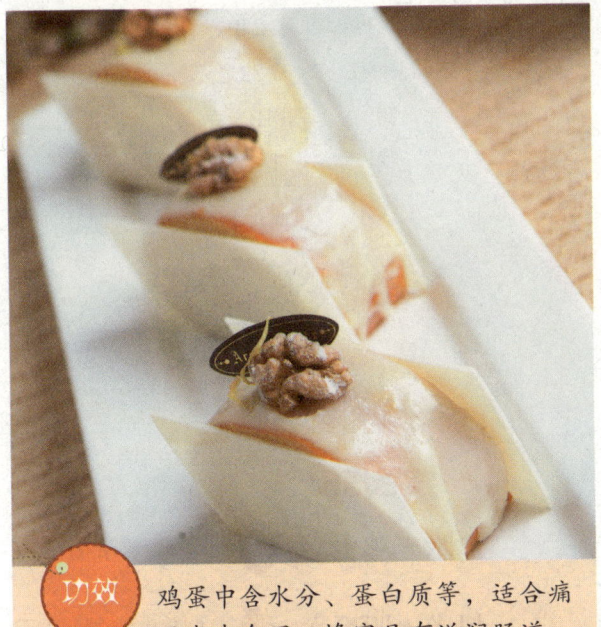

● 原料：全蛋840克，白油96克，低筋粉264克，水114克，奶油、白巧克力各72克，泡打粉、蜂蜜各10克，柠檬巧克力300克，橘子酒20克

● 做法：
① 将全蛋、白油、低筋粉、水、奶油、白巧克力、泡打粉一起打发。
② 将拌好的材料入蛋糕模具中，入炉后以上火180℃、下火150℃，烘烤20分钟成白蛋糕。
③ 取适量鲜奶油和蜂蜜拌匀，隔水融化，加入切碎的200克柠檬巧克力和橘子酒拌匀成柠檬巧克力酱。
④ 取烤好的蛋糕，抹上鲜奶油，撒上剩下的柠檬巧克力，卷成蛋糕卷，定型后再淋上柠檬巧克力酱即可。

功效 鸡蛋中含水分、蛋白质等，适合痛风患者食用；蜂蜜具有滋润肠道、养护肠胃的功效。本品能补充营养，辅助减轻痛风的不适症状，适合痛风患者适量食用。

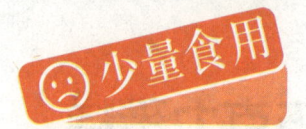

黑米 缓解痛风的不适症状

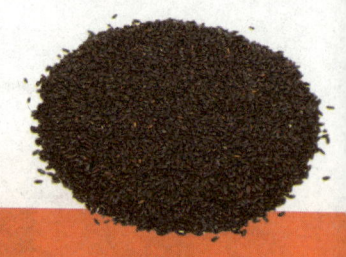

酸碱性：属于酸性食物。

对痛风的食疗功效：黑米所含的黄酮类化合物能维持血管的正常渗透压，减轻血管脆性，进而防止血管破裂和出血。其含有的花青素类物质可抗衰老，促进血液循环，缓解痛风引起的关节不适症状，因此痛风患者可以少量食用黑米。

食疗痛风的吃法：

黑米的米粒外部有一层坚韧的种皮包裹，这使得它不易煮烂，营养成分也不易被吸收。痛风患者在食用黑米前，应先将其充分泡透，最好浸泡一个晚上后再煮。这样既能避免影响消化，又可以充分吸收黑米的营养成分。

食用注意：

黑米粥不宜多食，因为多食后易引起急性肠胃炎。此外，急性肠胃炎患者以及腹泻患者最好不要食用黑米。

与痛风相关的营养素含量
（每100克可食部分）

营养成分	含量	与同类食物含量比较
嘌呤	50毫克	中
碳水化合物	70.8克	高
蛋白质	8.9克	低
脂肪	2.2克	低
膳食纤维	2.8克	中
维生素E	0.22毫克	低
钙	12毫克	低
镁	147毫克	低
钾	256毫克	中

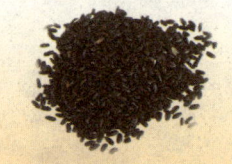

✓ 最佳营养搭配

黑米+白糖 促进血液循环

黑米+绿豆 健脾胃、祛暑热

黑米+大米 开胃益中、明目

黑米+红豆 气血双补

✗ 禁忌搭配

黑米+鸡蛋 影响营养价值

黑米+四环素 易形成不溶物

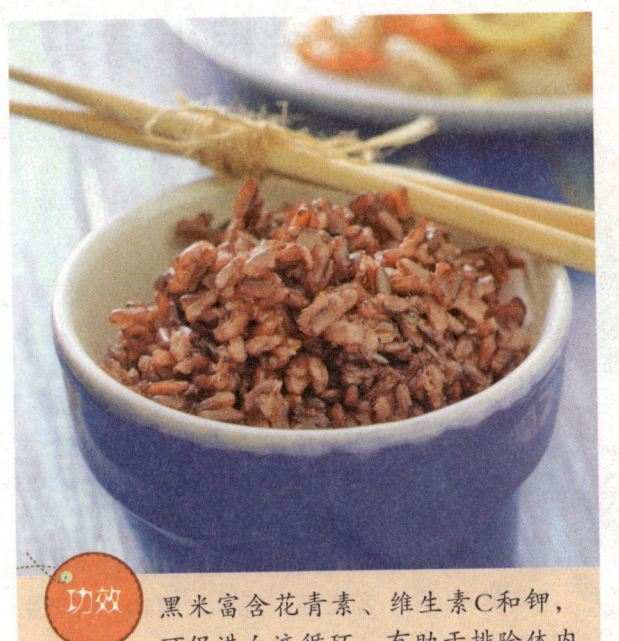

黑米饭

● **原料:** 黑米100克

● **调料:** 白糖适量

● **做法:**

①将黑米泡发,洗净。
②将黑米放进锅中,加入适量的清水,先用大火煮沸,再转小火煮成饭。
③加入白糖,搅拌均匀,待白糖溶化后即可食用。

功效 黑米富含花青素、维生素C和钾,可促进血液循环,有助于排除体内废物。黑米饭可改善贫血,还能滋补身体,对痛风病引起的关节不适有一定的缓解作用。

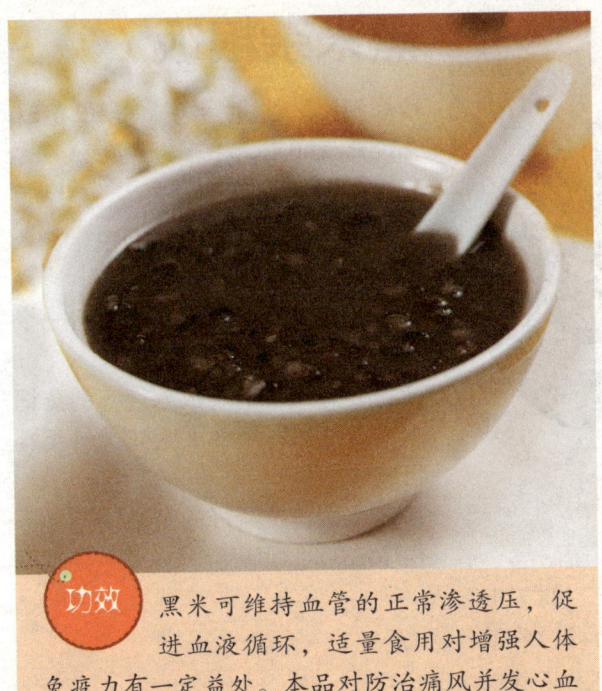

黑米粥

● **原料:** 黑米150克

● **调料:** 白糖20克

● **做法:**

①将黑米用清水洗净,捞出,沥干水分,备用。
②往锅中倒入适量的清水,放入黑米,用大火煮40分钟。
③转小火煮15分钟,加入白糖拌匀后即可食用。

功效 黑米可维持血管的正常渗透压,促进血液循环,适量食用对增强人体免疫力有一定益处。本品对防治痛风并发心血管疾病有良好的食疗效果,可经常适量食用。

黑米杂粮小窝头

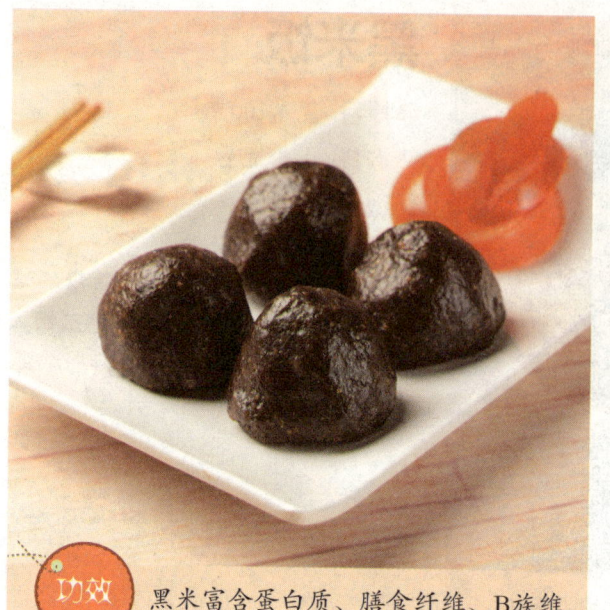

● 原料：黑米粉100克，玉米粉90克，黄豆粉100克，酵母适量

● 调料：盐1克，食用油、温水各少许

● 做法：

① 把黑米粉倒入碗中，加入玉米粉、酵母，搅匀，倒入少许温水，搅匀，揉搓成面团。

② 取一个蒸盘，刷上一层食用油。

③ 取适量面团，揉搓成圆锥状，底部掏出一个小孔，制成小窝头生坯，然后置于蒸盘上。

④ 将蒸盘放入水温为30℃的蒸锅中，盖上盖，开大火蒸10分钟至生坯熟透。

⑤ 揭开盖，把蒸好的小窝头取出，装入盘中即可。

功效 黑米富含蛋白质、膳食纤维、B族维生素、镁等营养成分，可以有效减少机体对葡萄糖的吸收，帮助维持血糖平衡，预防痛风并发糖尿病，并改善痛风病情。

黑米杂粮饭

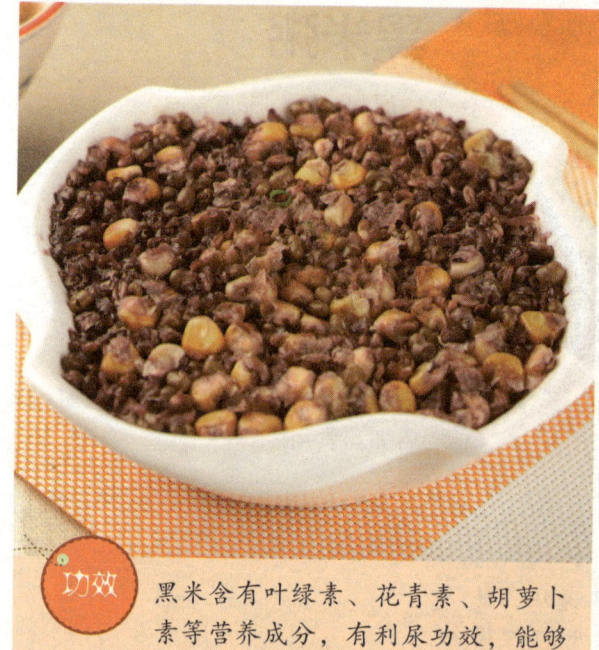

● 原料：黑米、荞麦、绿豆各50克，燕麦40克，鲜玉米粒90克

● 做法：

① 把准备好的食材放入碗中，加入清水后清洗干净。

② 将洗好的杂粮捞出，装入另一个碗中，倒入适量清水。

③ 将装有食材的碗放入烧开的蒸锅中，盖上盖，用中火蒸40分钟至食材熟透。

④ 揭开盖，把蒸好的杂粮饭取出，稍微放凉即可食用。

功效 黑米含有叶绿素、花青素、胡萝卜素等营养成分，有利尿功效，能够辅助减轻痛风的症状；绿豆有清热利尿之效。本品具有补充营养、改善痛风病情的作用。

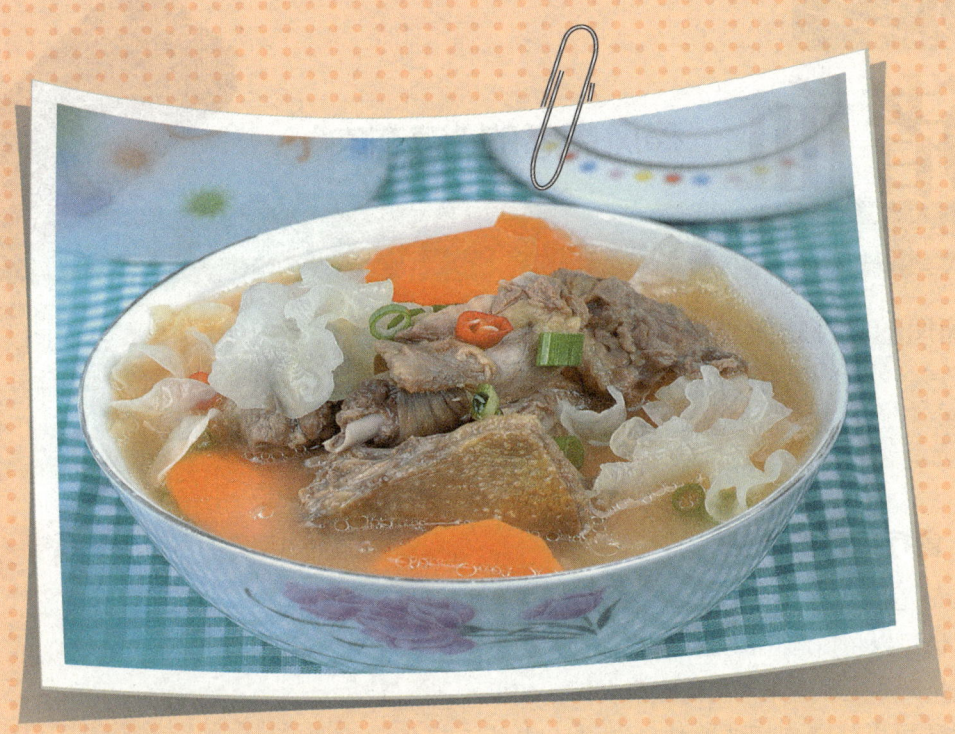

part 2 肉、蛋类

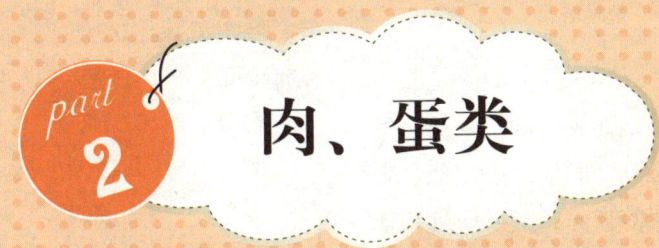

　　肉、蛋类食物是我们获取蛋白质的重要来源。痛风患者可以经常吃些嘌呤含量较低的蛋类,例如鸡蛋、鸭蛋、鹌鹑蛋等。肉类中虽然嘌呤含量较高,但是痛风患者如果完全不吃肉,很容易出现营养不良的情况,而且不利于疾病的长期控制,所以痛风患者少量食肉对病情也有一定益处。

　　本章主要为大家介绍痛风患者可以食用的、需少量食用的以及不宜食用的肉、蛋类食物,包括食物的酸碱性、营养含量等均可供参考。

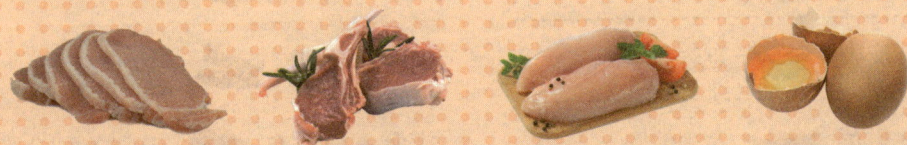

猪血

痛风患者的"液态肉"

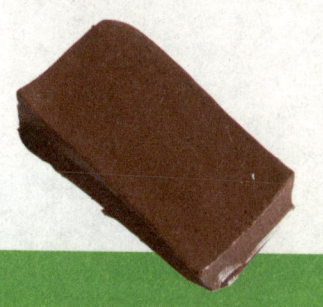

酸碱性： 属于碱性食物。

对痛风的食疗功效： 猪血富含维生素B₂、维生素C、烟酸、蛋白质等营养成分以及铁、磷、钙等矿物质，它能起到净化血液、排出毒素的作用，并有助于尿酸排出体外。此外，猪血的嘌呤含量极低，脂肪含量低热量低，对要减肥的痛风患者很有益处。

食疗痛风的吃法：

猪血最适宜与葱、姜、青蒜一起炒制后食用，也可以和粉丝、黄瓜丝等凉拌食用；最为常见的就是和青菜等搭配做汤食用。痛风患者还可以将猪血切成小块，放沸水中稍煮，捞出，再和粳米一起加水熬粥食用。

！食用注意：

烹饪猪血的时候，一定要先用沸水氽透，然后再进行烧炒。而且烹饪时最好搭配葱、姜等配料，这样可以有效去除腥味。新鲜猪血制成的血豆腐，表面可以看到一些孔洞，宜用保鲜盒装好，放在冰箱中冷藏保鲜，并尽快食用。

与痛风相关的营养素含量
（每100克可食部分）

营养成分	含量	与同类食物含量比较
嘌呤	11.8毫克	低
碳水化合物	0.9克	低
蛋白质	12.2克	中
脂肪	0.3克	低
胆固醇	51毫克	低
维生素B₂	0.04毫克	低
铁	8.7毫克	高
钠	56毫克	低
钾	56毫克	低

✓ 最佳营养搭配

猪血 + 春笋 利于营养吸收

猪血 + 大蒜 增强抗病能力

猪血 + 辣椒 促进新陈代谢

猪血 + 韭菜 清脾健胃

✗ 禁忌搭配

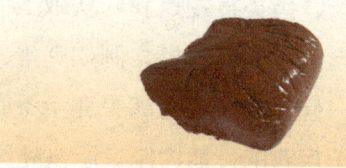

猪血 + 大豆 引起消化不良

猪血 + 海带 导致便秘

猪血 + 何首乌  不利有效成分吸收

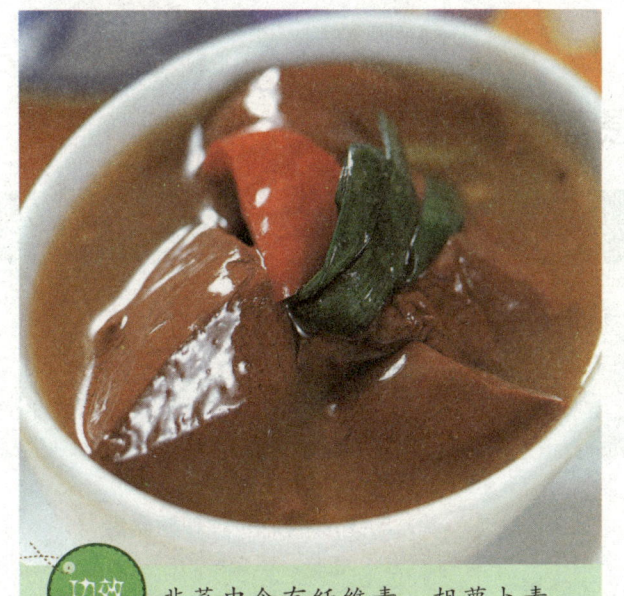

韭菜猪血

- **原料**：猪血300克，韭菜70克
- **调料**：蒜粒、葱花、姜末各少许，水淀粉、盐、食用油各适量
- **做法**：
①将猪血焯水，韭菜焯烫后备用。
②锅中加油烧热，放入蒜粒、葱花、姜末炒香，加水煮开，再加入猪血。
③用大火烧开后，加盐调味，再用水淀粉勾芡，起锅，装入碗中，最后加入韭菜即可。

功效 韭菜中含有纤维素、胡萝卜素、维生素C等，具有很好的健胃、止泻、固肠功效，与猪血搭配食用，对于缓解痛风带来的不适症状具有一定的作用。

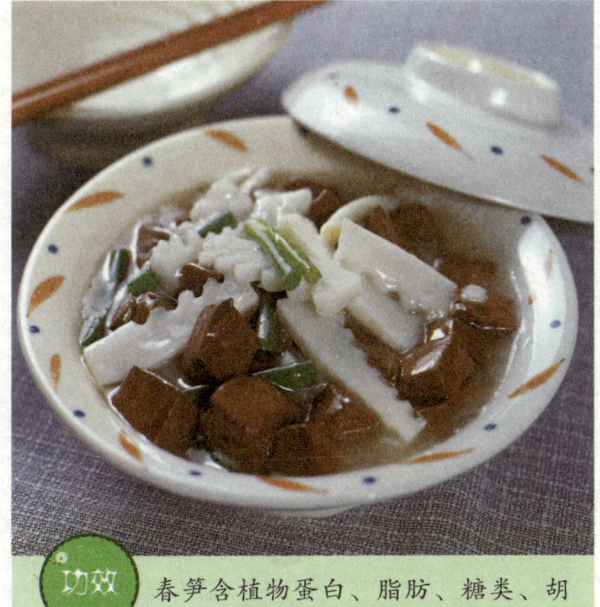

春笋炒血豆腐

- **原料**：猪血200克，春笋100克
- **调料**：葱花10克，酱油5毫升，料酒10毫升，水淀粉、盐、食用油各适量
- **做法**：
①将猪血切块，春笋去皮洗净后切片，和猪血一起焯水备用。
②将炒锅置于火上，注油烧热，放入葱花炝锅，加入春笋、猪血、料酒、酱油、盐翻炒至熟。
③最后再加入适量水淀粉勾芡，炒匀出锅即可。

功效 春笋含植物蛋白、脂肪、糖类、胡萝卜素和多种维生素以及钙、铁等营养成分，猪血与它搭配，不仅有利于营养成分被人体吸收，同时也能改善痛风症状。

宜吃

鸡蛋
痛风患者的营养库

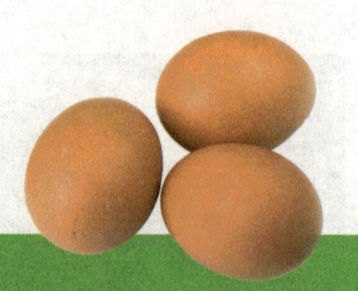

酸碱性： 属于酸性食物。

对痛风的食疗功效： 鸡蛋中富含大量水分、蛋白质、卵磷脂、钙、磷、铁、无机盐和维生素等，不但能为痛风患者补充蛋白质，还能缓解痛风症状。鸡蛋中几乎不含嘌呤，其氨基酸组成和人体组织蛋白质最为接近，吸收率很高，能够为痛风患者提供足够的氨基酸。

食疗痛风的吃法：

鸡蛋可以做成水煮鸡蛋，也可以做成鸡蛋羹、炒鸡蛋、煎鸡蛋等，还可以与其他食材搭配食用。一般来说，水煮蛋营养流失最少，煎蛋虽然美味，但营养吸收率不及水煮蛋，如果火太旺的话，吸收率会更低。

食用注意：

无论是蒸、煎、煮、炒的方式烹饪鸡蛋，都不要将鸡蛋做老，因为这样会导致营养成分流失和鸡蛋口感变差。此外，鸡蛋以每天食用1个为宜，臭鸡蛋、毛鸡蛋不宜食用。

与痛风相关的营养素含量
（每100克可食部分）

营养成分	含量	与同类食物含量比较
嘌呤	蛋白3.7毫克 蛋黄2.6毫克	低
碳水化合物	2.8克	低
蛋白质	13.3克	中
脂肪	8.8克	中
胆固醇	585毫克	高
维生素B_1	0.16毫克	中
维生素E	2.29毫克	低
钾	154毫克	低
钠	131.5毫克	中

✓ 最佳营养搭配

鸡蛋＋西红柿   补充营养

鸡蛋＋葱   提高免疫力

鸡蛋＋苦瓜   有利于血管的健康

鸡蛋＋醋 有助于降低血脂

✗ 禁忌搭配

鸡蛋＋茶叶   不利于消化

鸡蛋＋柿子   易引起腹泻、结石

鸡蛋＋菠萝   影响消化

西红柿鸡蛋拌面

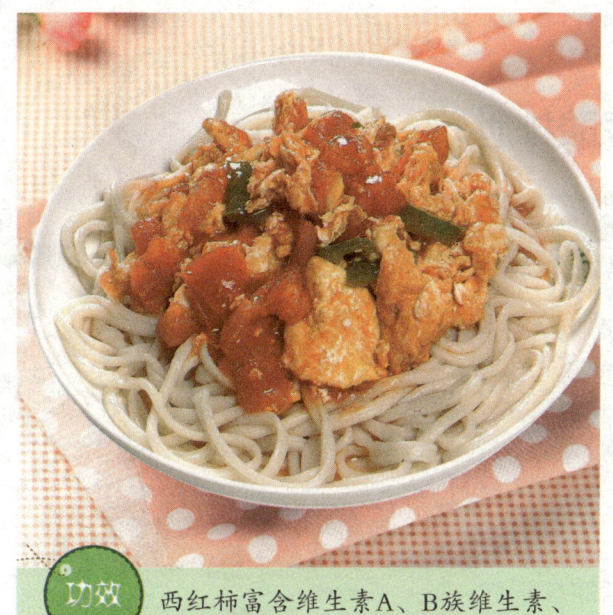

- 原料：面条150克，西红柿100克，青椒10克，鸡蛋80克
- 调料：盐、白糖、食用油各适量
- 做法：
①将西红柿用清水洗净，切小块；将鸡蛋打入碗中，并打散成蛋液；青椒洗净，切丁。
②将面条下入滚水锅中，加适量盐和食用油，煮熟后捞出装盘。
③锅入油烧热，将鸡蛋液倒入炒锅中炒至凝固，倒入西红柿和青椒快速翻炒，加盐和白糖调味，起锅倒在面条上即可。

功效 西红柿富含维生素A、B族维生素、维生素C及钙、钾等矿物质，可降低血压、促进尿酸的排泄。本品不仅营养丰富，而且嘌呤含量低，适合痛风患者经常食用。

葱花蒸鸡蛋

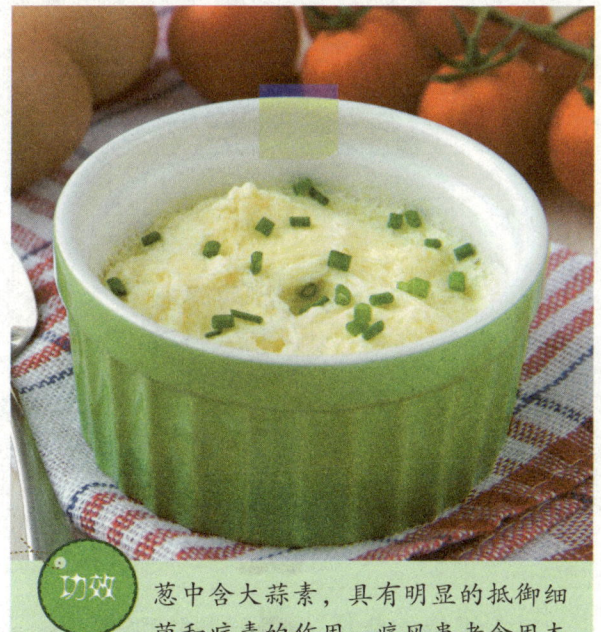

- 原料：鸡蛋3个，葱花、温开水各少量
- 调料：盐5克
- 做法：
①往蒸锅中倒入适量清水烧开。
②将鸡蛋磕入碗中，加少许盐，兑入温开水打散，用滤网过滤一遍，滤去浮沫。
③覆上保鲜膜，用牙签在保鲜膜上戳几个小洞，放入煮开的蒸锅中，大火蒸7~8分钟，打开保鲜膜，撒上葱花即可。

功效 葱中含大蒜素，具有明显的抵御细菌和病毒的作用。痛风患者食用本品能增强机体免疫力，提高身体的抗病能力，从而有助于缓解痛风症状。

鸭蛋 促进尿酸排泄

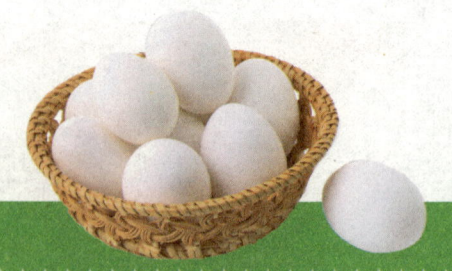

酸碱性： 属于酸性食物。

对痛风的食疗功效： 鸭蛋含蛋白质、磷脂、维生素A、维生素B₂、维生素B₁、维生素D、钙、铁等营养物质，能降低血液和尿液的酸度，促进尿酸排泄，适合痛风患者食用。此外，中医认为鸭蛋有大补虚劳、滋阴养血的功效，有助于痛风患者补益身体。

食疗痛风的吃法：

鸭蛋可以煎，也可以水煮、炒，水煮鲜鸭蛋至少要15分钟。鸭蛋最常见的做法就是腌制，腌制好的咸鸭蛋同样适合痛风患者食用，但是因为比较咸，所以不能多食。

食用注意：

鸭蛋可制成松花蛋和咸鸭蛋食用，但它们存在一定的腥味，所以不宜直接食用。此外，鸭蛋虽然补肾养血，但是胆固醇含量高，患有高血压、高脂血症、脂肪肝者不宜食用。

与痛风相关的营养素含量
（每100克可食部分）

营养成分	含量	与同类食物含量比较
嘌呤	蛋白3.4毫克 蛋黄3.2毫克	中
碳水化合物	3.1克	低
蛋白质	12.6克	中
脂肪	13克	中
胆固醇	565微克	高
维生素B₁	0.17毫克	中
维生素E	4.98毫克	低
钠	106毫克	低
钾	135毫克	低

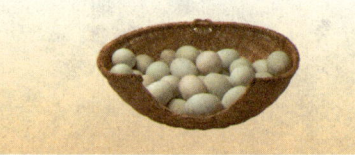

✓ 最佳营养搭配

鸭蛋＋芹菜		降低血压
鸭蛋＋土豆		促进营养吸收
鸭蛋＋百合		滋阴润肺
鸭蛋＋黑木耳		提神醒脑

✗ 禁忌搭配

鸭蛋＋李子		易引起腹痛
鸭蛋＋桑葚		易引起肠胃不适
鸭蛋＋牛奶		影响钙的吸收

芹菜叶蒸鸭蛋

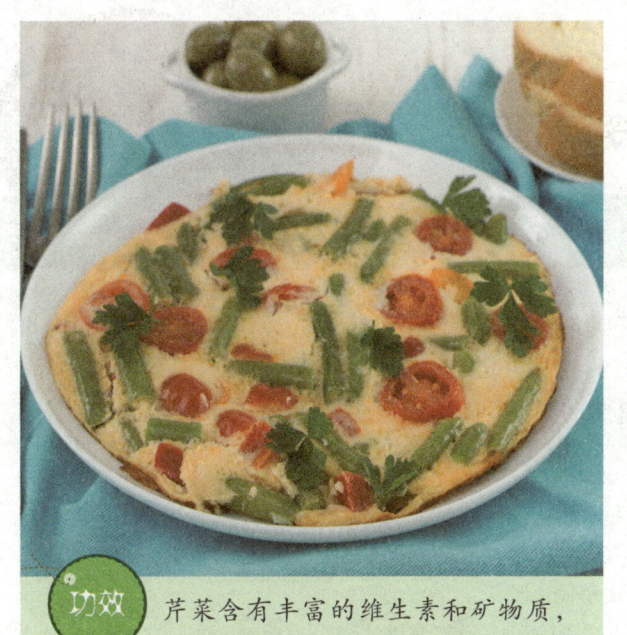

- 原料：鸭蛋2个，圣女果5个，长豆50克，橄榄油适量，芹菜叶适量
- 调料：盐少许
- 做法：

①将圣女果洗净，去蒂后切成两半，长豆洗净切段。
②将鸭蛋放入盘内打散，加少许盐，放入圣女果和长豆，浇上橄榄油搅拌均匀。
③用大火隔水蒸熟后，取出，撒上芹菜叶即可。

功效 芹菜含有丰富的维生素和矿物质，能净化血液、促进体内废物排出，还有清热、利水消肿等功效。痛风患者常食本品能降低并发高血压的概率。

咸鸭蛋芥菜汤

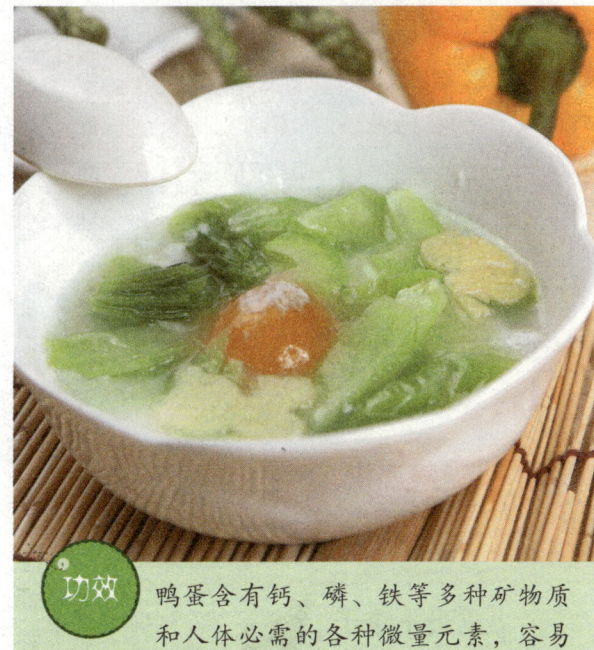

- 原料：咸鸭蛋1个，芥菜120克
- 调料：葱、姜、鸡精、食用油各适量
- 做法：

①先将咸鸭蛋磕开，再将蛋黄、蛋白分开。
②将葱和姜洗净，葱切段，姜切片；芥菜洗净，沥干水分，切块，备用。
③将锅加油烧热，下入葱段、姜片炝锅，再下咸鸭蛋黄略炒，加适量清水大火煮沸，下入芥菜煮熟，放入咸鸭蛋白，搅匀，加鸡精调味即可。

功效 鸭蛋含有钙、磷、铁等多种矿物质和人体必需的各种微量元素，容易被人体吸收。痛风患者食用本品，不但可补充营养，还能增强免疫力，提升抗病能力。

☺ 宜吃

皮蛋　低嘌呤、高营养

酸碱性： 属于碱性食物。

对痛风的食疗功效： 皮蛋的营养成分与普通蛋类比较接近，营养也很丰富，嘌呤的含量很低，有助于痛风患者控制尿酸的含量。此外，皮蛋经过强碱的作用后，蛋白和油脂分离，使其更易于人体吸收，而且胆固醇的含量也有所降低。

食疗痛风的吃法：

皮蛋可用于煮粥，其中最为常见的就是皮蛋瘦肉粥。此外，皮蛋还可以用来做汤和凉拌。不过，由于皮蛋比较容易沾染细菌，所以最好去壳后再蒸煮食用，这样更安全。

！食用注意：

皮蛋含重金属铅，儿童不宜食用。此外，皮蛋的钠含量也很高，对于高血压患者尤其不利，所以有高血压的痛风患者不宜食用皮蛋。在食用皮蛋的时候，加入适量的姜醋汁，能消除皮蛋的碱涩味，起到杀菌的作用。

与痛风相关的营养素含量
（每100克可食部分）

营养成分	含量	与同类食物含量比较
嘌呤	蛋白2毫克 蛋黄6.6毫克	低
碳水化合物	4.5克	低
蛋白质	14.2克	中
脂肪	10.7克	中
胆固醇	608毫克	高
维生素B$_1$	0.18毫克	中
钙	63毫克	低
钠	542.7毫克	高
钾	152毫克	低

✓ 最佳营养搭配

皮蛋+瘦肉 均衡营养

皮蛋+黄瓜 促进尿酸排出

皮蛋+银耳 治疗皮肤瘙痒

皮蛋+马齿苋 清热解毒

✗ 禁忌搭配

皮蛋+甲鱼 会产生不良反应

皮蛋+李子 会产生不良反应

皮蛋+鳝鱼 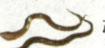 引起胃部不适

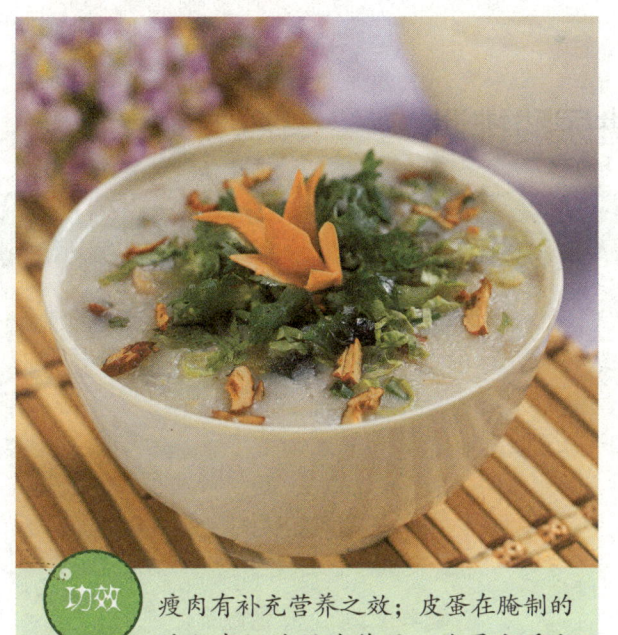

皮蛋瘦肉粥

- **原料**：皮蛋、瘦肉、大米各30克，包菜、红枣各10克
- **调料**：盐2克，葱3克
- **做法**：

①将瘦肉洗净切片，皮蛋切粒，包菜洗净切丝，葱择洗干净切段，红枣切开去核。
②将大米加水放入煲锅中，大火煮开后加入瘦肉、皮蛋，熬煮30分钟直至煮成粥。
③再加入盐，放上包菜丝、葱段、红枣拌匀即可。

功效 瘦肉有补充营养之效；皮蛋在腌制的过程中经过强碱作用，使蛋白质和脂质分解，变得较容易消化吸收，胆固醇也变少。痛风患者适量食用本品可促进尿酸排出。

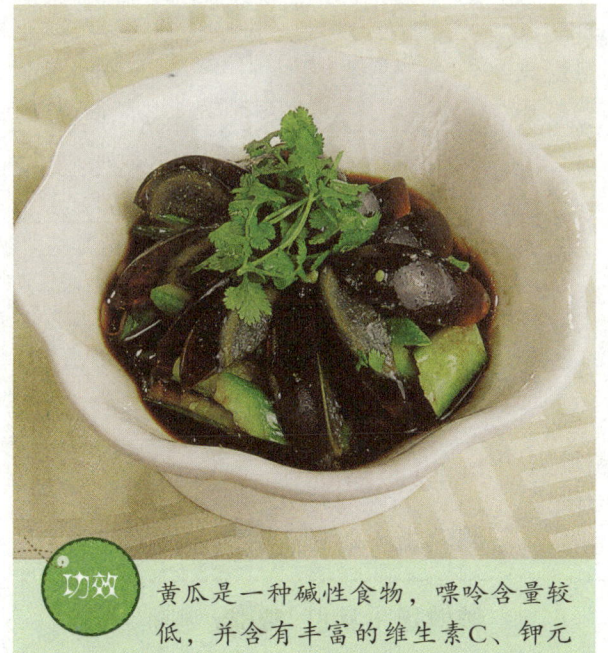

黄瓜皮蛋

- **原料**：黄瓜100克，皮蛋120克，香菜5克
- **调料**：盐3克，醋、生抽10毫升，香油、红油各15克
- **做法**：

①将皮蛋洗净，去壳，切成小瓣，装盘；黄瓜洗净，切成块，与皮蛋装盘；香菜洗净。
②将盐、醋、香油、红油、生抽调成味汁。
③将味汁淋在皮蛋上，拌匀，放上香菜即可。

功效 黄瓜是一种碱性食物，嘌呤含量较低，并含有丰富的维生素C、钾元素及大量的水分，这些特性有利于尿酸的排出，长期食用，对痛风患者很有益处。

鹌鹑蛋 促进尿酸排泄

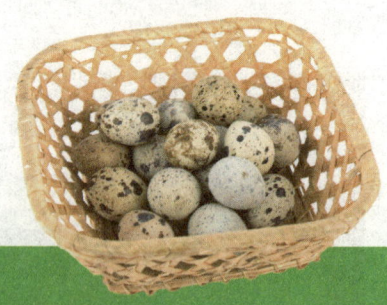

酸碱性: 属于碱性食物。

对痛风的食疗功效: 鹌鹑蛋含蛋白质、脑磷脂、卵磷脂、赖氨酸、胱氨酸、维生素A、维生素B₂、维生素B₁、铁、磷、钙等营养物质,不但能为痛风患者补充营养,还能促进尿酸排泄,缓解痛风引起的不适症状。

食疗痛风的吃法:

鹌鹑蛋煮熟后可以直接食用,也可以腌渍后食用,还可以做成汤,或者采用煎、炒等烹饪方式,美味又营养。

食用注意:

鹌鹑蛋的营养丰富,少量食用对心血管有益,但是过量食用反而有害,甚至可能引发脑溢血。鹌鹑蛋是禽蛋中胆固醇含量最高的,所以不可以多食,尤其是患有脑血管疾病的人更不宜多食。

与痛风相关的营养素含量
(每100克可食部分)

营养成分	含量	与同类食物含量比较
嘌呤	3.7毫克	低
碳水化合物	2.1克	低
蛋白质	12.8克	中
脂肪	11.1克	中
胆固醇	515毫克	高
维生素B₁	0.49毫克	高
硒	25.48微克	高
钠	106毫克	低
钾	138毫克	低

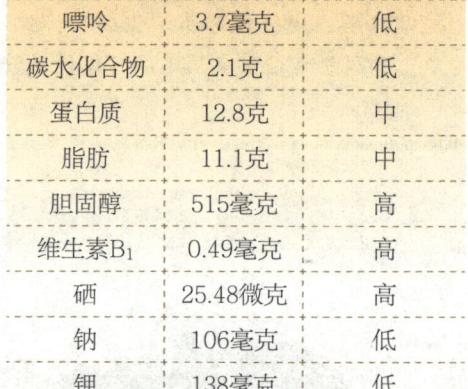

✓ 最佳营养搭配

鹌鹑蛋+豆腐		调节体内酸碱性
鹌鹑蛋+苋菜		补充营养
鹌鹑蛋+辣椒		补充营养
鹌鹑蛋+韭菜		治腰痛、阳痿

✗ 禁忌搭配

鹌鹑蛋+螃蟹	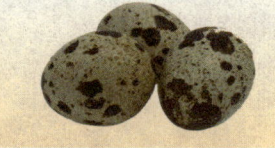	易引起腹痛
鹌鹑蛋+猪肝		易面生黑斑
鹌鹑蛋+香菇		易引发痔疮

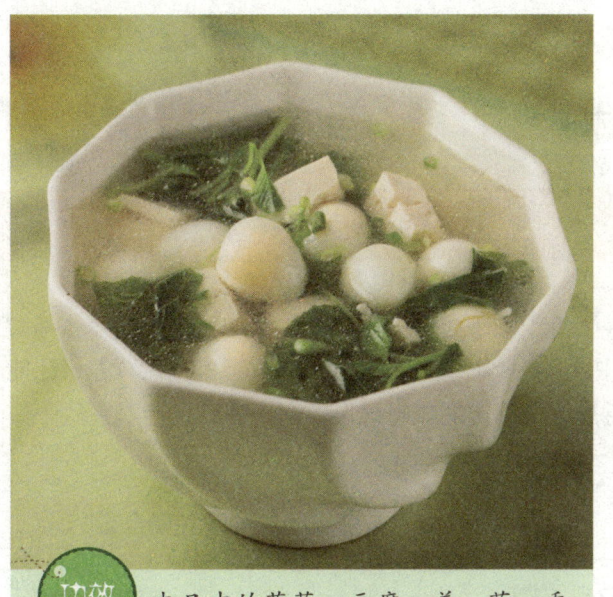

鹌鹑蛋蔬菜汤

● 原料：熟鹌鹑蛋180克，豆腐150克，苋菜100克

● 调料：盐、香油、食用油、姜片、葱花各适量

● 做法：
①将豆腐洗净切小方块，苋菜洗净切成小段，熟鹌鹑蛋去壳。
②锅中注入清水烧开，放入少许食用油、姜片和盐，倒入豆腐块稍煮，放入鹌鹑蛋和苋菜，淋入少许香油，煮至食材熟软。
③关火后盛出，撒上葱花即可。

功效 本品中的苋菜、豆腐、姜、葱、香油等材料皆为碱性食物，有助于尿酸的溶解和排泄，而且它们的营养价值颇高，对痛风患者来说，合理食用益处很大。

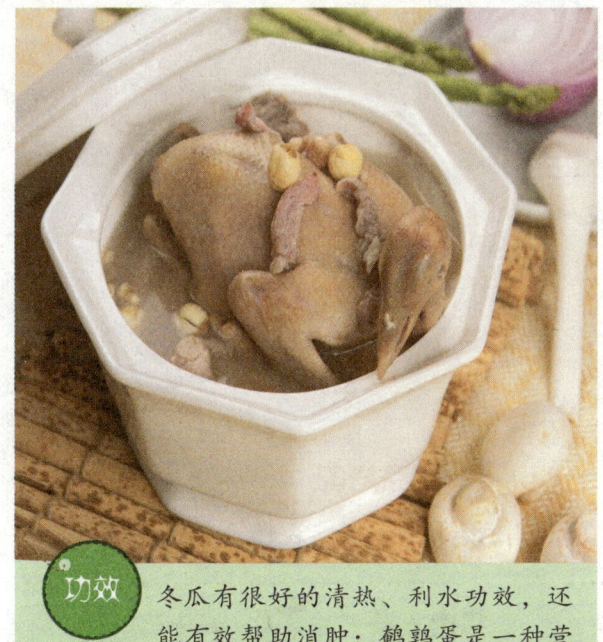

冬瓜鹌鹑蛋汤

● 原料：鹌鹑蛋10个，冬瓜150克，芥菜心100克，芦笋50克

● 调料：盐3克，胡椒粉、白醋、姜汁、高汤各少许

● 做法：
①将冬瓜去皮洗净，挖球形；芥菜心对半切开；芦笋切片。
②将鹌鹑蛋煮熟去壳，备用。
③往汤锅中加入高汤煮沸，放入全部材料和盐，煮至熟，再加入剩余调料调味，出锅装碗即可。

功效 冬瓜有很好的清热、利水功效，还能有效帮助消肿；鹌鹑蛋是一种营养丰富而且适合痛风患者食用的蛋类。本品具有改善痛风症状的功效，可适量多食用。

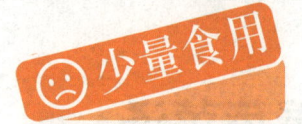

猪肉 强身健体

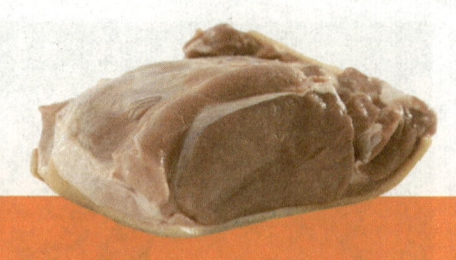

酸碱性： 属于酸性食物。

对痛风的食疗功效： 猪肉有补虚强身、滋阴润燥的功效，且猪肉所含的必需氨基酸种类齐全，有利于人体吸收。猪肉中含B族维生素，不仅能为痛风患者提供营养，还能促进热量代谢，维持人体神经系统健康。但猪肉的嘌呤含量较高，痛风患者不宜多食。

食疗痛风的吃法：

猪肉中的脂肪在经过长时间的炖煮后，会减少三至五成，胆固醇含量也会显著降低。在炖猪肉时，如果想使汤的味道更加鲜美，应把肉洗净后放入冷水中，用文火慢炖至熟；如果想使肉的味道更鲜美，应把肉放到沸水里炖熟。但痛风患者应尽量选择猪瘦肉食用。

食用注意：

猪肉中的脂肪含量比较高，因此，高血压、高脂血症的患者以及肥胖人士不宜多食。

与痛风相关的营养素含量
（每100克可食部分）

营养成分	含量	与同类食物含量比较
嘌呤	132.6毫克	中
碳水化合物	2.4克	低
蛋白质	13.2克	低
脂肪	37克	高
胆固醇	80毫克	低
铁	1.6毫克	低
钙	6毫克	低
磷	59.4毫克	低
钾	204毫克	低

✓ 最佳营养搭配

猪肉+鱼肉 提高免疫力

猪肉+大米 补充营养

猪肉+鹌鹑蛋 补充矿物质

猪肉+红薯 降低胆固醇

✗ 禁忌搭配

猪肉+田螺 容易伤肠胃

猪肉+茶 容易造成便秘

猪肉+杏仁 易引起腹痛

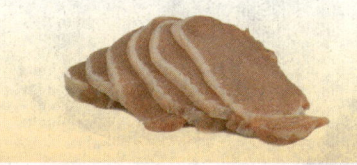

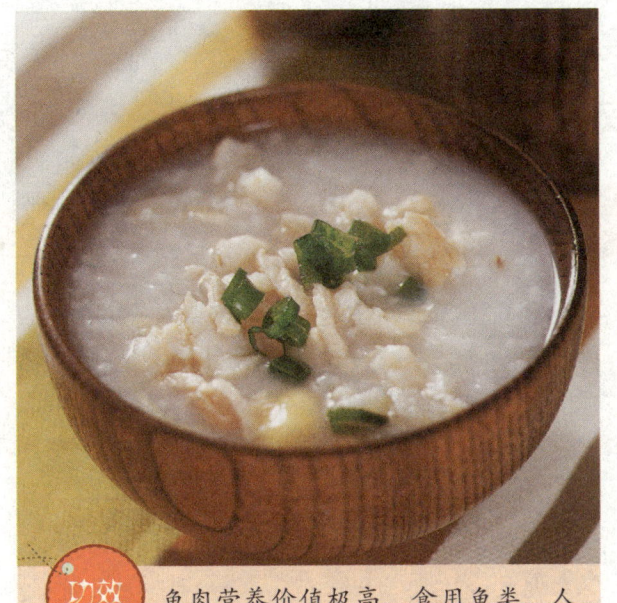

鱼蓉瘦肉粥

- **原料：** 鱼肉25克，猪瘦肉10克，大米50克
- **调料：** 盐、葱花各少许
- **做法：**
①将鱼肉放入开水锅中煮熟，然后取出待凉制成蓉状。
②将猪瘦肉洗净后切碎。
③砂锅中加入适量的清水，然后放入大米熬煮，待水烧开后加入鱼蓉、猪碎肉，持续煮至米肉熟烂，最后加入盐调味即可。

功效 鱼肉营养价值极高，食用鱼类，人的身体会比较健壮；米粥具有补脾、和胃、清肺的功效。痛风患者适量食用本品，能增强体质，提高抗病能力。

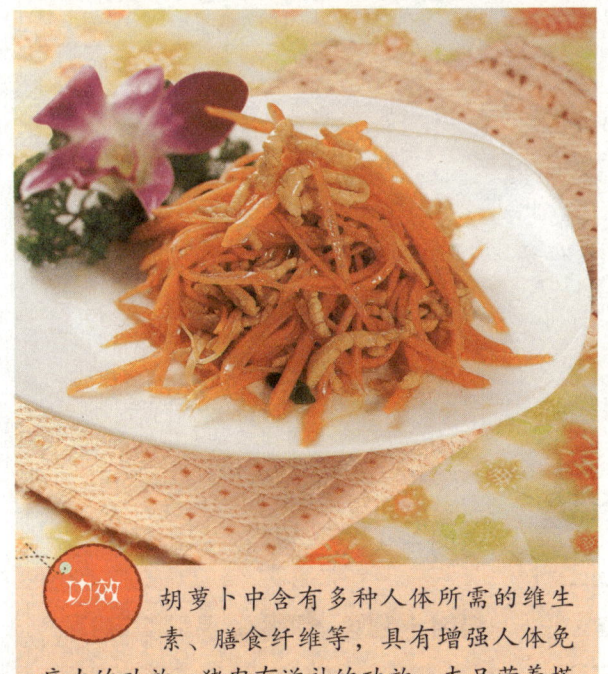

胡萝卜炒肉丝

- **原料：** 胡萝卜、猪肉各300克
- **调料：** 料酒10毫升，酱油5毫升，盐、葱花、姜末各5克，白糖、鸡精、食用油各适量
- **做法：**
①将胡萝卜洗净，去皮切丝；猪肉洗净，切丝。
②锅中注油烧热，放入肉丝炒香，再调入料酒、酱油、味精、盐、白糖，加入葱花和姜末，炒至肉熟。
③加入胡萝卜丝炒至入味，起锅装入盘中即可。

功效 胡萝卜中含有多种人体所需的维生素、膳食纤维等，具有增强人体免疫力的功效；猪肉有滋补的功效。本品营养搭配均衡，能帮助痛风患者改善体质。

少量食用

鸡肉　提高痛风患者的抵抗力

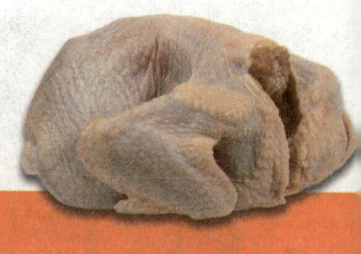

酸碱性：属于酸性食物。

对痛风的食疗功效：鸡肉含有丰富的蛋白质、磷脂类和钾，能够降低对人体有害的低密度脂蛋白含量，促进尿酸排出体外，十分适合痛风并发高脂血症患者食用。此外，中医认为，鸡肉具有温中益气、补精填髓等功效，适合身体虚弱的痛风患者适量食用。

食疗痛风的吃法：

鸡肉可以热炒、炖汤、焖，也可以冷食、凉拌。痛风患者吃鸡肉前，要先入水焯烫，以减少嘌呤的含量，同时要去掉高脂肪的鸡皮。此外，不宜饮用鸡汤或过量食用鸡翅等鸡肉类食品，避免引起肥胖，进而加重病情。

！食用注意：

冷冻后的鸡肉会有腥味，可先将鸡肉解冻，然后撒上姜末，放入生抽和盐，腌渍20分钟左右，这样就可以去除鸡肉的腥味了。此外，鸡屁股是淋巴腺体集中的地方，含有多种病毒及致癌物质，所以不宜食用。

与痛风相关的营养素含量
（每100克可食部分）

营养成分	含量	与同类食物含量比较
嘌呤	138毫克	中
碳水化合物	1.3克	低
蛋白质	19.3克	高
脂肪	9.4克	低
胆固醇	106毫克	低
维生素A	48微克	低
钙	9毫克	低
钠	63.3毫克	低
钾	251毫克	中

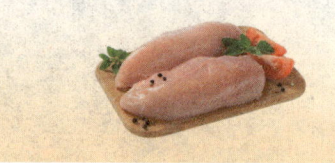

✓ 最佳营养搭配

鸡肉 + 雪梨 有助于降低血压

鸡肉 + 松子 美容抗衰

鸡肉 + 菜心 增加营养

鸡肉 + 枸杞子 补五脏、益气血

✗ 禁忌搭配

鸡肉 + 大蒜 　易引起消化不良

鸡肉 + 鲤鱼 易引起腹痛

鸡肉 + 芹菜 易伤元气

鸡肉卷

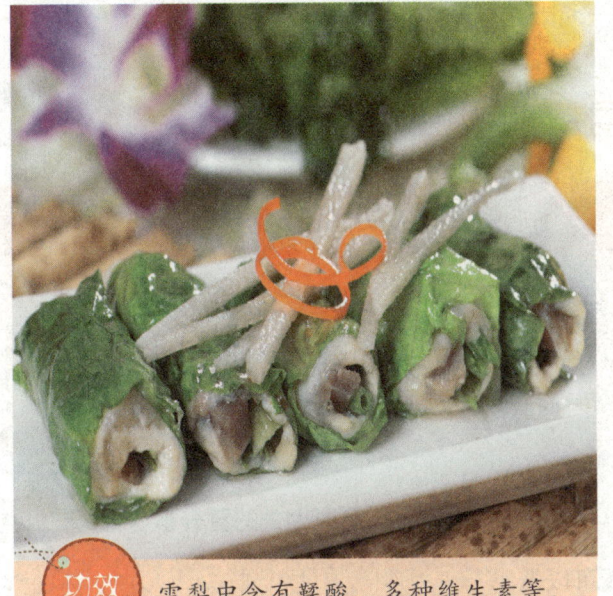

- **原料：** 雪梨1个，鸡肉300克，菜心200克，火腿100克
- **调料：** 蒜蓉、姜汁、盐、白糖、淀粉、食用油各适量
- **做法：**
① 将鸡肉洗净后切大片，用姜汁、盐、白糖腌渍半小时。
② 菜心洗净后与火腿一同切段，雪梨去皮去核，切条。
③ 用一片鸡肉卷一条菜心和一条火腿，卷好后用淀粉封口。
④ 锅中加油烧热，放入卷好的鸡肉卷炸至呈金黄色，捞出。
⑤ 另起油锅，爆香蒜蓉，放入鸡肉卷和梨条略炒，用盐、白糖调味，勾芡即可。

功效 雪梨中含有鞣酸、多种维生素等，有祛痰止咳、降血压等功效；菜心营养丰富。痛风患者适量食用鸡肉卷，可降低痛风并发心血管疾病的发生概率。

双椒松子鸡丝

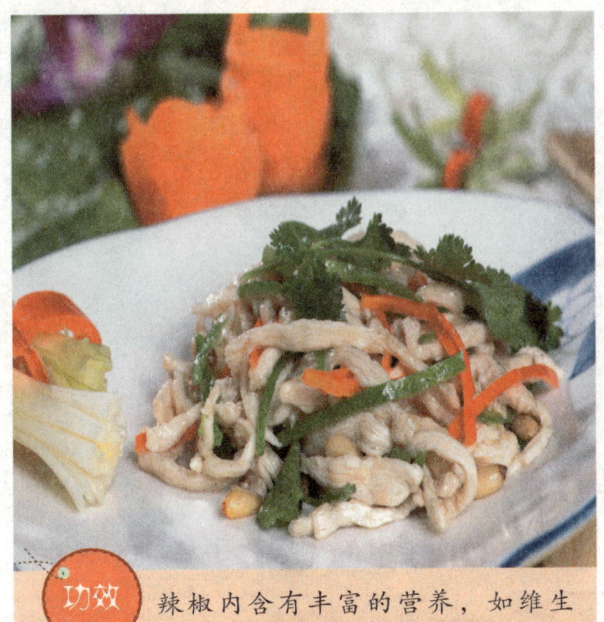

- **原料：** 鸡脯肉200克，青椒、红椒各20克，熟松子仁、香菜叶各适量
- **调料：** 盐、水淀粉、食用油各适量
- **做法：**
① 将鸡肉洗净，切丝，加适量的盐和水淀粉拌匀；青椒、红椒均洗净，切丝。
② 锅内加油烧热，将鸡丝、青椒丝、红椒丝滑炒至熟，盛出。
③ 锅留底油，加盐、水淀粉调成味汁，倒入鸡丝、青椒丝、红椒丝翻炒均匀，装盘，最后撒上熟松子仁，用香菜叶装饰即可。

功效 辣椒内含有丰富的营养，如维生素C、胡萝卜素等，常食用对人体有益；松子是食疗佳品，有"长寿果"之称。适量食用本品能改善痛风症状。

少量食用

鸭肉 补虚强身

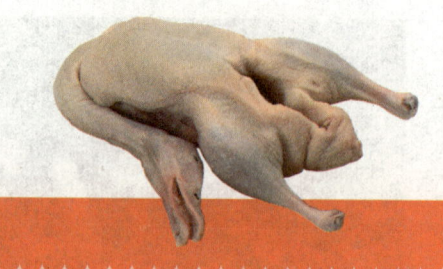

酸碱性： 属于酸性食物。

对痛风的食疗功效： 鸭肉有清热消炎、补虚强身的功效，且鸭肉中含有蛋白质、不饱和脂肪酸和钾，对心脑血管有保护作用，能促进尿酸排出，对痛风并发糖尿病有辅助治疗作用，但因为鸭肉的嘌呤含量相对较高，所以急性发作期的痛风患者应尽量少食。

食疗痛风的吃法：

鸭肉既可以焖、炒，也可以煲汤，还可以做成酱鸭、烤鸭、口水鸭等。炖制老鸭时，加几片火腿或少许腊肉，能增加鸭肉的鲜香味。用鸭肉煲汤的时候，可以适量放入木瓜皮，会使汤变得更加黏稠，但是痛风患者不宜喝汤和食用鸭皮。

食用注意：

虽然鸭肉适合身体虚弱、病后体虚以及营养不良的人食用，但是感冒、腹泻患者尽量不要食用鸭肉，以免加重病情。

与痛风相关的营养素含量
（每100克可食部分）

营养成分	含量	与同类食物含量比较
嘌呤	138.4毫克	中
碳水化合物	0.2克	低
蛋白质	15.5克	低
脂肪	19.7克	中
胆固醇	94毫克	低
维生素E	0.27毫克	低
钙	6毫克	低
钠	69毫克	低
钾	191毫克	低

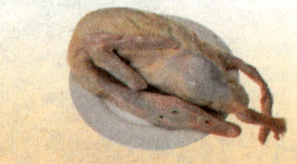

✓ 最佳营养搭配

鸭肉+青椒 有助于保护心血管

鸭肉+洋葱 有助于降压降脂

鸭肉+薏米 利水消肿

鸭肉+芥菜 滋阴润肺

✗ 禁忌搭配

鸭肉+甲鱼 易导致水肿泄泻

鸭肉+板栗 易引起腹痛

鸭肉+木耳 影响营养吸收

熟炒鸭片

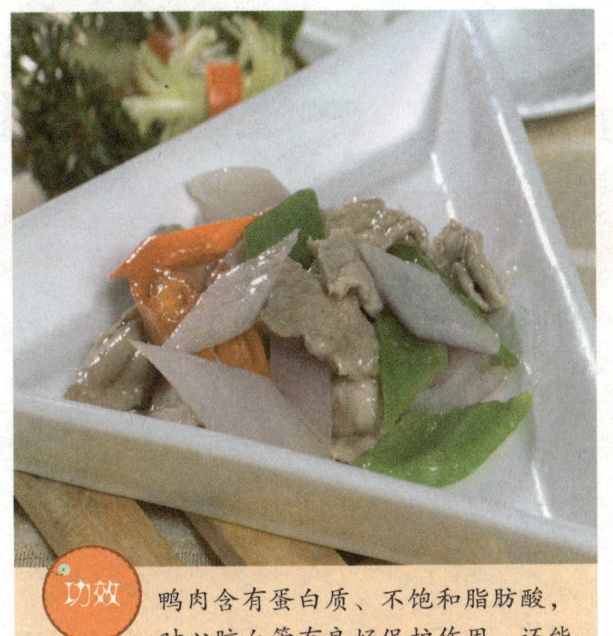

● **原料：** 鸭肉200克，青椒2个，洋葱1个

● **调料：** 盐、酱油、料酒、醋、白糖、水淀粉、食用油各适量

● **做法：**
① 将鸭肉洗净切成片，青椒、洋葱洗净切片备用。
② 将锅置于火上，加油烧热，放入生鸭片炒熟，盛出。
③ 将青椒片、洋葱片放入热油锅煸熟，加入鸭片，倒入料酒炒熟，加盐、酱油、白糖、醋调味，最后用水淀粉勾芡，起锅装盘即可。

功效 鸭肉含有蛋白质、不饱和脂肪酸，对心脑血管有良好保护作用，还能促进尿酸的排出；青椒和洋葱是嘌呤含量低的碱性食物。适量食用本品，能缓解痛风症状。

五香烧鸭

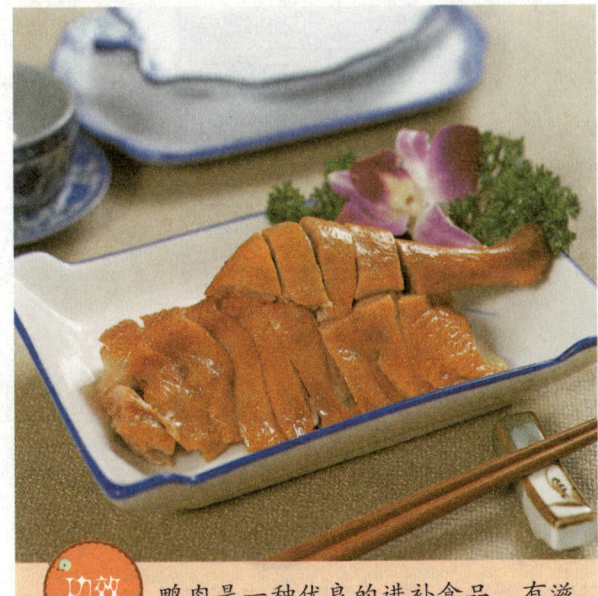

● **原料：** 鸭1只

● **调料：** 白糖、酱油、盐、黄酒各适量，五香粉少许，葱、姜各10克

● **做法：**
① 将鸭处理干净，再将各种调料装盆调匀。
② 把鸭放入调料盆中，将调料涂匀在鸭上，浸泡3小时。
③ 热锅注水，放入鸭子，中火煮沸至水蒸发完，改用小火，随时翻动，待鸭油收净后鸭子即熟，表面呈焦黄色，切条装盘即可。

功效 鸭肉是一种优良的进补食品，有滋阴、养胃、补肾等作用，适量食用能够有效辅助减轻痛风患者的病情。本品能促进尿酸排出，缓解痛风症状。

鸽肉 补充优质蛋白

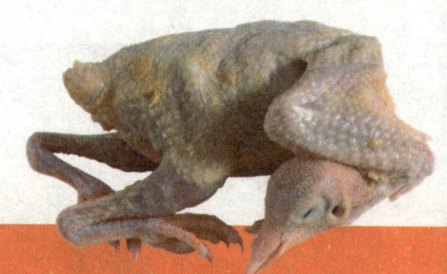

酸碱性：属于酸性食物。

对痛风的食疗功效： 鸽肉中含维生素、矿物质和钾，能为痛风患者补充优质蛋白，强身健体，促进尿酸的排泄。鸽肉还能补肝益肾、益气补血，常用于辅助治疗高血糖、高血压等疾病，因此，并发有糖尿病、高血压的痛风患者可在痛风缓解期适量食用。

食疗痛风的吃法：

鸽肉可以用于煲汤、煮粥，也可以炖、煮、焖、烤、炸等，但是最适合与富含维生素的食物同食。因为鸽肉的嘌呤含量较高，所以痛风患者在煲汤的时候注意尽量不要饮用鸽子汤。

! 食用注意：

鸽子肉如果清炖，只加少许盐即可，它尤其适合有外伤者和手术病人食用，能够促进伤口愈合。此外，鸽肉性温热，阴虚血燥者忌食。

与痛风相关的营养素含量
（每100克可食部分）

营养成分	含量	与同类食物含量比较
嘌呤	80毫克	中
碳水化合物	1.7克	低
蛋白质	16.5克	中
脂肪	14.2克	中
胆固醇	99毫克	低
维生素B$_1$	0.06毫克	低
钙	30毫克	低
钠	63.6毫克	低
钾	334毫克	高

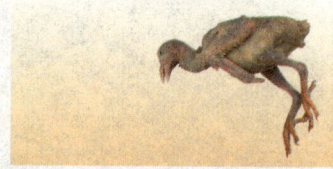

✓ 最佳营养搭配

鸽肉 + 银耳 滋阴润补

鸽肉 + 瘦肉 补充营养

鸽肉 + 竹笋 强身健体

鸽肉 + 冬虫夏草 滋补元气

✗ 禁忌搭配

鸽肉 + 猪肝 皮肤出现色素沉淀

鸽肉 + 黄花菜 易引起痔疮

鸽肉 + 香菇 易引起痔疮

鸽子银耳胡萝卜汤

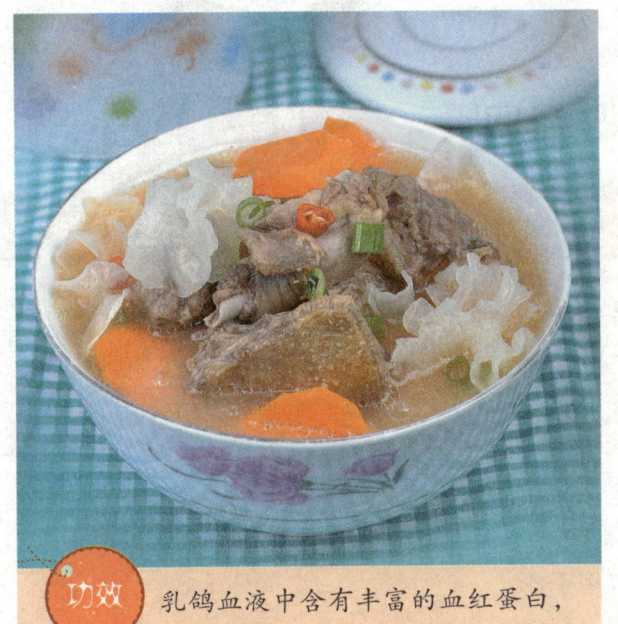

- **原料：** 鸽子1只，水发银耳20克，胡萝卜20克
- **调料：** 盐3克
- **做法：**
  ① 将鸽子处理干净，再剁块焯水，备用。
  ② 将水发银耳清洗干净，撕成小朵。
  ③ 胡萝卜去皮，清洗干净，切块，备用。
  ④ 将汤锅上火，倒入适量的水，放入鸽子、胡萝卜、水发银耳，加入盐后用中火煲熟即可。

功效 乳鸽血液中含有丰富的血红蛋白，骨骼中有大量的软骨素，这些特殊的营养成分对人体有很好的食疗作用。痛风患者少量食用本品，可提高抗病能力。

四宝煲老鸽

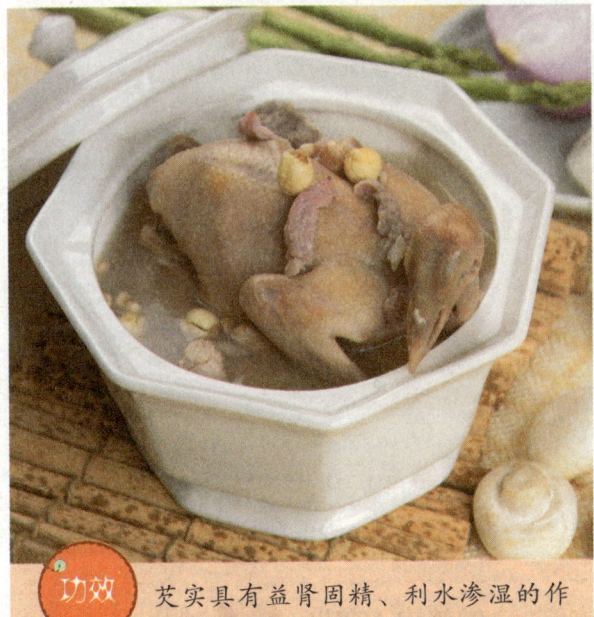

- **原料：** 老鸽1只，瘦肉100克，绿豆50克，芡实30克，莲子20克，花生米50克
- **调料：** 盐3克，姜适量
- **做法：**
  ① 将老鸽收拾干净，瘦肉洗净切块，其余材料洗净。
  ② 将老鸽和瘦肉放入沸水中汆透，捞出。
  ③ 将所有材料放入煲中，加水烧开，再用小火煲1小时，最后加盐调味即可。

功效 芡实具有益肾固精、利水渗湿的作用，适量食用对身体有益。痛风患者少量食用本品，不仅能补充营养，还有助于缓解痛风症状。

少量食用

鹌鹑肉 减肥、降血压

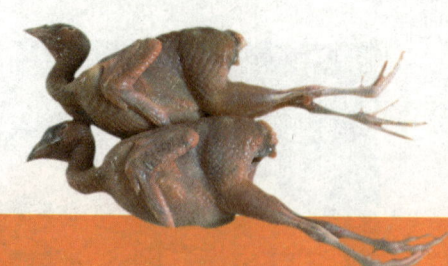

酸碱性： 属于酸性食物。

对痛风的食疗功效： 鹌鹑肉中富含人体所必需的氨基酸，能够促进痛风患者的新陈代谢，而且富含钾，有助于体内尿酸的溶解和排出。鹌鹑肉有高蛋白、低脂肪、低胆固醇的特性，有助于减肥和降低血压，对防治痛风并发肥胖症、高血压有一定辅助作用。

食疗痛风的吃法：

鹌鹑肉可以用来煮粥、熬汤，也可以用于炒食，可以蘸着酱油、醋或芝麻酱食用。鹌鹑肉和白萝卜搭配食用，能够促进脂肪的代谢，适合有高脂血症的痛风患者少量食用。

食用注意：

鹌鹑肉比较适合炖食。此外，营养不良、体虚乏力、肥胖症、高血压病、动脉硬化症等患者更适宜食用鹌鹑肉。

与痛风相关的营养素含量
（每100克可食部分）

营养成分	含量	与同类食物含量比较
嘌呤	138.4毫克	中
碳水化合物	0.2克	低
蛋白质	20.2克	高
脂肪	3.1克	低
胆固醇	157毫克	中
维生素B_1	0.04毫克	低
钙	48毫克	中
钠	48.4毫克	低
钾	204毫克	低

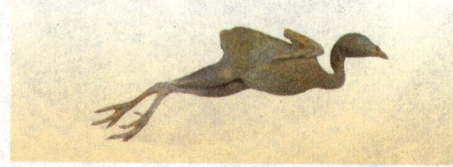

✓ 最佳营养搭配

鹌鹑肉 + 莲子 补充营养

鹌鹑肉 + 上海青 有助于降低血压

鹌鹑肉 + 红腰豆 有助于降糖消渴

鹌鹑肉 + 桂圆 补肝益肾

✗ 禁忌搭配

鹌鹑肉 + 蘑菇 易引起痔疮发作

鹌鹑肉 + 猪肝 使皮肤色素沉淀

鹌鹑肉 + 黄花菜 易引起痔疮

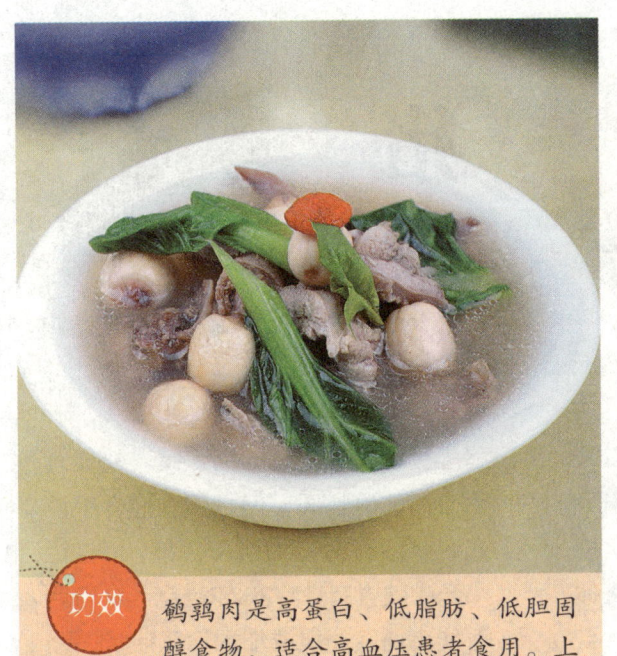

莲子鹌鹑煲

● **原料**：鹌鹑400克，莲子100克，上海青30克

● **调料**：盐、高汤、香油各适量

● **做法**：
① 将鹌鹑处理干净，切块，焯水，捞出，备用。
② 莲子洗净，上海青洗净，撕成小片，备用。
③ 炒锅上火倒入高汤，放入鹌鹑、莲子，调入盐，用小火煲至熟，再下入上海青，淋入香油拌匀即可。

功效：鹌鹑肉是高蛋白、低脂肪、低胆固醇食物，适合高血压患者食用。上海青含有丰富的维生素和矿物质。痛风患者适量食用本品，能增强体质，提高免疫力。

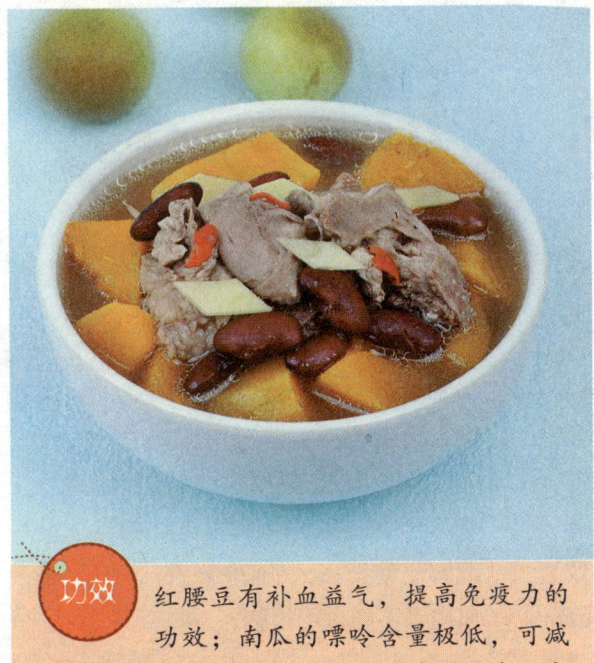

腰豆鹌鹑煲

● **原料**：南瓜200克，鹌鹑1只，红腰豆50克

● **调料**：盐6克，姜片5克，高汤、食用油各适量，香油3克

● **做法**：
① 将南瓜去皮和籽，洗净，再切滚刀块。
② 将鹌鹑收拾干净，剁块焯水备用；红腰豆洗净。
③ 将炒锅上火倒入油烧热，将姜片炝香，倒入高汤，调入盐，加入鹌鹑、南瓜、红腰豆煲至熟，最后淋入香油即可。

功效：红腰豆有补血益气，提高免疫力的功效；南瓜的嘌呤含量极低，可减少尿酸在体内的生成量。痛风患者适量食用本品，可减少痛风并发糖尿病的概率。

猪肝

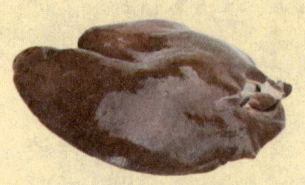

❌ 禁吃原因

猪肝中含有丰富的铁、维生素A以及一般肉类中少见的维生素C和微量元素硒,具有补血养血、保护视力、维持细胞正常代谢、抗氧化、增强人体免疫力等功效。但是,猪肝的嘌呤含量较高,容易使摄入的嘌呤超标,因此,痛风患者不宜食用猪肝。

猪小肠

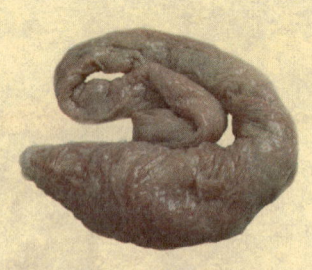

❌ 禁吃原因

猪小肠中含有丰富的钙、镁、铁等人体必需的矿物质,但是胆固醇含量较高,嘌呤含量也相当高,每100克猪小肠中就含有嘌呤262.2毫克,食用后可能会诱发痛风或加重痛风症状,因此痛风患者不宜食用。

猪肺

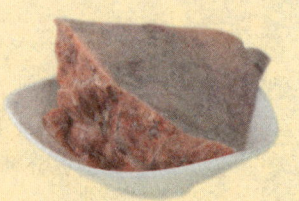

❌ 禁吃原因

猪肺的脂肪含量并不高,热量也相对较低,是老少皆宜的补品,具有补虚、止咳、止血等功效,能够用于辅助治疗肺虚咳嗽、久咳、咳血等多种肺部疾病,而且经常食用也不易导致发胖。但痛风患者不宜食用猪肺,因为猪肺的嘌呤含量高,胆固醇的含量也比较高。

猪脾

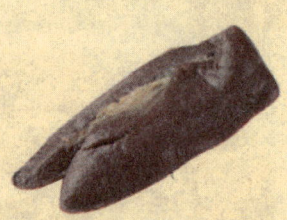

❌ 禁吃原因

猪脾具有健养脾胃以及帮助消化的作用,适量食用能够缓解脾胃虚热、气弱、消化困难等症状。然而,猪脾的嘌呤含量过高(270.6毫克/100克),很容易使得摄入的嘌呤超标,因此痛风患者不能食用猪脾。

猪肾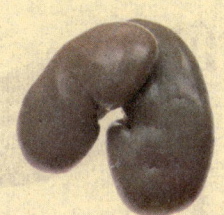

⊗ 禁吃原因

猪肾是人们常食用的动物内脏中的一种，其嘌呤含量极高（334毫克/100克）。对于嘌呤代谢障碍的痛风患者来说，食用此类食物后，嘌呤物质会堆积转化为尿酸，引发痛风。猪肾是动物的排泄器官，含有一些有毒成分和重金属物质，食用后会导致有毒物质在体内残留，对健康不利。

猪胰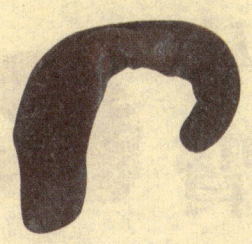

⊗ 禁吃原因

猪胰脏无论爆炒或煲汤，味道都很鲜美，但是对痛风患者来说，是绝对不能食用的，因为猪胰中嘌呤含量较高，食用后会使此类物质在体内堆积，从而引发痛风，加重病情。中医观点认为，猪胰易损人阳道，对男性的生殖系统不利，故在婚期不宜食用，一般情况下也应少食。

猪心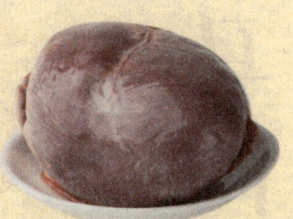

⊗ 禁吃原因

猪心含有较高的胆固醇，故胆固醇高者不宜食用。另外，猪心有异味，处理不当易影响食欲。动物内脏应尽量少食，可能有重金属元素存在。猪心嘌呤含量（127毫克/100克）不如其他动物内脏高，但是对痛风患者而言，即使含有少量的嘌呤类物质也要慎重食用。

牛肝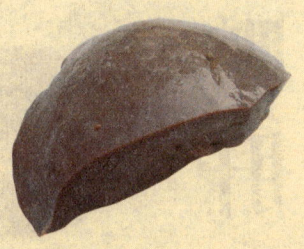

⊗ 禁吃原因

牛肝所含嘌呤物质极高（460～554毫克/100克），而痛风主要是机体嘌呤代谢障碍所致，食用此类食物无疑会引发痛风。此外，牛肝的胆固醇含量很高，多食会使血液中的胆固醇和三酰甘油水平升高，引发高血压。而高血压是导致痛风的高危因素，所以食用牛肝后对痛风患者不利。

牛肾

⊗ 禁吃原因

牛肾具有补肾气、益精气的作用,所以在传统中医经常用其治疗虚劳肾亏、阳痿早泄、腰膝酸软、湿痹疼痛等症。牛肾中的脂肪含量和热量都比较低,但是现代研究表明,牛肾所含的蛋白酶会升高血压,而且嘌呤含量高,胆固醇含量也高,所以不适合痛风患者食用。

鸡肝

⊗ 禁吃原因

鸡肝中含有丰富的营养素,包括维生素A、维生素B_2、蛋白质、铁等,具有很好的补血、补虚、明目、强身健体的功效。但是鸡肝中的嘌呤含量过高,很容易使痛风患者摄入的嘌呤含量超标,加重痛风患者的病情,因此,痛风患者应禁食鸡肝。

鸭肝

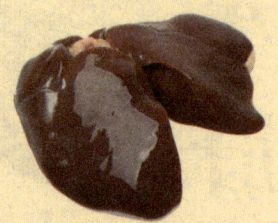

⊗ 禁吃原因

鸭肝是补血的佳品,含有非常丰富的铁,适量食用可以使人气色红润好看。此外,鸭肝中还含有丰富的维生素B_2,对细胞增殖和皮肤生长有重要作用。而且,鸭肝的钾含量比较高,有助于维持体内电解质的平衡。但对痛风患者来说,鸭肝的嘌呤含量过高,应该避免食用。

马肉

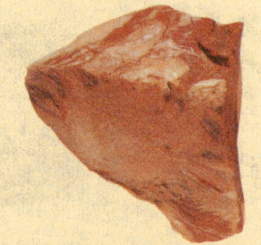

⊗ 禁吃原因

马肉所含嘌呤类物质极高(200毫克/100克),痛风患者食用含嘌呤高的物质后会使之在体内积累,从而引发痛风。而且,马肉是一种不易煮烂的肉类,食用后不易消化。从中医的角度来看,湿热浊毒是导致痛风的一个原因,而其根在于脾,说明痛风者脾脏功能较弱,食用马肉对其不利。

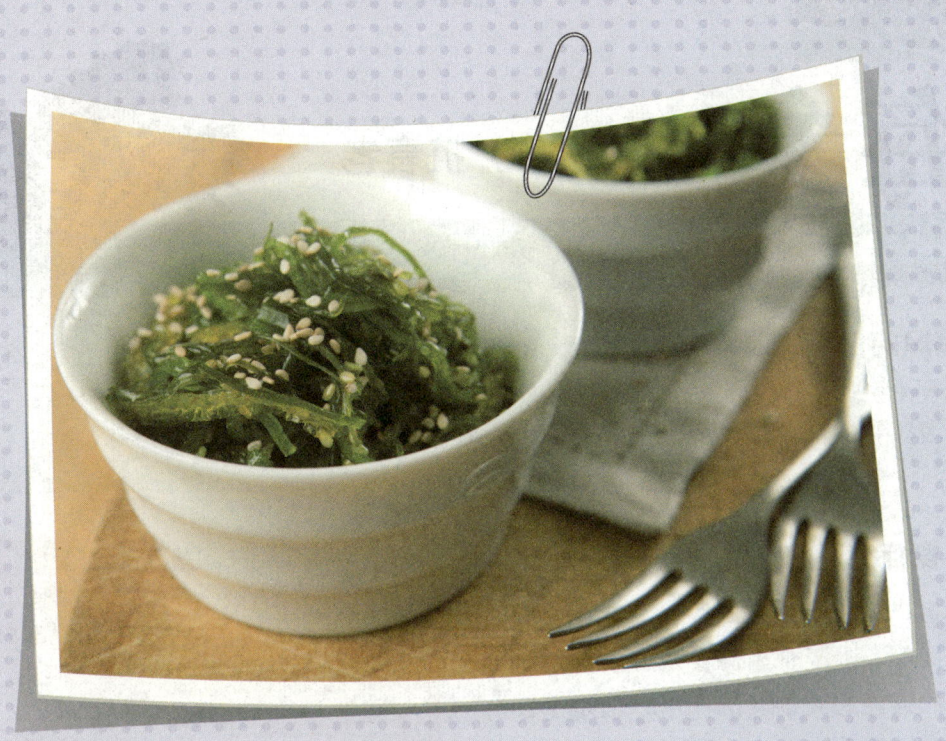

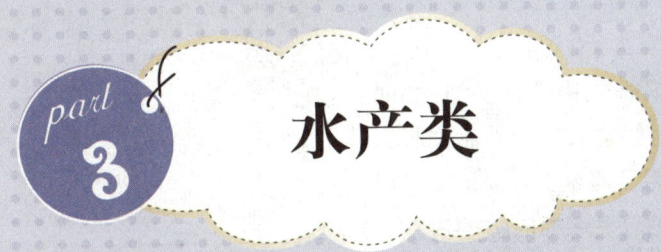

part 3 水产类

　　水产类食物的种类繁多，而且营养丰富，包括鱼、虾、蟹、贝壳类等。水产类食物能够为人体补充多种必需的氨基酸、矿物质和维生素，有助于增强痛风患者的身体免疫力，强身健体，同时还能在一定程度上缓解高脂血症、高血糖引发的不适症状。

　　痛风患者吃海鲜必须谨慎选择，并要控制食用量。本章主要介绍水产海鲜中哪些是适宜吃的、哪些是可以少量食用的，以及哪些是绝对不能吃的。

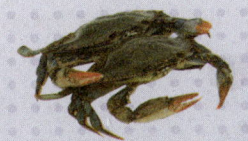 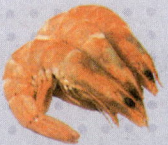 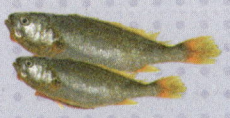 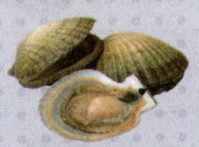

宜吃

海参 增强免疫力、抗衰老

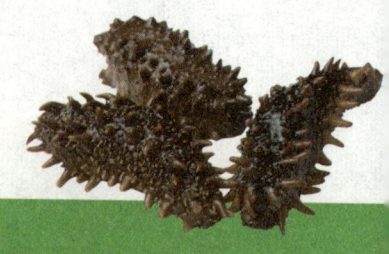

酸碱性：属于碱性食物。

对痛风的食疗功效：海参有补肾、滋阴、养血、益精的功效。其所含的活性物质，如酸性多糖、多肽等能显著提高人体免疫力，人体免疫力强，就能抵抗各种疾病的侵袭。海参中的牛磺酸、烟酸等能促进代谢，有助于尿酸排出。

食疗痛风的吃法：

海参可以凉拌，也可以炒食、煮粥、红烧和煲汤等。夏天食用海参最好的方法是凉拌，同样能起到进补的作用，但是烹饪海参时最好不要加醋。

食用注意：

干海参在烹饪前，最好先用冷水浸泡2小时左右，等到胀大的时候再取出，然后剖腹，剔除肠腔，洗净之后再浸泡1小时，就可以烹饪食用了。但是在泡发海参时需要注意，切莫沾染油脂、碱、盐，否则会妨碍海参的吸收膨胀，降低出品率。

与痛风相关的营养素含量
（每100克可食部分）

营养成分	含量	与同类食物含量比较
嘌呤	4.2毫克	低
碳水化合物	2.5克	低
蛋白质	16.5克	中
脂肪	0.2克	低
胆固醇	51克	低
镁	149毫克	高
钙	285毫克	高
钠	502.9毫克	高
钾	43毫克	低

✓ 最佳营养搭配

海参 + 木瓜   舒筋活络

海参 + 西蓝花   润肺止咳

海参 + 菠菜   补血补铁

海参 + 鸭肉   滋养五脏

✗ 禁忌搭配

海参 + 葡萄   易引起腹痛、恶心

海参 + 柿子   易引起腹痛、恶心

海参 + 石榴   易引起腹痛、恶心

木瓜海参盅

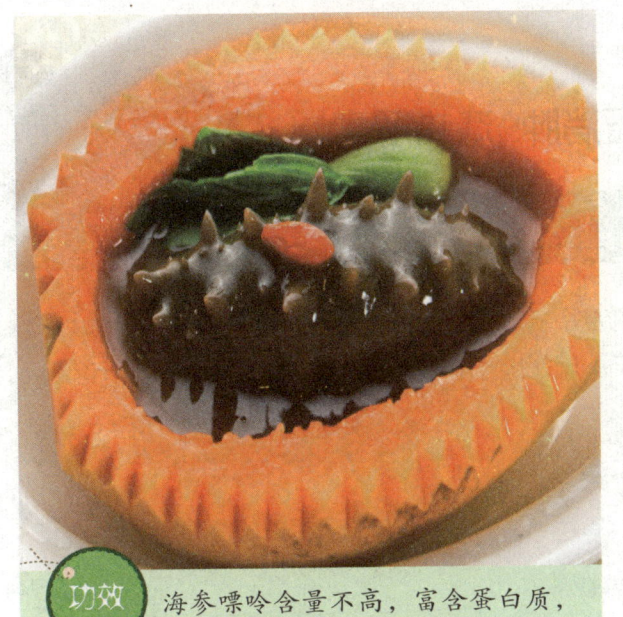

- **原料**：海参4条，木瓜1只，上海青2棵
- **调料**：酱汁适量
- **做法**：

①将海参彻底洗净，放入沸水中焯熟，放凉后用剪子把海参腹部划开，将腹腔内的杂物取出，冲洗干净，浸泡在水里。
②木瓜洗净去皮和瓤；上海青洗净。
③将海参捞出，沥干水分，连同上海青一起放入木瓜盅里，淋上酱汁，隔水蒸30分钟即可。

功效 海参嘌呤含量不高，富含蛋白质，可增强免疫力，强身健体；木瓜可舒筋活络，净化血液。本品营养丰富，可缓解痛风引起的关节肿痛及肌肤麻木等不良症状。

海参西蓝花饭

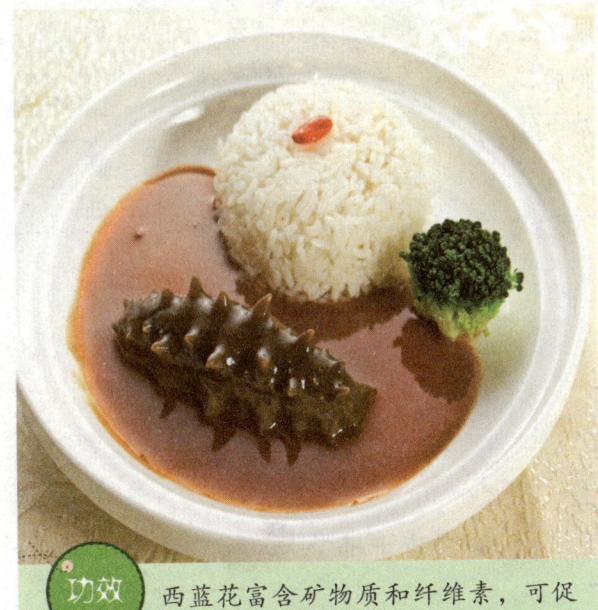

- **原料**：海参1条，西蓝花适量
- **调料**：盐、黄酒、姜、葱、老抽、食用油、米饭各适量
- **做法**：

①将海参彻底洗净，放入沸水里焯熟，放凉后用剪子把海参腹部划开，取出杂物，冲洗干净，浸泡在水里。
②将姜切成片，西蓝花切成小朵，焯熟，葱切成小段；锅入油烧热，爆香姜片、葱段。
③将海参、西蓝花放入锅中，加入盐和黄酒，小火炖10分钟，淋入老抽拌炒匀。
④最后将做好的菜装盘，倒上米饭即可。

功效 西蓝花富含矿物质和纤维素，可促进体内废物代谢，调节体内酸碱平衡；海参含牛磺酸、烟酸等，可促进体内代谢，排出毒素。本品对防治痛风有辅助作用。

海蜇皮 降压消肿、清热解毒

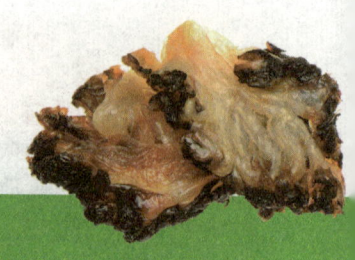

酸碱性：属于碱性食物。

对痛风的食疗功效： 海蜇皮含有蛋白质、脂肪、无机盐、维生素A、维生素B等十多种营养成分，具有扩张血管以及降压的作用，还能促进尿酸排出，适宜痛风并发高血压患者食用。

食疗痛风的吃法：

海蜇皮的烹饪以凉拌为主。新鲜的海蜇是不宜食用的，因为其中含有毒素，能引起细菌性食物中毒。

食用注意：

有异味的蜇皮属于腐烂变质的食物，不可食用。此外，海蜇皮富含碘元素，甲状腺功能亢进者食用会加重病情。此外，肝性脑病、急性肝炎、肾衰竭、慢性肠炎患者最好不要食用海蜇皮。

与痛风相关的营养素含量
（每100克可食部分）

营养成分	含量	与同类食物含量比较
嘌呤	9.3毫克	低
碳水化合物	3.8克	低
蛋白质	3.7克	低
脂肪	0.3克	低
胆固醇	8克	低
维生素B_2	0.05毫克	中
钙	150毫克	中
钠	325毫克	高
钾	160毫克	低

✓ 最佳营养搭配

海蜇皮 + 白菜 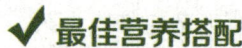 通利肠胃

海蜇皮 + 黄瓜 有助于降低血压

海蜇皮 + 豆腐 改善气血不足

海蜇皮 + 黑木耳 润肠、美白

✗ 禁忌搭配

海蜇皮 + 柿子 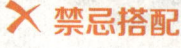 易引起腹胀

海蜇皮 + 白糖 容易变质

海蜇皮 + 大枣 引发寒热病症

菜心海蜇皮

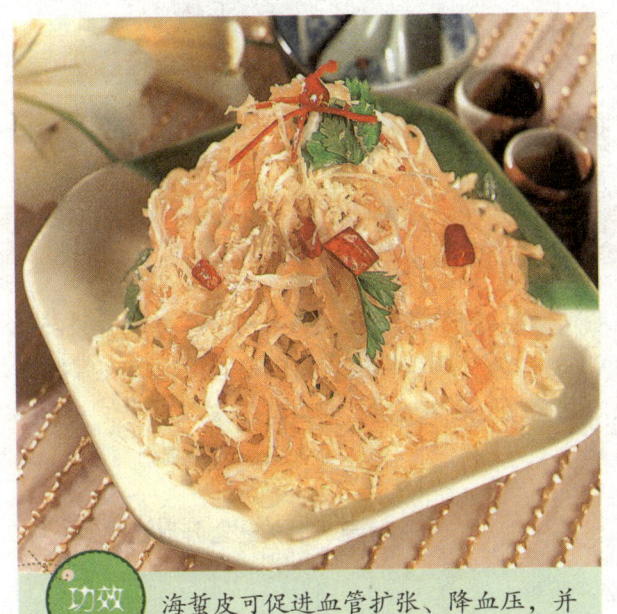

- 原料：海蜇皮300克，白菜100克
- 调料：盐3克，醋8毫升，生抽10毫升，干辣椒、红椒、香菜、食用油各少许
- 做法：

①海蜇皮洗净，白菜取心洗净，切丝，备用；干辣椒洗净，切段，用油炸香后备用；香菜洗净；红椒洗净，切丝。
②锅内注入适量的清水，用大火烧沸，分别放入海蜇皮、白菜心焯熟后，捞出装盘。
③最后加入备好的盐、醋、生抽拌匀，撒上干辣椒段、红椒丝、香菜，拌匀即可。

功效 海蜇皮可促进血管扩张、降血压，并有利于尿酸的排泄；白菜中含维生素和矿物质、纤维素，有助于清除体内废物和毒素。本品营养均衡，对防治痛风有一定的作用。

金针菇海蜇荞麦面

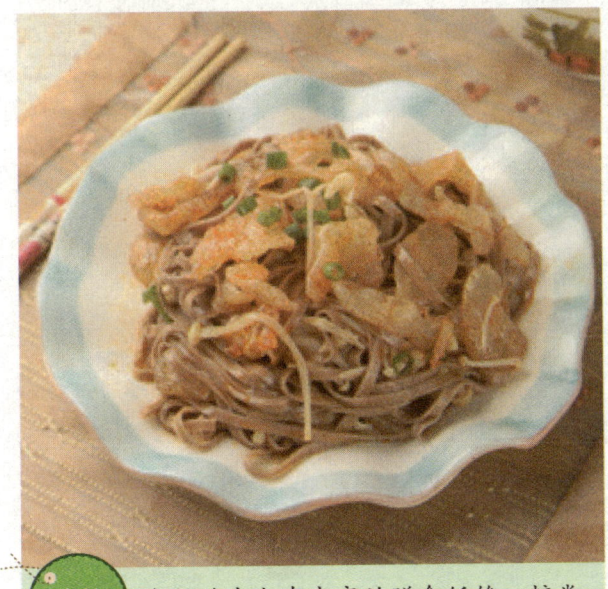

- 原料：海蜇皮120克，金针菇65克，荞麦面90克
- 调料：盐2克，生抽5毫升，陈醋7毫升，香油4毫升，蒜末、葱花各少许
- 做法：

①锅中注水烧开，放入荞麦面，搅拌均匀，煮约3分钟至其熟软，倒入洗净的金针菇，煮至断生。
②将煮好的食材捞出，置于凉开水中，浸泡片刻。
③捞出食材，沥干水分，装入盘中，放入蒜末、葱花，再倒入海蜇皮，加入少许盐、生抽炒匀。
④淋入陈醋、香油，搅拌均匀至食材入味即可。

功效 金针菇中含有丰富的膳食纤维、糖类等，有助于减少尿酸的沉积；海蜇皮中含有矿物质和微量元素，可改善血液成分。本品对痛风并发高血压有良好的食疗效果。

鲫鱼 增强免疫力

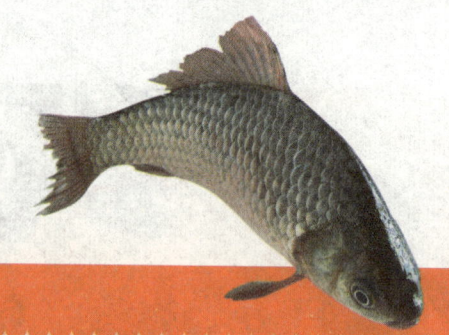

酸碱性： 属于酸性食物。

对痛风的食疗功效： 鲫鱼的蛋白质含量很高，而且易于被人体吸收，是优质的蛋白质来源，适量食用可以增强人体免疫力。此外，鲫鱼钾的含量较高，可以促进尿酸排出。鲫鱼所含的不饱和脂肪酸能够防治高血压、高脂血症，使人延年益寿。

食疗痛风的吃法

鲫鱼可以做成羹，也可以煮粥、熬汤，还可以做成小吃。150克左右的鲫鱼一般适合红烧或做汤；250克左右的可在肚中塞肉再红烧或清蒸；250克以上的鲫鱼肉质较老，口感不好。需要注意的是，痛风患者吃鲫鱼时，应加凉水炖煮，且只吃肉，不要喝汤。

食用注意

鲫鱼可以煎炸、炖煮、熬汤，但是清蒸或煮汤的营养价值最高。另外，鲫鱼的胆固醇含量较高，高脂血症患者不宜食用。

与痛风相关的营养素含量
（每100克可食部分）

营养成分	含量	与同类食物含量比较
嘌呤	137毫克	中
碳水化合物	3.8克	低
蛋白质	17.1克	中
脂肪	2.7克	低
胆固醇	130毫克	中
维生素B_1	0.04毫克	低
钙	79毫克	低
钠	41.2毫克	低
钾	290毫克	中

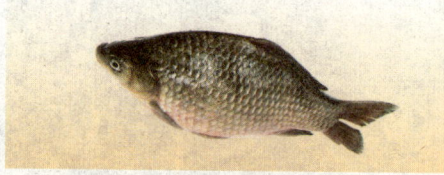

✓ 最佳营养搭配

鲫鱼 + 鸡蛋 可改善心脑血管疾病

鲫鱼 + 豆豉 清热解毒

鲫鱼 + 黑木耳 润肤抗老

✗ 禁忌搭配

鲫鱼 + 蜂蜜 易引起腹痛

鲫鱼 + 葡萄 易刺激肠胃

鲫鱼 + 鸡肉 不利于营养吸收

鲫鱼蒸水蛋

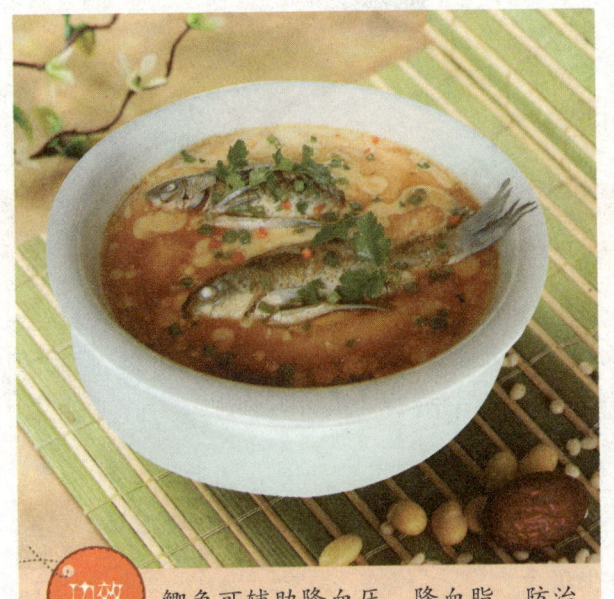

- **原料：** 鲫鱼2条，鸡蛋4个，红椒少许
- **调料：** 盐3克，料酒、香油、葱、香菜各少许
- **做法：**
  ① 将葱洗净切花，红椒洗净切小丁，香菜择洗干净；鲫鱼去鳞、鳃、内脏，洗净，用料酒、盐腌渍30分钟。
  ② 将鸡蛋磕入碗中，加适量清水和盐搅拌均匀，放入蒸屉，蒸至六成熟时取出。
  ③ 再放上鲫鱼，撒上红椒，蒸熟后取出，撒上香菜、葱花，淋上香油即可。

功效 鲫鱼可辅助降血压、降血脂，防治心脑血管疾病；鸡蛋富含蛋白质和卵磷脂，可保护血管壁，改善血液循环。本品营养丰富，适当食用有助于预防痛风。

豆豉鲫鱼汤

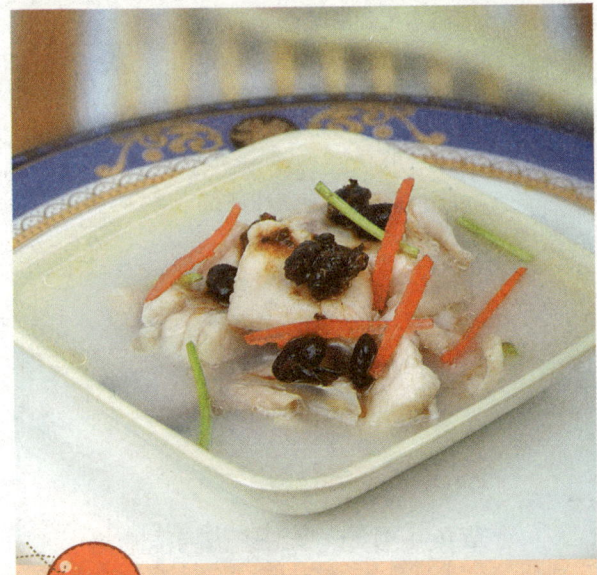

- **原料：** 豆豉150克，鲫鱼100克
- **调料：** 清汤适量，盐5克，姜片3克，葱段、红椒丝各少许
- **做法：**
  ① 将豆豉剁碎，鲫鱼去鳞、鳃、内脏，洗净，斩块，备用。
  ② 净锅上火，倒入适量的清汤，调入盐、姜片，放入鲫鱼块。
  ③ 大火烧开，撇去浮沫，再加入风味豆豉，煲熟后撒上葱段和红椒丝即可。

功效 鲫鱼肉中矿物质含量很高，可调节体内酸碱平衡。豆豉与鱼肉烹饪，可解腥调味，还可清热解毒、宽中除烦。本品营养丰富，痛风患者适量食用，可缓解不适。

草鱼 温中补虚

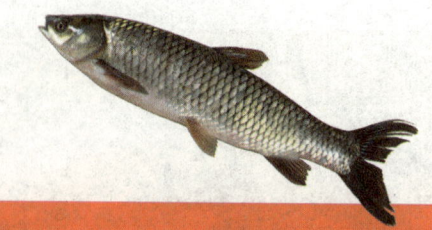

酸碱性：属于酸性食物。

对痛风的食疗功效： 草鱼能够补充人体所必需的氨基酸，是一种温中补虚的养生食品。草鱼中含有维生素D、不饱和脂肪酸和钾元素，可以降低血清中的胆固醇，防止动脉粥样硬化，促进尿酸的排泄，对痛风、心脑血管疾病有辅助治疗作用。

食疗痛风的吃法：

草鱼的嘌呤含量较高，痛风患者需少量食用，而且不能喝草鱼汤。

食用注意：

草鱼胆有毒，不能食用。鱼肉不宜与鞣酸过多的水果，如葡萄、柿子、山楂、橘子等同食，同食会使蛋白质变性，亦会产生鞣酸钙，降低食物的营养价值。此外，炒鱼肉的时间不能过长，最好用低温油炒至鱼肉变白。

与痛风相关的营养素含量
（每100克可食部分）

营养成分	含量	与同类食物含量比较
嘌呤	140.2毫克	中
蛋白质	16.6克	中
脂肪	5.2	高
胆固醇	86毫克	低
碳水化合物	2.5克	低
维生素E	2.03毫克	低
磷	203毫克	中
钠	46毫克	中
钾	312毫克	中

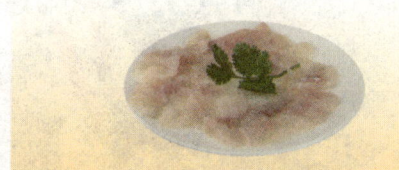

✓ 最佳营养搭配

草鱼 + 冬瓜 有助于降脂降压

草鱼 + 茶树菇 有助于防治痛风

草鱼 + 黑木耳 补虚利尿

草鱼 + 鸡蛋 温补强身

✗ 禁忌搭配

草鱼 + 甘草 易引起腹痛

草鱼 + 西红柿 抑制铜元素释放

草鱼 + 咸菜 易生成有毒物质

草鱼煨冬瓜

● **原料：** 冬瓜500克，草鱼250克

● **调料：** 姜片10克，葱花2克，绍兴黄酒10毫升，盐、醋各5毫升，食用油、红椒丝各少许

● **做法：**

①将草鱼去鳞、鳃和内脏，洗净切块；冬瓜洗净，去皮切块。

②炒锅内加入食用油，烧热，将草鱼放入锅内煎至金黄色，加冬瓜、盐、姜片、葱花、绍酒、醋、水炖煮。

③大火煮沸后转小火炖至鱼肉熟烂，再撒上红椒丝即可。

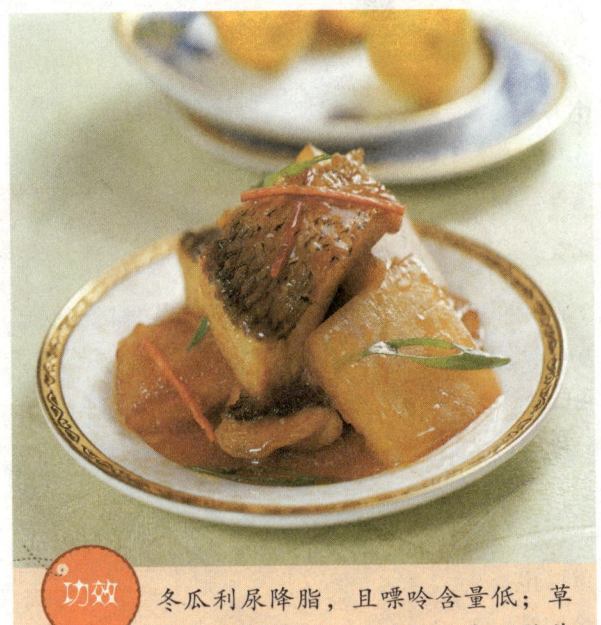

功效 冬瓜利尿降脂，且嘌呤含量低；草鱼富含营养，利水消肿。本品营养均衡，补脾益气，常食用对痛风患者及痛风并发高血压、高脂血症患者有良好的食疗效果。

茶树菇草鱼汤

● **原料：** 水发茶树菇90克，草鱼肉200克

● **调料：** 盐3克，料酒5毫升，香油3克，水淀粉4克，姜片、葱花各少许

● **做法：**

①将洗净的茶树菇切去老茎，将洗净的草鱼肉切成双飞片。

②将鱼片放入碗中，加少许料酒、盐拌匀，再入少许水淀粉，拌匀，淋入适量香油，拌匀，腌渍10分钟。

③锅中注水烧开，放入切好的茶树菇煮约1分钟，捞出，沥干水分。

④另起锅，放入鱼片烧开，放入茶树菇和姜片搅匀，淋入少许香油，加入盐和腌好的鱼片，煮至鱼片变色，撒上葱花即可。

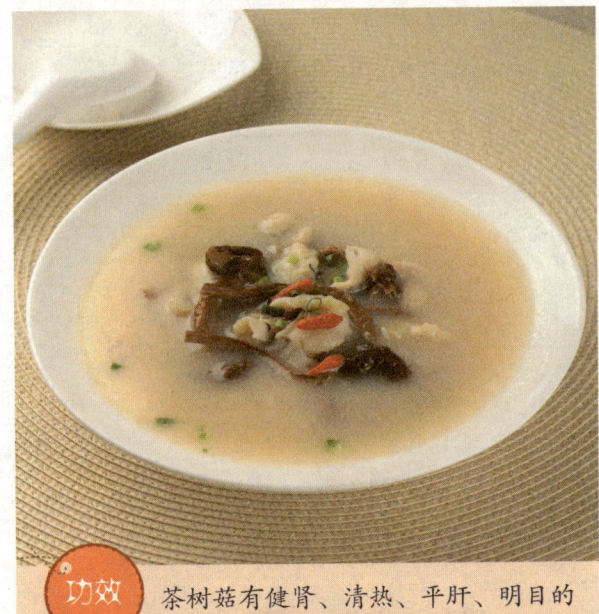

功效 茶树菇有健肾、清热、平肝、明目的功效，能加速新陈代谢，有降血糖的作用；草鱼可以促进血液循环，增强人体体质。本品有助于防治痛风并发糖尿病的作用。

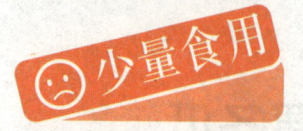

鲤鱼 利水消肿

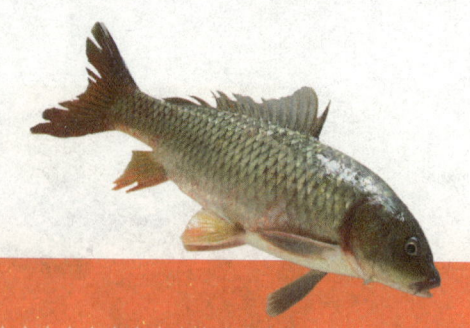

酸碱性： 属于酸性食物。

对痛风的食疗功效： 鲤鱼含有蛋白质、钾以及多种营养素，能够调节人体内分泌代谢，可以促进尿酸的排出。而且，鲤鱼中含有的脂肪多为不饱和脂肪酸，能够很好地降低胆固醇，防治痛风并发动脉硬化、冠心病。

食疗痛风的吃法：

鲤鱼可以清蒸、红烧、干烧、做糖醋鱼，也可以煮汤。烹饪之前先用盐水浸泡或涂些黄酒在鲤鱼身上，就能去除鲤鱼的腥味。

食用注意：

鲤鱼是发物，凡是患有恶性肿瘤、淋巴结核、支气管哮喘、荨麻疹、皮肤湿疹等疾病的人都不适合吃鲤鱼。

与痛风相关的营养素含量
（每100克可食部分）

营养成分	含量	与同类食物含量比较
嘌呤	137.1毫克	中
碳水化合物	0.5克	低
蛋白质	17.6克	中
脂肪	4.1克	中
维生素B₁	0.03毫克	低
维生素E	1.27毫克	低
钙	50毫克	低
钠	53.7毫克	低
钾	334毫克	中

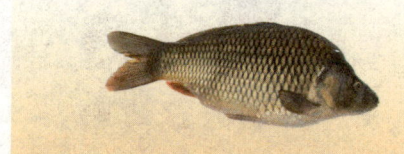

✓ 最佳营养搭配

鲤鱼 + 菠萝		排毒降脂
鲤鱼 + 冬瓜		利尿祛风
鲫鱼 + 黑豆		利水消肿
鲫鱼 + 粳米		治疗妊娠水肿

✗ 禁忌搭配

鲤鱼 + 甘草		易引起腹痛
鲤鱼 + 咸菜		可引起消化道癌肿
鲤鱼 + 狗肉		易使人上火

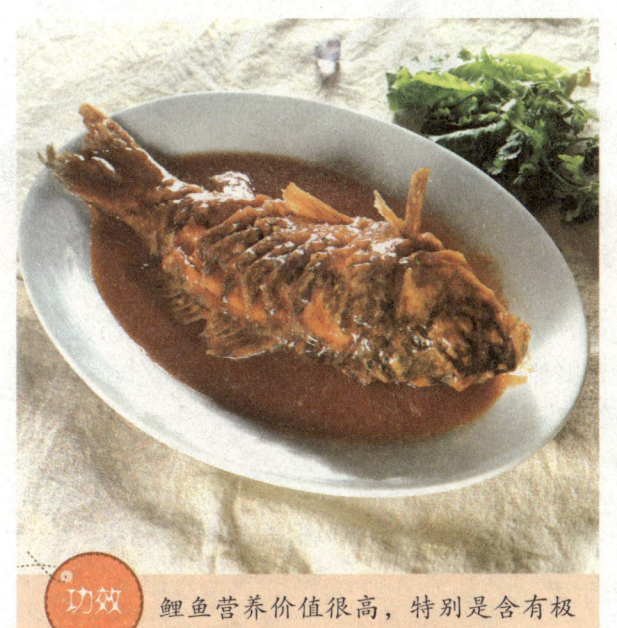

糖醋全鲤

⊕ **原料**：鲤鱼1条

⊕ **调料**：白糖100克，醋150毫升，料酒10毫升，盐3克，番茄汁15毫升，食用油少许

⊕ **做法**：
①将鲤鱼处理好，改花刀，放入热油锅中煎熟捞出。
②锅内留油，加水，放入白糖、醋、番茄汁、盐、料酒熬成汤汁。
③把鲤鱼放入锅中，待汁熬浓，出锅即可。

功效　鲤鱼营养价值很高，特别是含有极为丰富的蛋白质，而且容易被人体吸收，有防治痛风并发冠心病的作用。本品有促进尿酸排出的功效，适合痛风患者食用。

鲤鱼炖冬瓜

⊕ **原料**：鲤鱼400克，冬瓜200克

⊕ **调料**：香菜段20克，葱段、姜片、盐、高汤、食用油各适量

⊕ **做法**：
①将鲤鱼打花刀，放入热油锅中煎至金黄色；冬瓜去籽切片。
②锅注油烧热，下葱段、姜片炝锅，加鲤鱼、高汤、冬瓜、盐，改为小火炖至入味，拣出葱段、姜片，加入香菜段，起锅装入汤碗中即可。

功效　冬瓜有清热解暑的功效，而且有利尿的作用，还可以帮助调节人体的代谢平衡；鲤鱼有益气健脾之效。本品有防治痛风并发高血压、动脉硬化等症的作用。

鲈鱼 减缓关节酸痛

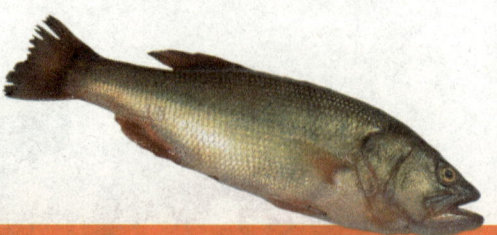

酸碱性：属于酸性食物。

对痛风的食疗功效：鲈鱼含有丰富的蛋白质、矿物质以及多种维生素，脂肪含量较低，产生的热量也比较少，是一种既能够补身，又不会导致肥胖的食物。此外，鲈鱼中还含有一定量的不饱和脂肪酸，能够补脑健脑，帮助减缓关节的不适。

食疗痛风的吃法：

鲈鱼最适宜清蒸、红烧或炖汤，营养丰富。鲈鱼肉质白嫩、清香，没有腥味，但是痛风患者不宜多食。鲈鱼中还可能会有寄生虫，所以不宜生吃。

食用注意：

食用鲈鱼一定注意不要过量，食用过量容易引起腹胀，而且皮肤病、疮肿患者多食会发疮，因此要适量食用。鲈鱼要即买即食，不宜长时间保存。

与痛风相关的营养素含量
（每100克可食部分）

营养成分	含量	与同类食物含量比较
嘌呤	75~150毫克	中
维生素B$_1$	0.17毫克	低
蛋白质	18.6克	中
脂肪	3.4克	低
胆固醇	86毫克	低
镁	37克	中
钙	138毫克	中
钠	144.1毫克	低
钾	205毫克	中

✓ 最佳营养搭配

鲈鱼+红枣		补血补虚
鲈鱼+黄芪		健脾补气
鲈鱼+木耳		补充营养
鲈鱼+姜		补虚养身

✗ 禁忌搭配

| 鲈鱼+奶酪 | | 影响钙的吸收 |
| 鲈鱼+蛤蜊 | | 导致铜、铁的流失 |

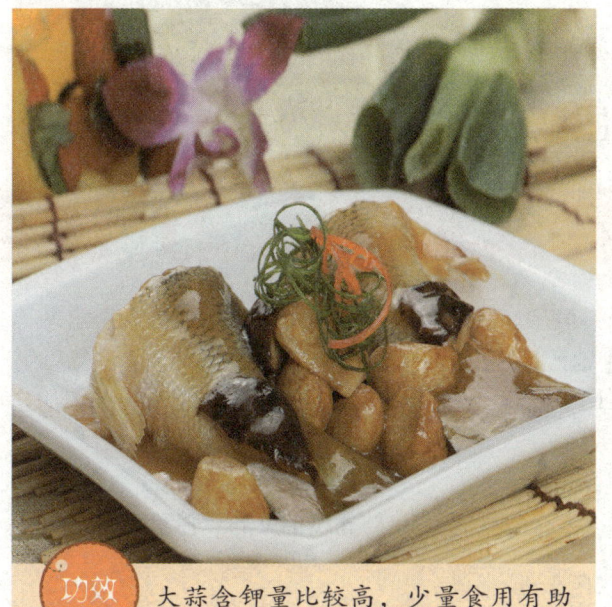

蒜瓣烧鲈鱼尾

- **原料：** 鲈鱼尾400克，蒜瓣100克
- **调料：** 盐3克，白糖、酱油、料酒、葱段、姜片、香油、高汤、食用油各少许
- **做法：**

①将鲈鱼尾洗净，备用。
②将鲈鱼尾放入油锅中，炸至金黄色，捞出。
③油锅烧热，爆香葱段、姜片，加入高汤、鱼尾和蒜瓣，放入盐、酱油、料酒、白糖调味，用大火烧开，慢火烧透，淋上香油，出锅即可。

功效 大蒜含钾量比较高，少量食用有助于体内尿酸的溶解和排泄；鲈鱼有增强人体免疫力的作用。本品有开胃养胃、防治疾病的良好功效，适合痛风患者食用。

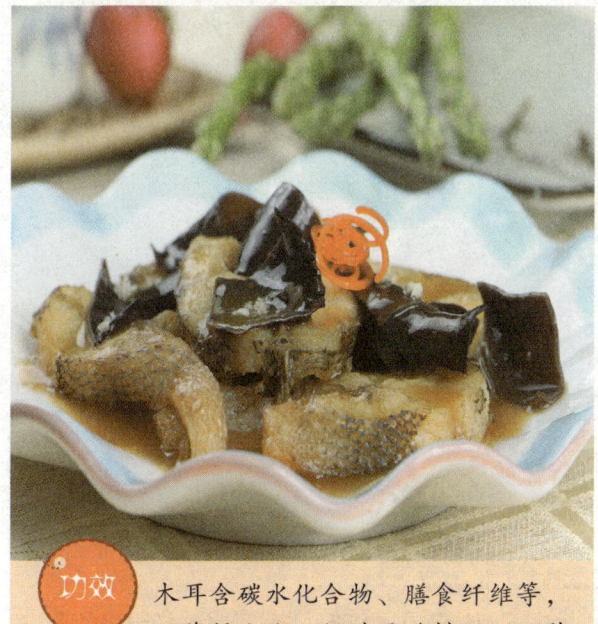

家常烧鲈鱼

- **原料：** 鲈鱼500克、木耳150克、五花肉少许
- **调料：** 盐、白糖、酱油、葱段、姜片、上汤、食用油各适量
- **做法：**

①将鲈鱼收拾干净，切块备用。木耳撕成片，五花肉切块。
②将鱼块炸熟，备用。
③将锅置于火上，加油烧热，加入葱段、姜片爆香，再加入五花肉煸炒，烹入醋和酱油。
④锅中放入鱼、上汤、盐和白糖，再放入木耳，慢火烧熟，起锅装盘即可。

功效 木耳含碳水化合物、膳食纤维等，可降低血脂，促进尿酸排泄；五花肉能改善缺铁性贫血。痛风患者少量食用本品，可降低痛风合并其他病症的发生率。

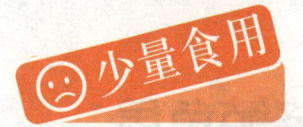少量食用

海藻 降低胆固醇

酸碱性：属于碱性食物。

对痛风的食疗功效：海藻能软坚、消痰、利水、退肿，常用于甲状腺肿大、水肿等病症。海藻含有大量的能降低血液中胆固醇含量的碘，对痛风并发高脂血症患者有益。另外，海藻中的蛋氨酸、胱氨酸含量较为丰富，能防止皮肤干燥，可缓解痛风带来的不适。

食疗痛风的吃法：

海藻最常见的做法就是凉拌，也可以用于炒食、做沙拉、煮汤、熬粥、制粉等。痛风患者在烹饪海藻之前最好先短时间地浸泡一下。

食用注意：

海藻虽然具有软坚、消痰、利水、退肿等多种作用，可治疗甲状腺肿大、项下淋巴结结核等病，但是脾胃虚寒蕴湿者忌食海藻。

与痛风相关的营养素含量
（每100克可食部分）

营养成分	含量	与同类食物含量比较
嘌呤	44.2毫克	低
蛋白质	5.4克	低
脂肪	0.1克	低
维生素E	18.84毫克	高
钙	167毫克	中
硒	15.19微克	中
铁	2毫克	低
镁	15毫克	低
钾	141毫克	低

✓ 最佳营养搭配

海藻＋芝麻 减肥

海藻＋紫包菜 抗细胞老化

海藻＋白萝卜 消痰软坚

海藻＋猪肉 滋阴润燥

✗ 禁忌搭配

海藻＋甘草 易引起腹痛

海藻＋白酒 易消化不良

海藻＋柿子 不利于消化

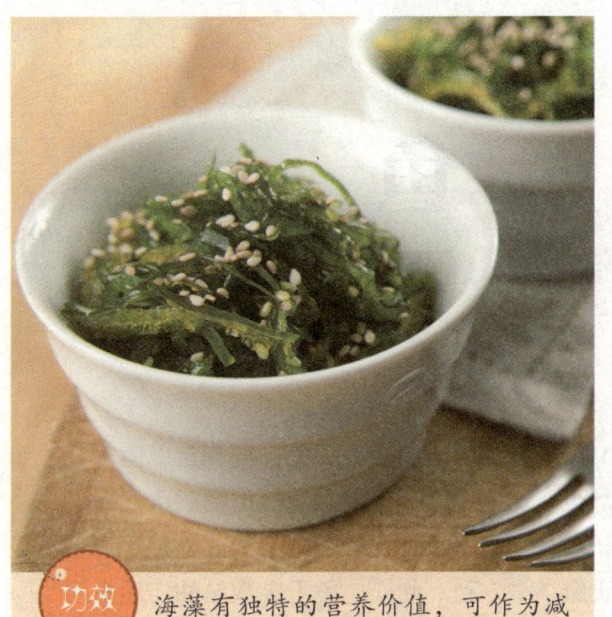

芝麻拌海藻

- **原料：** 海藻100克，芝麻1茶匙
- **调料：** 盐、食用油、橄榄油各适量
- **做法：**
①将海藻用清水洗干净，切成丝，用沸水焯烫。
②锅中注油烧热，放入芝麻炒至金黄色，关火，将芝麻盛出备用。
③另起油锅烧热，放入海藻，加入盐与橄榄油搅拌均匀，装盘，最后撒上芝麻即可。

功效　海藻有独特的营养价值，可作为减肥食品，因为它热量低，且含有大量纤维素；芝麻中的亚油酸可调节胆固醇。痛风患者少量食用本品，有助于控制体重。

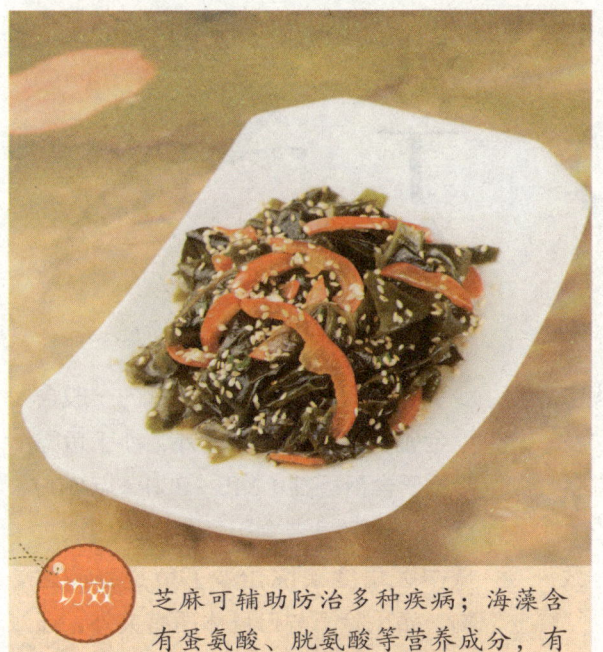

凉拌海藻

- **原料：** 海藻100克，白芝麻20克，红甜椒适量
- **调料：** 盐3克，香油、食用油各少许
- **做法：**
①将海藻洗净，入沸水中焯烫，捞出，沥干水分，装盘放凉。
②将红甜椒洗净，切丝，入热油锅中炒熟，放入装有海藻的盘中。
③向盘中加入盐、香油和白芝麻，将所有材料搅拌均匀，即可食用。

功效　芝麻可辅助防治多种疾病；海藻含有蛋氨酸、胱氨酸等营养成分，有防治痛风并发高脂血症的功效。痛风患者食用本品，可降低痛风合并其他病症发生的概率。

 禁吃

紫菜

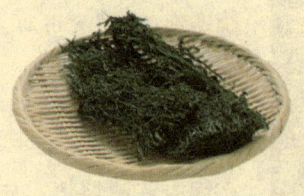

❌ 禁吃原因

紫菜嘌呤含量较高（274毫克/100克），嘌呤代谢障碍者不宜食用，否则易导致过多的嘌呤在体内堆积。对痛风患者而言，过多的嘌呤类物质最终会转化为尿酸，引发痛风，故痛风患者不宜食用。另外，紫菜性寒，脾胃虚寒、腹痛便溏、消化不良者不宜食用。

鱼干

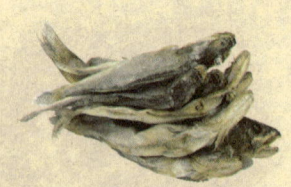

❌ 禁吃原因

鱼干指晒干的鱼，据测定，鱼干几乎是所有鱼肉中嘌呤类物质含量最高的（1538毫克/100克），对痛风患者不利。此外，鱼干多数是油炸后食用。中医观点认为，痛风的形成与体质阳亢及湿热有关。因此，痛风患者内热较重、阴虚阳盛，食用油炸类食物对其不利。

带鱼

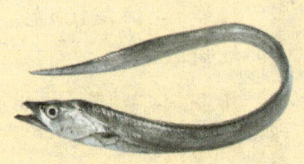

❌ 禁吃原因

带鱼属于海产鱼，不宜多食。从中医角度来说，带鱼性属温热，是"发物"，故有炎症或疮疡痈毒者不宜食用。而且带鱼嘌呤物质含量极高（391毫克/100克），容易引发痛风，导致剧痛难忍，对痛风患者不利。

沙丁鱼

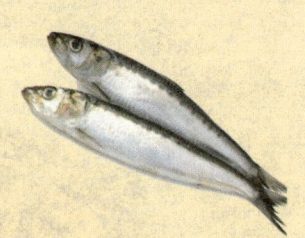

❌ 禁吃原因

沙丁鱼属海水鱼，海水鱼体内一般含重金属，不宜多食。此外，沙丁鱼嘌呤物质含量极高（345～399毫克/100克），痛风患者食用后会引起剧痛。从中医角度来说，沙丁鱼是寒凉之物。痛风除了与自身体质有关外，还与外邪侵袭相关，食用沙丁鱼后易血流不畅，不利于疼痛的缓解。

鲢鱼

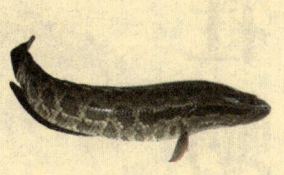

⊗ 禁吃原因

鲢鱼和一般的鱼肉一样,嘌呤类物质(202毫克/100克)含量较高,食用后会诱发痛风,引起剧痛。此外,鲢鱼是发物,食用后能增强炎症反应,容易使人过敏,患有感冒、发热、痈疽疔疮、无名肿毒等症的患者不宜食用,痛风患者也不宜食用。

乌鱼

⊗ 禁吃原因

乌鱼也称为黑鱼,属于淡水鱼类,营养较为丰富,在民间也被人称之为"贵鱼",即吉祥之意,具有催乳补血的作用。但是对于痛风患者来说,食用后可能带来痛苦,因为乌鱼中嘌呤类物质含量较高(183毫克/100克),而痛风者具有嘌呤代谢障碍,食用后会引发痛风,加剧疼痛。

白鲳鱼

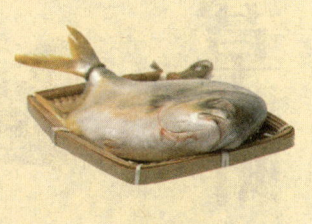

⊗ 禁吃原因

白鲳鱼统称为鲳鱼,是海产鱼,海产品中多数都含有嘌呤类物质,而白鲳鱼所含嘌呤类物质含量较高(238毫克/100克),对痛风患者来说,其嘌呤代谢障碍,食用后会使嘌呤物质堆积,经过复杂的代谢反应后最终转化成尿酸成分,而痛风者最直接的病因就是血尿酸高,因此不宜食用。

蛤蜊

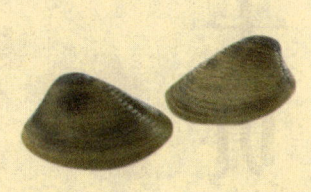

⊗ 禁吃原因

蛤蜊性属寒凉,故脾胃虚寒泄泻者不宜食用。从中医角度来说,痛风多与脾肾亏虚有关,食用后会加重病情。另外,蛤蜊不宜与啤酒同食,易导致痛风。此外,蛤蜊的嘌呤类物质含量较高(316毫克/100克),对痛风患者极其不利。

牡蛎

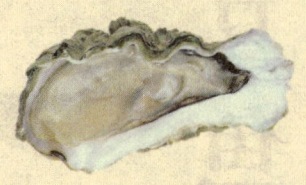

⊗ 禁吃原因

牡蛎和蛤蜊差不多,属性寒凉,过多食用易导致腹泻和消化不良,脾虚者不宜食用,易出血者也不宜食用。痛风患者从中医角度来说,多与脾虚有关,故不宜多食。牡蛎虽不如蛤蜊所含嘌呤类物质高(239毫克/100克),但是对痛风患者而言,其嘌呤含量也不容忽视,食用对痛风不利。

淡菜

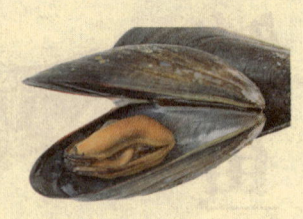

⊗ 禁吃原因

淡菜是海产品,可以作为重金属铬及铅等的提取物,说明淡菜中重金属含量较高,食用后易致重金属中毒。此外,淡菜中含有较高的嘌呤类物质,对痛风患者而言,由于其本身嘌呤物质代谢障碍,食用过多的含嘌呤较高的食物后,易在体内堆积,转化为血尿酸,引发痛风,故不宜食用。

干贝

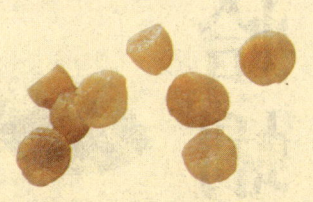

⊗ 禁吃原因

干贝含有谷氨酸钠,在肠道细菌的作用下,可转化为有毒有害物质,故不可多食。干贝含有较高的嘌呤类物质(390毫克/100克),对痛风患者来说,嘌呤代谢障碍导致血尿酸增加是主要原因,食用此类食物后,会使嘌呤物质在体内堆积,易引发痛风,导致剧痛难忍。

草虾

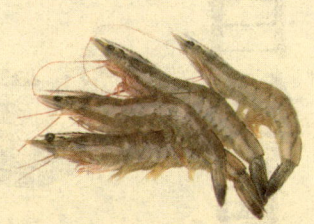

⊗ 禁吃原因

草虾的胆固醇含量较高,适量食用可以预防动脉硬化,但是过多地食用,容易使体内的胆固醇含量升高,反而容易诱发动脉硬化等心血管疾病。而且虾能补肾壮阳,属于温补食物,而痛风者大多属于素体阳亢型体质,食用后对病情不利。

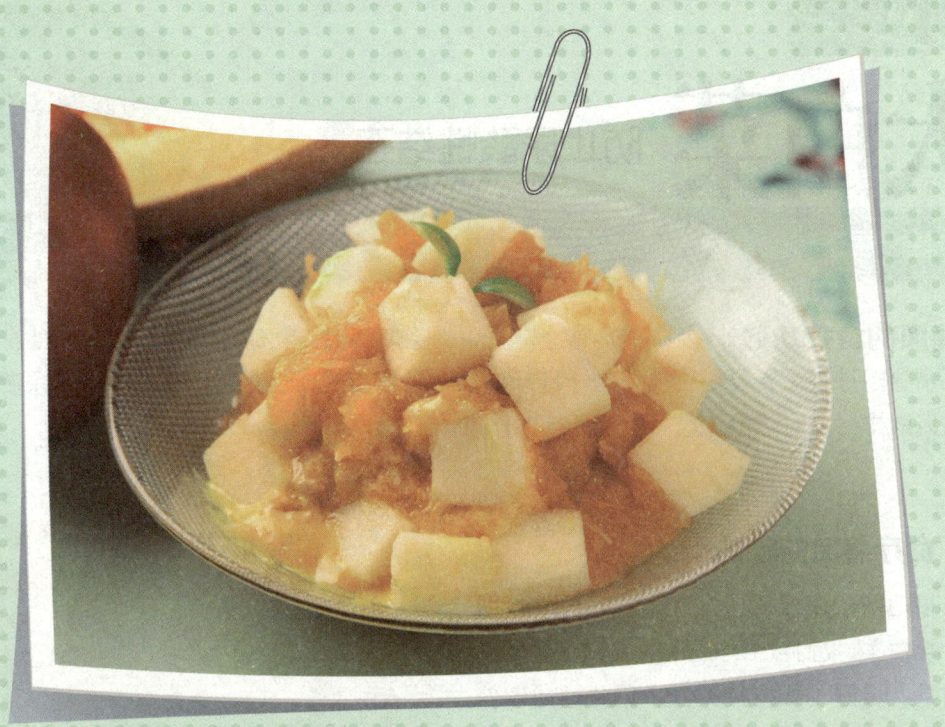

part 4 蔬菜、菌菇类

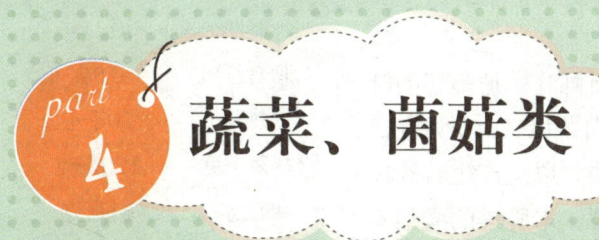

  蔬菜不仅能为人体提供丰富的维生素、矿物质和纤维素等必需营养物质，而且还具备良好的药用价值。痛风患者在不同时期选择适合自己病情的蔬菜并合理食用，有助于改善体质，缓解痛风症状。

  本章节主要介绍痛风患者在日常生活中应多吃、少吃、禁吃的蔬菜和菌菇类，并且对这些菜与痛风相关的营养素含量也做了详细介绍，让痛风患者清楚地了解哪些可以吃，哪些应该少吃，哪些不能吃。

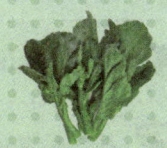 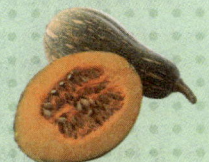 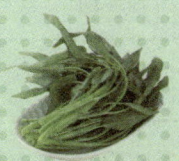 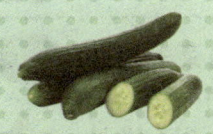

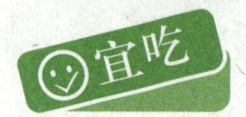

大白菜 防止尿酸性结石

酸碱性： 属于碱性食物。

对痛风的食疗功效： 大白菜具有养胃生津、除烦解渴、利尿通便等功效。此外，大白菜富含多种维生素及矿物质，是一种纤维素含量丰富的碱性食物，有助于碱化尿液、促进尿酸排出，对防治痛风有一定的辅助作用。

食疗痛风的吃法：

大白菜的做法多样，根据个人喜好可以炒白菜、烩白菜、凉拌白菜、炖白菜等。需要注意的是，最好不要挤掉菜汁，以免造成营养成分大量流失。

食用注意：

买回来的大白菜最好趁新鲜吃，把蔫了的叶子去掉。每餐食用的大白菜以100克为宜，最好不要吃隔夜的熟白菜，以免产生致癌物质。爱吃腌菜的人要注意，未腌透的酸菜不要吃，以免引起中毒。

与痛风相关的营养素含量
（每100克可食部分）

营养成分	含量	与同类食物含量比较
嘌呤	9.7毫克	低
碳水化合物	3.2克	低
蛋白质	1.5克	低
脂肪	0.1克	低
膳食纤维	0.8克	低
热量	10千卡	低
胡萝卜素	120毫克	中
维生素C	31毫克	中
钠	57.5毫克	低

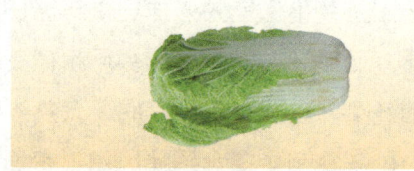

✓ 最佳营养搭配

大白菜＋西红柿	益胃生津
大白菜＋板栗	增强体质
大白菜＋猪肝	保肝护肾
大白菜＋排骨	补充营养

✗ 禁忌搭配

大白菜＋兔肉	易引起腹泻
大白菜＋黄瓜	降低营养价值
大白菜＋鳝鱼	易引起腹痛

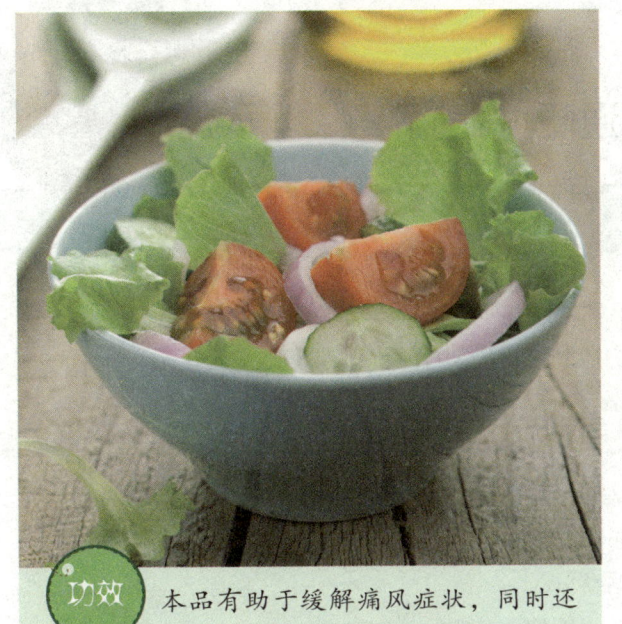

大白菜拌西红柿

● 原料：白菜50克，西红柿1个，黄瓜1根，洋葱适量

● 调料：盐、白糖各适量

● 做法：

①将白菜洗净，切成小片；西红柿洗净，去蒂，切成小片。
②黄瓜洗净，切成小片；洋葱洗净，切成条状。
③将处理好的白菜、西红柿、黄瓜、洋葱一起放进碗中，放入盐和白糖。
④拌匀后放置5分钟，即可食用。

功效 本品有助于缓解痛风症状，同时还具有益胃生津、止渴、降低血压、润肠通便的功效。本品能降低体内尿酸含量，适合痛风并发高血压的患者经常食用。

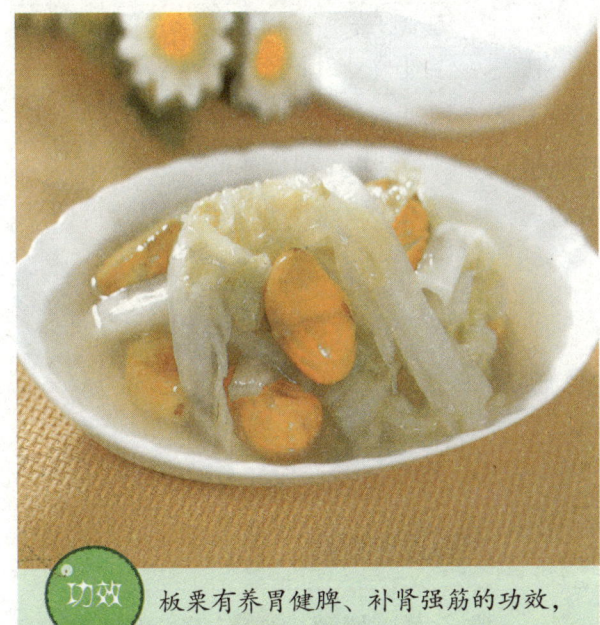

板栗煨白菜

● 原料：白菜200克，生板栗100克

● 调料：盐、鸡汤、水淀粉、料酒、味精、食用油、葱段、姜片各适量

● 做法：

①白菜洗净，切段，焯水，板栗煮熟后去壳。
②将锅置于火上，加油烧热，将葱段、姜片爆香，放入白菜段、板栗炒匀。
③加入适量鸡汤，煨入味后用水淀粉勾芡。
④加入料酒、味精、盐，炒匀即可出锅。

功效 板栗有养胃健脾、补肾强筋的功效，对人体的滋补功能可与人参、黄芪、当归等媲美，再搭配能促进尿酸排出的大白菜，有助于痛风患者增强体质、缓解症状。

 宜吃

空心菜 润肠通便、抑菌解毒

酸碱性： 属于碱性食物。

对痛风的食疗功效： 空心菜中含丰富的膳食纤维及钾元素，嘌呤含量低，是一种碱性食物，可碱化尿液并促进尿酸的排出。空心菜中的膳食纤维较多，具有促进肠蠕动的作用，可以通便解毒、降低胆固醇。

食疗痛风的吃法：

空心菜的吃法多样，痛风患者可根据喜好选择吃法。空心菜适合旺火快炒，这样就能避免营养物质的流失。空心菜的嫩梢中含有较多的钙及胡萝卜素，烹炒的时间要尽量短一些。

! 食用注意：

买回来的空心菜最好趁新鲜吃，把黄叶、烂叶去掉。空心菜遇热容易变黄，烹调时要充分热锅，大火快炒，不等叶片变软就要熄火盛出。空心菜性偏寒，体质虚弱、脾胃虚寒、大便溏泄者不宜食用。

与痛风相关的营养素含量		
（每100克可食部分）		
营养成分	含量	与同类食物含量比较
嘌呤	17.5毫克	低
碳水化合物	3.6克	低
蛋白质	2.2克	低
脂肪	0.3克	低
膳食纤维	1.4克	中
维生素A	253微克	高
维生素C	25毫克	中
钙	99毫克	中
钾	243毫克	中

✓ 最佳营养搭配

空心菜 + 豆豉 补充矿物质

空心菜 + 蘑菇 养心补虚

空心菜 + 鸡蛋 护眼、润肠、防癌

空心菜 + 面条 促进排便

✗ 禁忌搭配

空心菜 + 牛奶 影响钙质吸收

空心菜 + 奶酪 影响钙质吸收

空心菜 + 苦瓜 菜性偏寒

清炒空心菜

● 原料：空心菜400克，红椒1个
● 调料：盐、食用油、姜末、蒜末各适量
● 做法：
①将空心菜洗净，切段；红椒洗净切丝备用。
②将锅置于火上，倒入食用油烧热，然后放入姜末、蒜末炝锅，快速翻炒。
③将空心菜、红椒倒入锅中，快速翻炒50秒。
④加入盐翻炒均匀，起锅装盘即可。

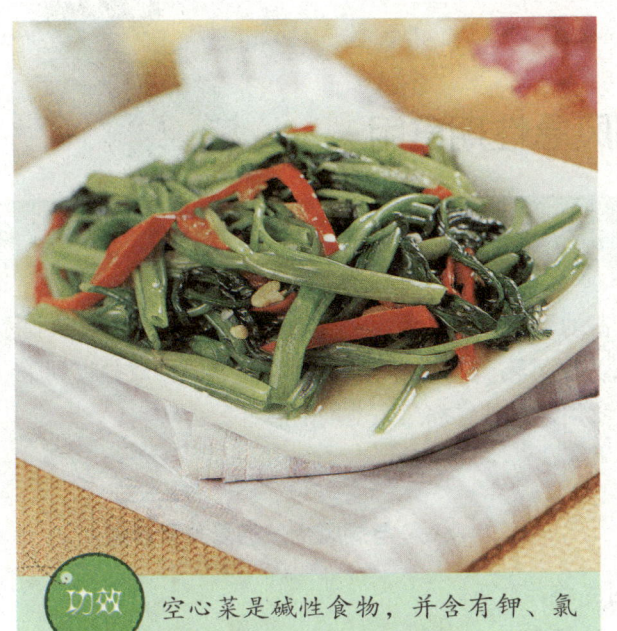

功效 空心菜是碱性食物，并含有钾、氯等调节水液平衡的元素。本品有清热解毒、降低血糖等功效，并且有助于促进尿酸排出，适合痛风患者长期食用。

腰果炒空心菜

● 原料：空心菜100克，腰果70克，彩椒15克
● 调料：盐2克，白糖、鸡粉、食粉各3克，水淀粉、食用油各适量，蒜末少许
● 做法：
①将彩椒切细丝；锅中注水烧开，放食粉，倒入腰果，拌匀，略煮，捞出备用。
②空心菜洗净焯水；热锅注油，倒入腰果，翻炒至其散发香味，捞出，沥干油备用。
③锅中注油烧热，倒入蒜末，爆香，倒入彩椒丝，炒匀。
④放入空心菜，加盐、白糖、鸡粉炒匀，用水淀粉勾芡，装入盘中，点缀上熟腰果即可。

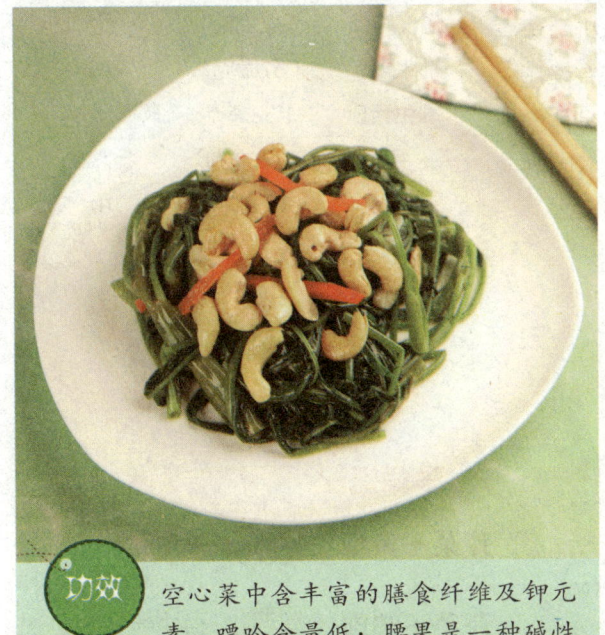

功效 空心菜中含丰富的膳食纤维及钾元素，嘌呤含量低；腰果是一种碱性食物，可碱化尿液。本品含有多种矿物质和维生素，有助于增强痛风患者的体质。

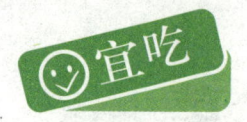

芹菜 适合痛风急性期食用

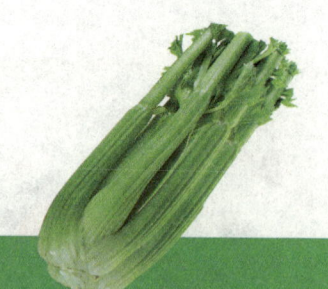

酸碱性：属于碱性食物。

对痛风的食疗功效：芹菜含有丰富的维生素和矿物质，能够净化血液、促进体内废物排出，还有清热、利水消肿等功效。芹菜基本上不含嘌呤，且其所含碱性成分有利于尿酸排出，因此，非常适合痛风患者食用，尤其是痛风急性期的患者。

食疗痛风的吃法：

食用芹菜时不要把叶子扔掉，烹饪时先将芹菜放沸水中焯烫，焯水后马上过凉，这样除了可以使菜品颜色翠绿，还可以减少炒菜的时间，减少油脂对芹菜的"入侵"。

食用注意

芹菜不要煮得过烂，以免维生素和无机盐流失。血压偏低者慎食芹菜，因为芹菜有降压作用。过夜的芹菜不要吃，以免损害身体健康。芹菜性凉，脾胃虚寒者、肠滑不固者慎食。

与痛风相关的营养素含量
（每100克可食部分）

营养成分	含量	与同类食物含量比较
嘌呤	8.7毫克	低
碳水化合物	4.5克	低
蛋白质	1.2克	低
脂肪	0.2克	低
膳食纤维	1.2克	中
维生素A	57微克	低
维生素E	1.32毫克	中
钙	152毫克	高
钾	206毫克	中

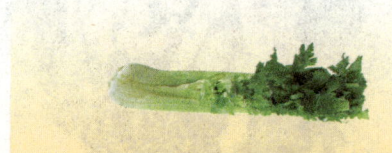

最佳营养搭配

芹菜+胡萝卜		降血脂、降血糖
芹菜+大米		补充营养
芹菜+茭白		降低血压
芹菜+木耳		降压降脂

禁忌搭配

芹菜+黄瓜		破坏维生素C
芹菜+鸡肉		伤元气
芹菜+南瓜		腹胀、腹泻

芹菜粥

- 原料：芹菜适量，大米100克
- 调料：白糖适量
- 做法：

①将大米放入清水中泡发，洗净后捞出沥干；芹菜择去黄叶，洗净后切成段。
②将锅置于火上，注入清水，放入大米，用大火煮至米粒开花。
③再改用小火煮至粥成，加入芹菜，加入白糖拌匀调味。
④将粥盛入碗中，温度适中时即可食用。

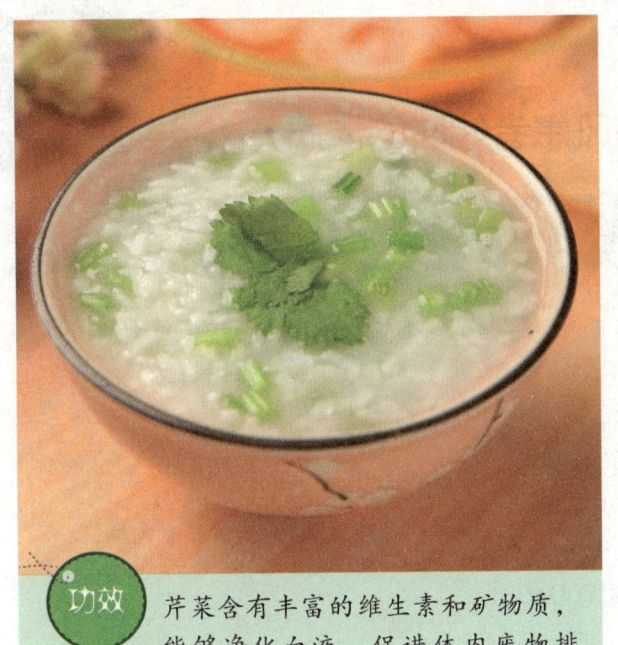

功效 芹菜含有丰富的维生素和矿物质，能够净化血液、促进体内废物排出，还有清热、利水消肿等功效，本品适合痛风并发高血压患者食用。

蒸芹菜叶

- 原料：芹菜叶45克，面粉10克
- 调料：鸡粉少许，白糖2克，生抽4毫升，陈醋8毫升，香油、胡萝卜丝各适量，姜末、蒜末各少许
- 做法：

①取一小碗，倒入蒜末、姜末，加入生抽、鸡粉、香油、陈醋、白糖拌匀，调成味汁。
②将洗净的芹菜叶装入蒸盘中，撒上少许面粉，拌匀，蒸锅上火烧开，放入蒸盘。
③用中火蒸约5分钟，至菜叶变软，关火后揭盖，取出蒸盘。
④将芹菜切小段，再取一个盘子，放入切好的芹菜叶，撒上胡萝卜丝，食用时佐以味汁即可。

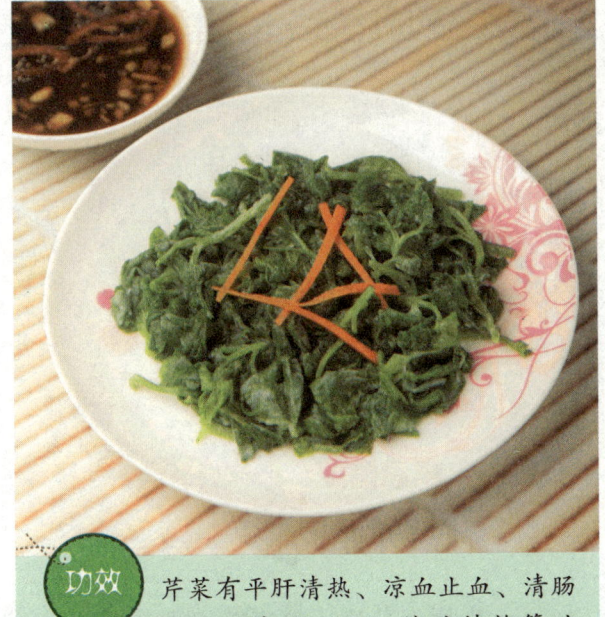

功效 芹菜有平肝清热、凉血止血、清肠利便、降低血压、健脑镇静等功效。痛风患者经常食用芹菜可降低痛风合并其他病症的发生率。

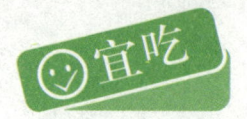

芥蓝 改善痛风患者偏酸的体质

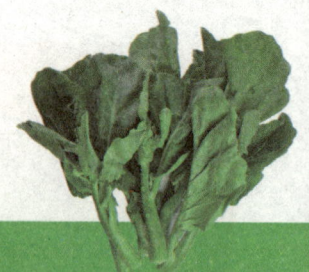

酸碱性：属于碱性食物。

对痛风的食疗功效： 芥蓝有利水化痰、解毒祛风的功效，芥蓝中含有有机碱，能在一定程度上平衡身体酸碱度，改善痛风患者偏酸的体质。它还含有大量膳食纤维，能促进尿酸排出。

食疗痛风的吃法：

适用于便秘、痛风症患者的吃法：将300克芥蓝洗净，切段备用。锅置于火上，加水烧开，然后将芥蓝放进沸水锅中，焯熟后捞出，沥干水分后盛入盘中。用酱油、盐兑成芡汁，淋在芥蓝上。

食用注意：

芥蓝以炒食最佳，稍有苦涩味，炒时可放少量豉油、糖调味，这样味道更清甜、鲜美。芥蓝在食用的时候一定要彻底清洗干净，而且不可以生吃。

与痛风相关的营养素含量
（每100克可食部分）

营养成分	含量	与同类食物含量比较
嘌呤	18.5毫克	低
碳水化合物	2.6克	低
蛋白质	2.8克	低
脂肪	0.4克	低
膳食纤维	1.6克	中
维生素A	575微克	高
维生素C	76毫克	高
钙	128毫克	高
钾	104毫克	低

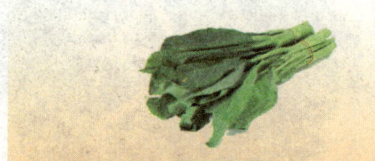

✓ 最佳营养搭配

芥蓝＋豆腐皮 补充微量元素

芥蓝＋西红柿 防癌

芥蓝＋红辣椒 补充维生素

芥蓝＋白菜薹 防癌

✗ 禁忌搭配

芥蓝＋牛肝 破坏营养

芥蓝＋苦瓜 寒性较重

芥蓝＋莲子心 引起腹泻

芥蓝拌豆腐皮

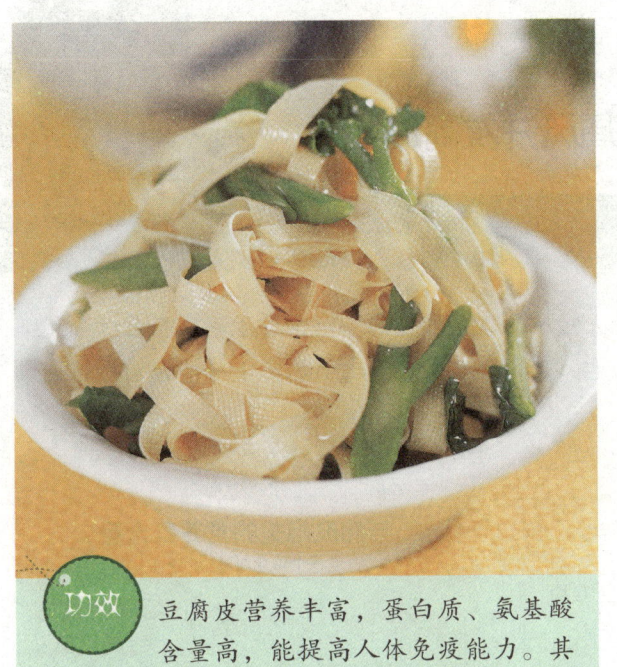

- 原料：芥蓝、豆腐皮各100克
- 调料：盐、白糖、香油各适量
- 做法：
①将豆腐皮洗净后沥干，切成长细丝备用。
②芥蓝清洗干净，将锅置于火上，加水烧开，将芥蓝放入沸水锅中焯烫，烫熟后放进盘中。
③将豆腐皮放在盛有芥蓝的盘内。
④加入盐、白糖、香油，搅拌均匀即可食用。

功效 豆腐皮营养丰富，蛋白质、氨基酸含量高，能提高人体免疫能力。其与芥蓝搭配食用，能有效排除体内废物，使痛风患者的疼痛症状有所缓解。

白灼芥蓝

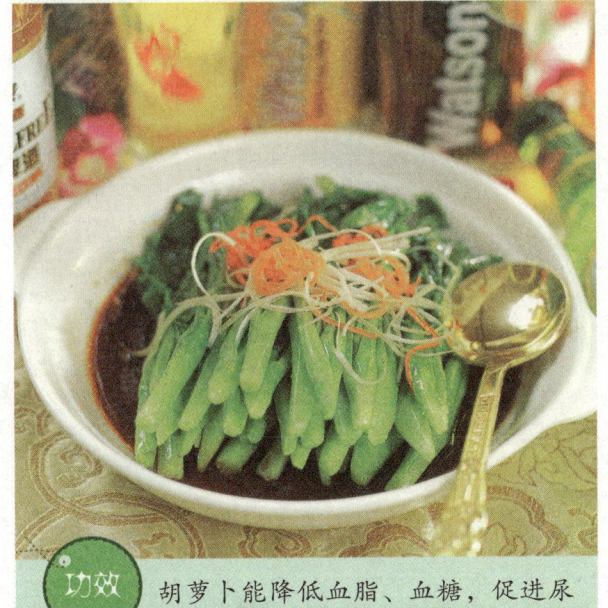

- 原料：芥蓝300克，白萝卜、胡萝卜、红椒各少许
- 调料：盐、酱油、香油各适量
- 做法：
①将芥蓝去尾、洗净；白萝卜、胡萝卜、红椒分别洗净，切丝后焯水捞出。
②将芥蓝放入开水中焯熟，捞起沥水，装盘。
③用盐、酱油、香油调成味汁，均匀地淋在芥蓝上。
④撒上白萝卜丝、胡萝卜丝、红椒丝即可。

功效 胡萝卜能降低血脂、血糖，促进尿酸排泄，而白萝卜、芥蓝是碱性食物，嘌呤含量低，三者搭配对防治痛风并发糖尿病、高血压有一定辅助效果。

马齿苋 防治痛风并发高血压病

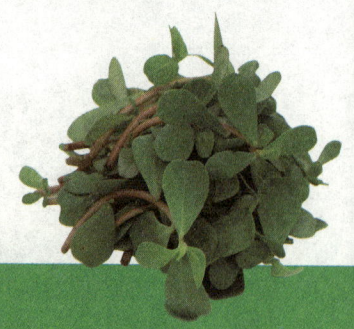

酸碱性： 属于碱性食物。

对痛风的食疗功效： 马齿苋有"天然抗生素"的美称，富含维生素、膳食纤维和钾元素。它能够扩张血管，降低血压，有效排除体内废物，促进尿酸的排泄，对缓解痛风并发高血压非常有益。

食疗痛风的吃法：

马齿苋适合做汤或熬粥，取马齿苋200克，择洗干净切断，放入沸水中焯一下捞出，过凉后放入适量精盐、香油、白糖、醋拌匀即可食用。

食用注意：

要选择叶片肥厚、水分充足、鲜嫩多汁的马齿苋。痛风患者每天食用80克为宜，不宜过多。马齿苋在烹饪前应先焯水，以免引起过敏反应。

与痛风相关的营养素含量
（每100克可食部分）

营养成分	含量	与同类食物含量比较
嘌呤	12毫克	低
碳水化合物	3.9克	低
蛋白质	2.3克	低
脂肪	0.5克	低
膳食纤维	0.7克	低
热量	113千卡	中
钙	56毫克	中
磷	20毫克	低
钾	340毫克	中

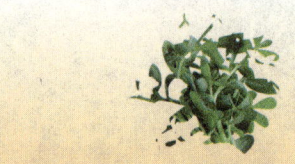

✓ 最佳营养搭配

马齿苋 + 鸡蛋 营养互补

马齿苋 + 西红柿 抗衰老

马齿苋 + 猪肠 治疗痔疮

马齿苋 + 橄榄油 抗衰老

✗ 禁忌搭配

马齿苋 + 黄瓜 破坏维生素C

马齿苋 + 茼蒿 减少钙铁的吸收

马齿苋 + 胡椒 容易腹痛

马齿苋薏米绿豆汤

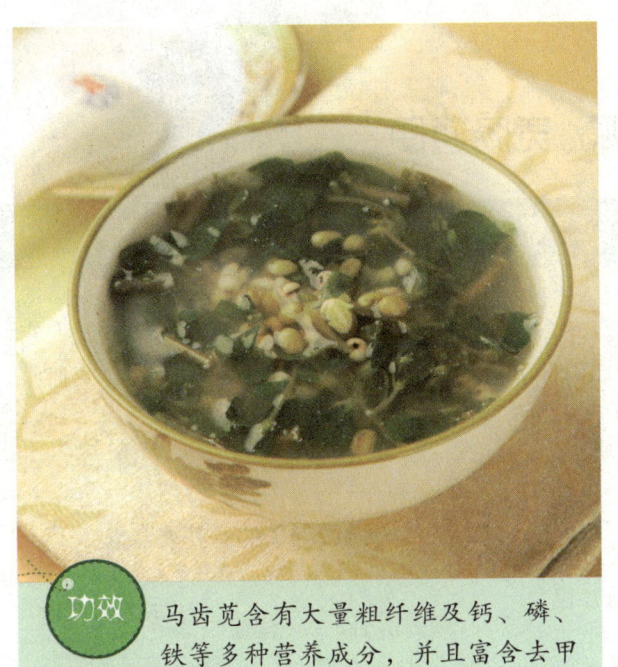

- 原料：马齿苋40克，水发绿豆75克，水发薏米50克
- 调料：冰糖35克
- 做法：

①将马齿苋洗净切段，备用。砂锅中注入适量清水烧热，倒入水发好的薏米、绿豆，拌匀。
②盖上盖，大火烧开后用小火煮约30分钟，揭盖，倒入马齿苋，搅拌均匀。
③盖上盖，用中火煮约5分钟，揭盖，倒入冰糖，拌匀，煮至冰糖溶化。
④关火，将煮好的汤料放入汤碗中即可。

功效 马齿苋含有大量粗纤维及钙、磷、铁等多种营养成分，并且富含去甲肾上腺素和钾盐，可促进尿酸排出。本品可降低痛风的发生率。

凉拌马齿苋

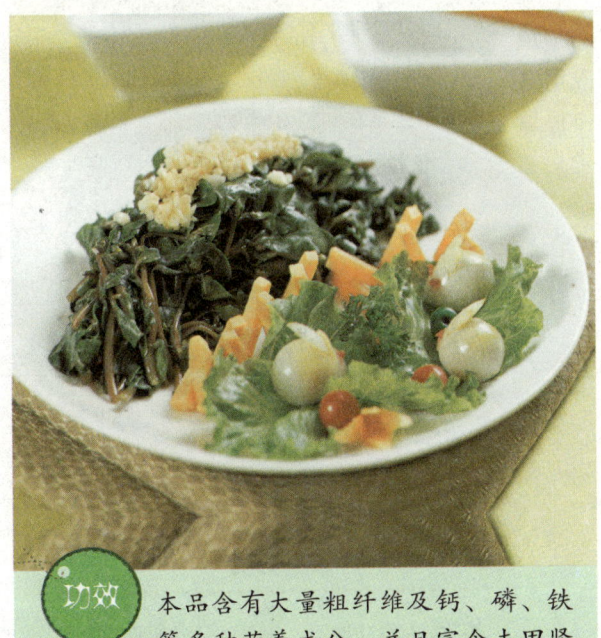

- 原料：新鲜的马齿苋300克，蒜蓉少许
- 调料：盐3克，白糖4克，香油少许
- 做法：

①将马齿苋去根，洗净，切断。
②将锅置火上，加适量清水，用大火将水烧开。
③将洗净的马齿苋放进沸水锅中稍焯一下，沥干水分后，盛入盘中。
④加盐、白糖、蒜蓉、香油拌匀调味，盛出装盘即可。

功效 本品含有大量粗纤维及钙、磷、铁等多种营养成分，并且富含去甲肾上腺素和钾盐，长期食用，可降低痛风并发糖尿病的发生率。

芥菜 明目利膈、宽肠通便

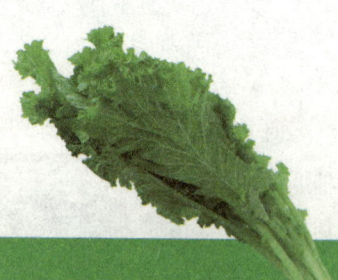

酸碱性： 属于碱性食物。

对痛风的食疗功效： 芥菜含有大量膳食纤维，有较强的通便作用，有助于减肥。它含有大量维生素C，能降低毛细血管通透性、促进尿酸排出、促进胆固醇转化，使血脂下降，适合并发高血压、高脂血症的痛风患者食用。

食疗痛风的吃法：

芥菜主要用于配菜炒着吃，或煮成汤，也可用蒸、煮或炒等方式烹饪，和大麦、黑米、荞麦、土豆及豆类都能搭配食用，搭配食用会更有营养。

食用注意：

芥菜质地粗糙且味道浓重，有些人可能不适应。为了去掉一些味道，在烹饪前可以用开水焯一下。芥菜不能生食，要选择叶片完整、没有枯黄及开花现象的芥菜，隔夜的熟芥菜不要吃。

与痛风相关的营养素含量
（每100克可食部分）

营养成分	含量	与同类食物含量比较
嘌呤	12.4毫克	低
碳水化合物	2克	低
蛋白质	1.8克	低
脂肪	0.4克	低
膳食纤维	1.2克	低
热量	24千卡	低
维生素A	283微克	高
维生素C	72毫克	高
钾	224毫克	中

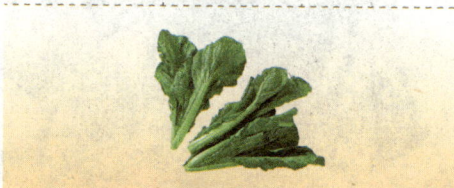

最佳营养搭配

芥菜+辣椒		补充维生素
芥菜+木耳		改善血液循环
芥菜+姜		止咳祛痰
芥菜+猪肝		有助于钙的吸收

禁忌搭配

芥菜+鲫鱼		对身体不利
芥菜+牛奶		影响钙的吸收
芥菜+蟹		对身体不利

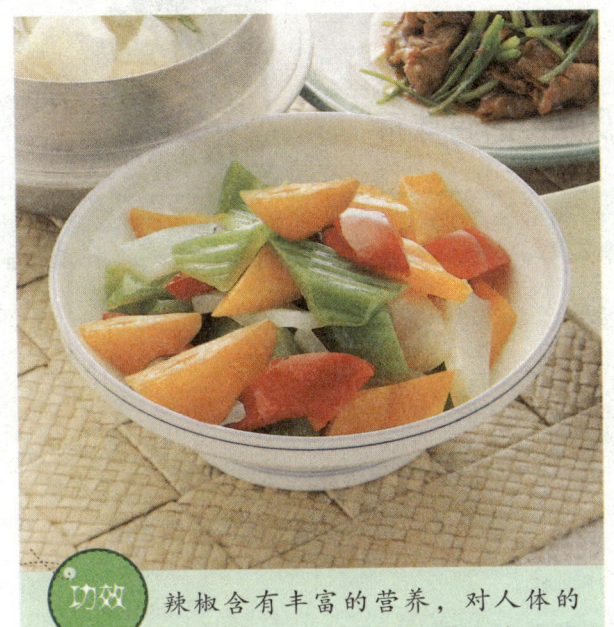

什锦芥菜

● **原料：** 芥菜60克，红椒、黄椒、洋葱各15克，木耳10克

● **调料：** 盐、香油各适量

● **做法：**
① 将木耳泡发，芥菜、木耳洗净，切块；红椒、黄椒去籽，洗净，切块备用；洋葱洗净，切块。
② 将芥菜、洋葱、木耳、红椒、黄椒放入热水中焯熟。
③ 将焯熟后的芥菜、木耳、红椒、黄椒、洋葱装入盘中。
④ 加入盐、香油，搅拌均匀即可食用。

功效 辣椒含有丰富的营养，对人体的健康有很大好处；木耳含有维生素K，有防治动脉粥样硬化和冠心病的作用，本品能很好地缓解痛风并发心血管疾病。

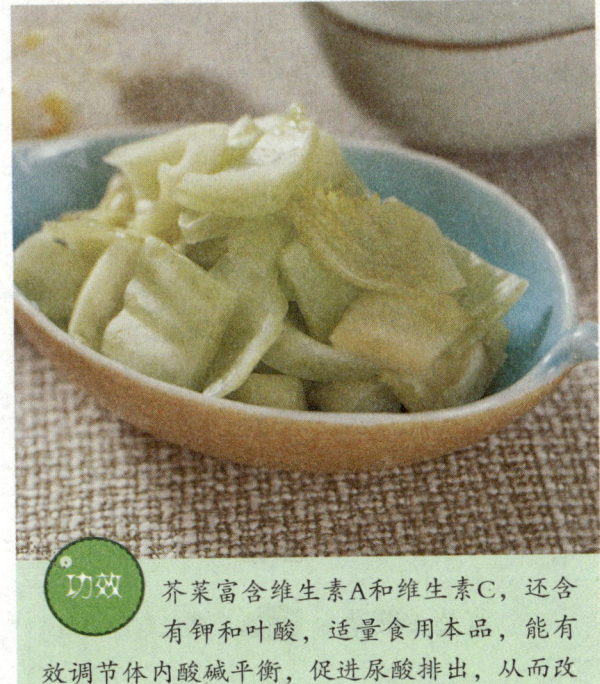

泡酸芥菜

● **原料：** 新鲜芥菜2000克

● **调料：** 盐50克

● **做法：**
① 将芥菜头切下，去根须后洗净，切块。
② 将切好的芥菜分批放入干净的坛内，每放一层都要压实。
③ 每一层芥菜上面可撒入少许盐封口，用竹片压紧，往坛内倒入凉开水，使芥菜被淹没。
④ 盖好坛盖，放置于较温暖处，一般泡制12天左右，待自然发酵后即可食用。

功效 芥菜富含维生素A和维生素C，还含有钾和叶酸，适量食用本品，能有效调节体内酸碱平衡，促进尿酸排出，从而改善痛风症状。

苋菜 缓解痛风并发肥胖症

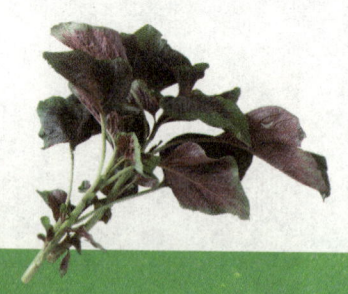

酸碱性： 属于碱性食物。

对痛风的食疗功效： 苋菜富含蛋白质、多种维生素和矿物质，有助于强身健体，提高机体免疫力。其所含的铁元素能够合成红细胞中的血红蛋白，具有携带氧气的功能，能维持正常的心肌活动，预防痛风并发心血管疾病。

🥣 食疗痛风的吃法：

适用于痛风、心烦意乱、便秘者的吃法：将150克紫苋菜洗净，切段备用；60克大米洗净，放入锅中，加适量水，大火煮至米粒开花后，加入苋菜继续煮熟，加入适量盐调味即可。

❗ 食用注意：

不要吃隔夜的熟苋菜，要选择新鲜、脆嫩、无害虫的苋菜。为了保持苋菜的新鲜，冬天可用无毒塑料袋封存。如果温度在0℃以上，可在叶上套上塑料袋，口不用扎，根朝下戳在地上。

与痛风相关的营养素含量
（每100克可食部分）

营养成分	含量	与同类食物含量比较
嘌呤	23.5毫克	低
膳食纤维	1.8克	低
蛋白质	2.8克	低
脂肪	0.6克	低
维生素A	248微克	高
维生素C	30毫克	中
钙	178毫克	高
镁	38毫克	中
钾	340毫克	中

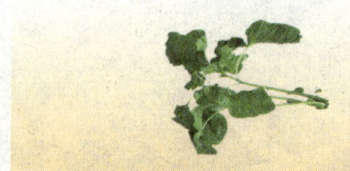

✓ 最佳营养搭配

苋菜+猪肝		补肝、养血、明目
苋菜+鸡蛋		滋阴润燥
苋菜+彩椒		预防痛风
苋菜+鸭舌		补充营养

✗ 禁忌搭配

苋菜+辣椒		补铁、补血
苋菜+菠菜		降低营养价值
苋菜+牛奶		影响钙的吸收

椒丝炒苋菜

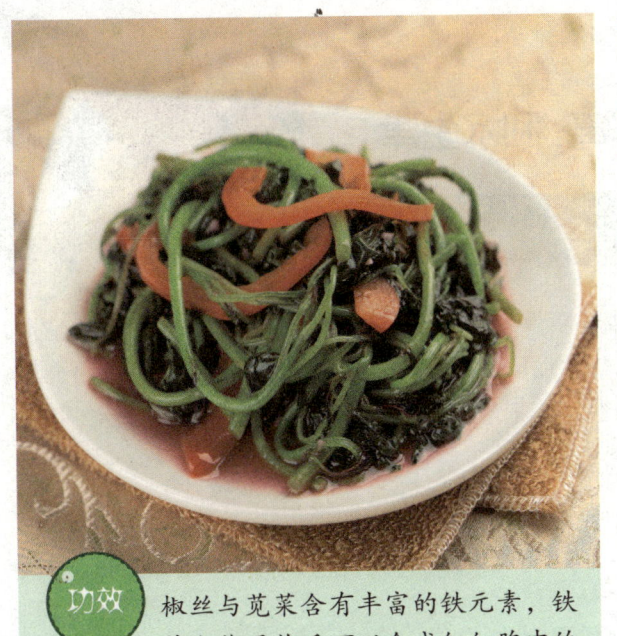

- **原料**：苋菜350克，彩椒40克
- **调料**：盐2克，食用油、水淀粉各适量，蒜末少许
- **做法**：
  ①将彩椒洗净，切成丝备用。
  ②将锅置火上，倒入食用油烧热，将蒜末爆香后倒入苋菜，翻炒至其熟软。
  ③放入彩椒丝，翻炒均匀，加入盐炒匀调味。
  ④倒入水淀粉勾芡，继续翻炒，将炒好的菜盛出即可。

功效：椒丝与苋菜含有丰富的铁元素，铁被人体吸收后可以合成红细胞中的血红蛋白，增强心肌活动，从而降低痛风并发心脏病的发生率。

橄榄油芝麻苋菜

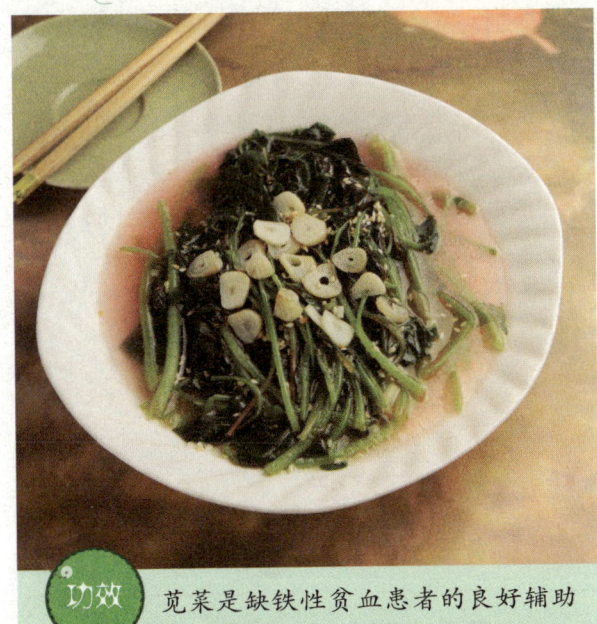

- **原料**：苋菜200克，高汤250毫升，熟白芝麻、蒜片各少许
- **调料**：盐2克，橄榄油少许
- **做法**：
  ①砂锅中注入适量清水烧开，倒入洗净的苋菜，拌匀，煮至变软。
  ②捞出苋菜，沥干水分，装入碗中，备用。将锅置于火上，倒入少许橄榄油，放入蒜片，爆香。
  ③注入高汤，用大火略煮一会儿，加入盐，拌匀，煮至沸腾。
  ④均匀地撒上白芝麻，拌匀，调成味汁，关火后盛出味汁，浇在苋菜上即可。

功效：苋菜是缺铁性贫血患者的良好辅助治疗食品，对于体虚、血虚的痛风患者来说，本品不仅能增强体质，同时有助于体内尿酸的排出。

宜吃

黄瓜　除热解毒、利水生津

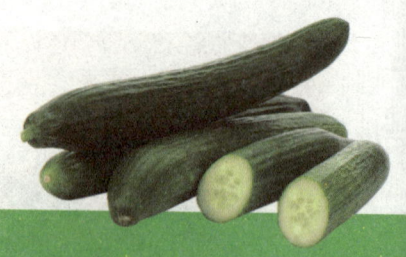

酸碱性： 属于碱性食物。

对痛风的食疗功效： 黄瓜是一种碱性食物，嘌呤含量较低，并含有丰富的维生素C、钾元素，有利于尿酸的排出，对防治痛风并发肾病非常有利。黄瓜中含有的丙醇二酸可抑制糖类转化为脂肪，有效降低胆固醇，适合痛风并发肥胖症、糖尿病患者食用。

食疗痛风的吃法：

黄瓜多采用凉拌，这能较好地保留其营养，还可与其他蔬果一起榨汁食用，对痛风患者非常有利。吃黄瓜最好不要削皮去籽，因为黄瓜皮中含有丰富的胡萝卜素，黄瓜籽中含有大量维生素E，营养价值很高。

食用注意：

黄瓜性凉，脾胃虚弱、胃寒、腹痛腹泻、肺寒咳嗽者不宜食用。黄瓜尾部含有较多的苦味素，苦味素有抗癌的作用，所以不宜把黄瓜尾部全部丢掉。

与痛风相关的营养素含量
（每100克可食部分）

营养成分	含量	与同类食物含量比较
嘌呤	14.6毫克	低
碳水化合物	2.9克	低
蛋白质	0.8克	低
水分	95.8克	高
膳食纤维	0.5克	低
热量	15千卡	低
维生素B₂	0.03毫克	中
维生素C	9毫克	低
钾	102毫克	低

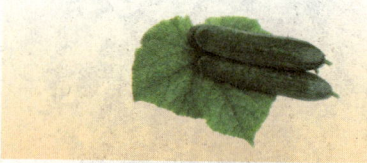

✓ 最佳营养搭配

黄瓜＋土豆		促进尿酸排出
黄瓜＋鱿鱼		增强人体免疫力
黄瓜＋大蒜		排毒瘦身
黄瓜＋胡萝卜		补充维生素

✗ 禁忌搭配

黄瓜＋西红柿		破坏维生素C
黄瓜＋花生		易导致腹泻
黄瓜＋菠菜		降低营养价值

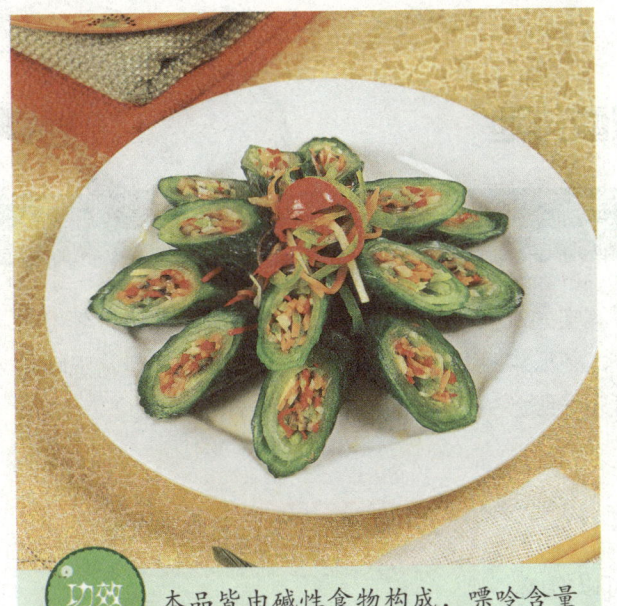

五彩黄瓜卷

- **原料**：黄瓜300克，土豆丝、胡萝卜丝各200克，红椒丝、青椒丝各100克，圣女果1个
- **调料**：盐、醋、香油各适量
- **做法**：
①将黄瓜洗净切段，然后沿黄瓜皮往里削成相连的黄瓜片。
②把削好的黄瓜片层层包卷起来，圣女果洗净切半。
③将除黄瓜以外的所有材料焯熟，加调料拌匀，再塞到黄瓜皮卷中，摆好盘。
④再用青红椒丝、圣女果放入盘中装饰即可。

功效　本品皆由碱性食物构成，嘌呤含量低，有助于尿酸排出体外，且色香味俱佳，有助于痛风患者增加食欲，摄入更多人体必需的营养成分。

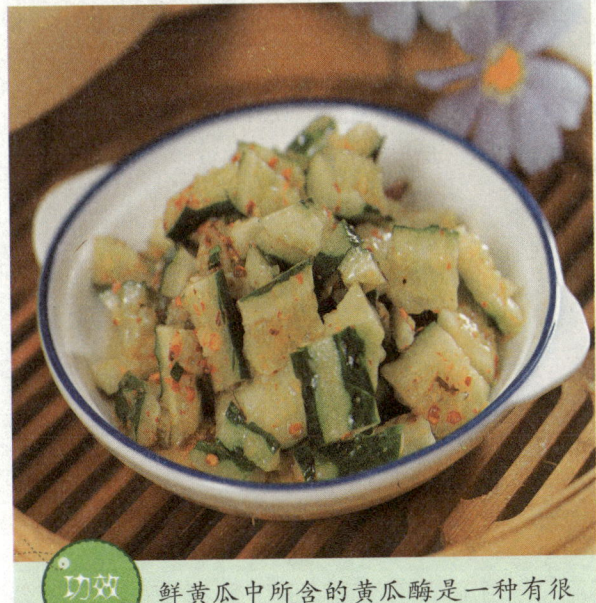

拍黄瓜

- **原料**：黄瓜300克，大蒜20克
- **调料**：辣椒油10毫升，盐3克，醋7毫升
- **做法**：
①将黄瓜洗净，切除头尾后用刀用力拍散，再切成小段。
②大蒜去皮，用清水洗净，然后剁成蒜蓉。
③将切好的黄瓜段盛入碗内。
④向碗内依次加入辣椒油、盐、醋和蒜蓉，拌匀后即可食用。

功效　鲜黄瓜中所含的黄瓜酶是一种有很强生物活性的生物酶，能有效地促进机体的新陈代谢，拍黄瓜不会破坏黄瓜酶的活性，非常适合痛风并发肥胖症患者食用。

冬瓜 促进尿酸排泄

酸碱性： 属于碱性食物。

对痛风的食疗功效： 冬瓜是名副其实的高钾低钠食品，嘌呤含量微乎其微。冬瓜所含的维生素C能促进尿酸排泄。此外，冬瓜本身几乎不含脂肪，热量极低，因此肥胖的痛风患者可以长期食用，减肥的同时还能缓解关节疼痛，对痛风患者很有益处。

食疗痛风的吃法：

冬瓜适宜煮汤、烧、扒、炒等，还可以做成蜜饯，但其糖分过高，痛风病并发糖尿病患者不宜食用。用冬瓜煮汤时最好带皮，冬瓜皮不但能清热利水消肿，还可降血压、降血糖，对抗痛风并发症。吃的时候把冬瓜皮挑出即可。

食用注意：

冬瓜焯水时间不宜过长，否则不爽脆，但是也不能过生，生吃冬瓜对健康不利。冬瓜性寒，脾胃虚弱、肾阳虚寒、久病滑泄、阳虚肢冷患者不宜食用。

与痛风相关的营养素含量
（每100克可食部分）

营养成分	含量	与同类食物含量比较
嘌呤	2.8毫克	低
碳水化合物	0.4克	低
蛋白质	0.7克	低
水分	96.6克	高
膳食纤维	0.7克	低
热量	11千卡	低
维生素B_1	0.01毫克	低
维生素B_2	0.01毫克	低
维生素C	18毫克	低

最佳营养搭配

冬瓜+橙汁		改善吸收
冬瓜+芦笋		降低血压
冬瓜+鲫鱼		利水祛湿
冬瓜+苦瓜		利小便

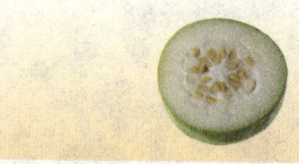

禁忌搭配

冬瓜+醋		降低营养价值
冬瓜+梨		对身体健康不利
冬瓜+蟹		导致皮肤瘙痒

冬瓜苦瓜汤

- **原料**：冬瓜适量、苦瓜少量
- **调料**：盐、食用油各适量
- **做法**：

①将冬瓜去皮，洗净，去瓤，切成小块。
②将苦瓜用清水洗净，去籽，切成小块。
③将锅置火上，加适量清水，大火煮沸后放入冬瓜、苦瓜，然后加盐和食用油，转小火慢慢熬煮成汤。
④将煮好的汤盛出装入碗中，稍凉后即可食用。

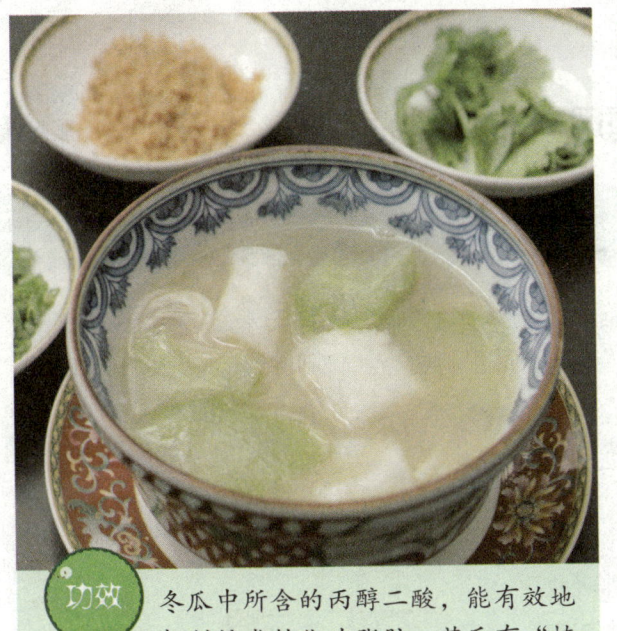

功效 冬瓜中所含的丙醇二酸，能有效地抑制糖类转化为脂肪。苦瓜有"植物胰岛素"之称，二者搭配，降糖、降脂效果好，对痛风并发糖尿病有辅助治疗的作用。

果味瓜排

- **原料**：冬瓜500克，新鲜橙汁适量
- **调料**：白糖适量
- **做法**：

①将冬瓜洗净，去皮、瓤，切成长条形。
②将锅置于火上，加入适量清水，大火煮沸，将冬瓜条放入沸水中焯熟。
③捞出，沥干水分后装盘，调入新鲜橙汁，腌渍3小时。
④撒上白糖即可食用。

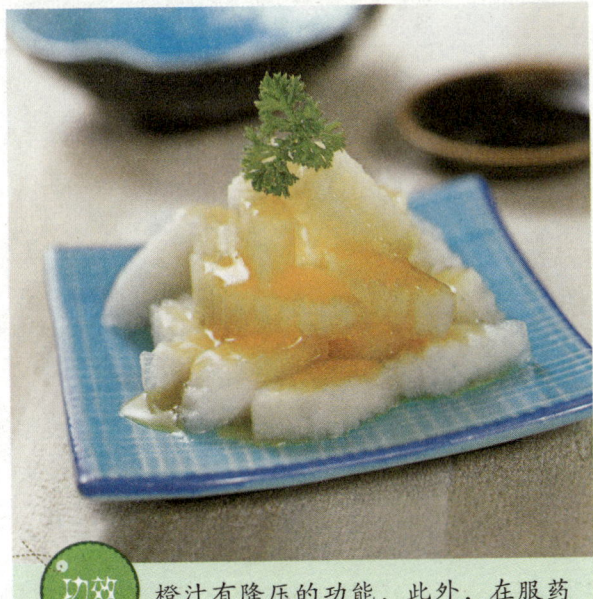

功效 橙汁有降压的功能，此外，在服药期间吃一些橙子或饮橙汁，可增加机体对药物的吸收量，从而使药效加倍，橙汁配冬瓜能帮助缓解痛风症状。

 宜吃

南瓜 缓解痛风并发肥胖症

酸碱性：属于碱性食物。

对痛风的食疗功效：南瓜是一种碱性食物，热量低，含钾元素较多，嘌呤含量极少。它能减少尿酸在体内的生成量，还能够促进尿酸排泄，对防治痛风并发肥胖症、糖尿病有一定辅助疗效。

食疗痛风的吃法：

南瓜一般与肉类炖煮食用，这样营养吸收更好。不过痛风患者应对肉类进行适当控制。南瓜烹饪时可以先不去皮，因为南瓜皮中含有丰富的胡萝卜素和维生素，对痛风患者有益，待吃的时候再去皮。南瓜所含的类胡萝卜素耐高温，用油烹炒，更有助于人体吸收营养素。

食用注意：

南瓜中所含的胡萝卜素耐高温，加油脂烹炒，更有助于人体摄取吸收。南瓜性温且偏壅滞，有脚气、黄疸、下痢胀满、产后痧痘、胃热、气滞湿阻病症的患者不宜食用。

与痛风相关的营养素含量
（每100克可食部分）

营养成分	含量	与同类食物含量比较
嘌呤	2.8毫克	低
碳水化合物	4.5克	低
蛋白质	0.7克	低
脂肪	0.1克	低
膳食纤维	0.8克	低
热量	22千卡	低
胡萝卜素	890微克	高
维生素B_2	0.04毫克	中
钾	145毫克	中

✓ 最佳营养搭配

南瓜 + 苹果		防治痛风
南瓜 + 莲子		降低血压
南瓜 + 芦荟		美白肌肤
南瓜 + 鸡蛋		补充营养

✗ 禁忌搭配

南瓜 + 虾		易引起痢疾
南瓜 + 黄瓜		影响维生素吸收
南瓜 + 鲤鱼		易引起腹痛

南瓜苹果沙拉

● 原料：南瓜适量，苹果1个

● 调料：沙拉酱适量

● 做法：

①南瓜去皮、瓤，洗净，切成小块备用；苹果削皮，洗净，切成小块。
②将锅置于火上，放入适量清水，用大火烧开，待水烧开后倒入南瓜，将其煮软。
③将南瓜取出沥干，放入搅拌机中搅成南瓜泥。
④将所有材料放入备好的盘子里，加入沙拉酱，搅拌均匀即可食用。

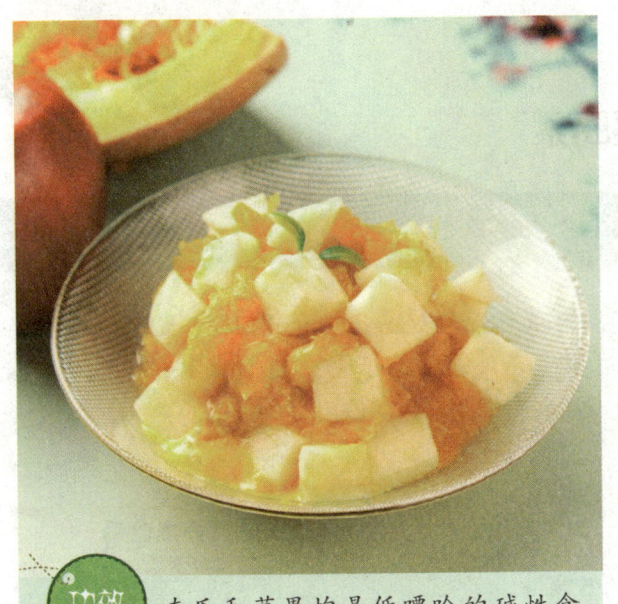

功效 南瓜和苹果均是低嘌呤的碱性食物，本品有效营养成分得到很好的保留，更容易被人体吸收，痛风患者经常食用，能缓解症状。

椒香南瓜

● 原料：南瓜350克，红椒15克，蒜末、姜末各适量，葱丝少许，高汤600毫升

● 调料：盐、鸡粉各2克，水淀粉、香油各适量

● 做法：

①将南瓜去皮洗净，切厚片；红椒洗净切粒。
②取一小碗，加盐、鸡粉，注入部分高汤，拌匀，倒入红椒粒、姜末、蒜末拌匀，调成味汁。
③取一个蒸盘，放入南瓜片，倒入味汁，放入蒸锅蒸熟。
④往炒锅中倒入高汤，加盐、鸡粉，拌匀，倒入水淀粉、香油，调成芡汁，浇在菜肴上，撒上葱丝即可。

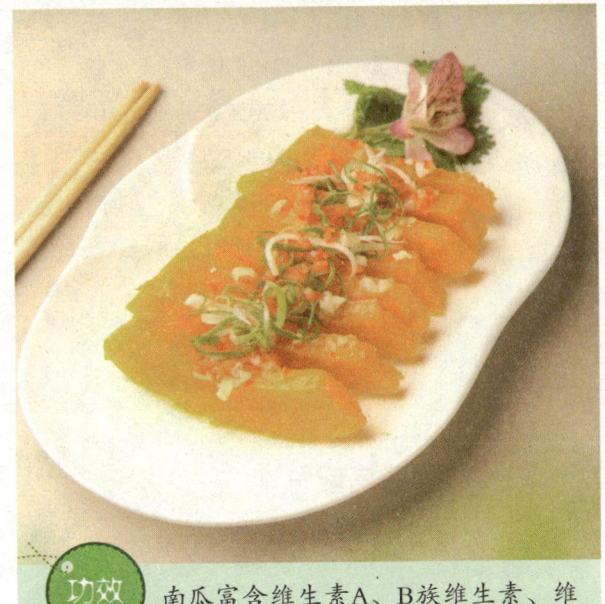

功效 南瓜富含维生素A、B族维生素、维生素C等营养成分，具有增强免疫力、帮助消化、促进排毒等作用，本品可提高痛风患者的抗病能力。

宜吃

苦瓜 植物胰岛素

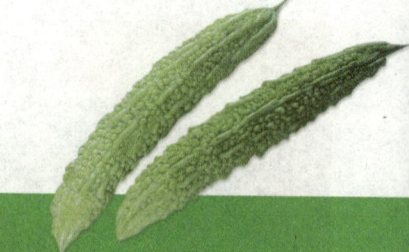

酸碱性： 属于碱性食物。

对痛风的食疗功效： 苦瓜含有丰富的钾元素及维生素C，有"植物胰岛素"之称，属于低热量、低脂肪、低嘌呤的碱性食物。苦瓜中还含有一种类似胰岛素的物质，具有降血糖、降血脂的作用，对痛风并发糖尿病有辅助治疗的作用。

食疗痛风的吃法：

苦瓜凉拌、炒食、做汤等都有很高的营养价值，与各种蔬菜或肉食搭配营养更互补。将切好的苦瓜放入开水中焯一下，或放在无油的热锅中干煸一会儿，或用盐腌一下，都能减轻它的苦味。

食用注意：

苦瓜片焯一下再烹炒，加一点小苏打，既能降低苦味，还能保持苦瓜的翠绿色。苦瓜味苦，过量食用易引起恶心、呕吐等不适，所以体质虚寒者不宜多吃。

与痛风相关的营养素含量
（每100克可食部分）

营养成分	含量	与同类食物含量比较
嘌呤	11.3毫克	低
碳水化合物	4.9克	低
蛋白质	1克	低
脂肪	0.1克	高
膳食纤维	1.4克	低
热量	18千卡	低
胡萝卜素	100微克	中
维生素B_2	0.03毫克	中
钾	256毫克	高

✓ 最佳营养搭配

苦瓜+豆豉		降脂
苦瓜+鸡蛋		对牙齿有帮助
苦瓜+猪肝		养肝明目
苦瓜+椰子		有助于降糖降脂

✗ 禁忌搭配

苦瓜+豆腐		容易引起结石
苦瓜+南瓜		破坏维生素C
苦瓜+排骨		阻碍钙的吸收

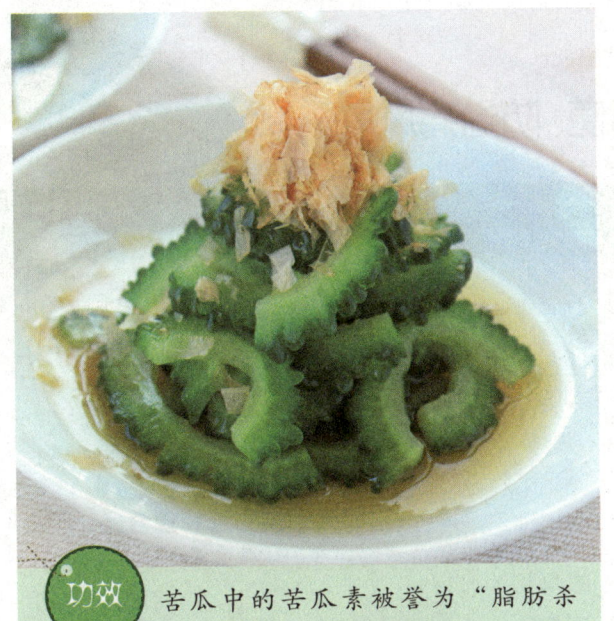

素炒苦瓜

● 原料：新鲜的苦瓜1根，椰子片适量

● 调料：盐、食用油各适量

● 做法：

①将苦瓜用清水洗净，去两头、籽，切成条状。
②将炒锅置于火上，加油烧热后把苦瓜条放入锅中，快速翻炒。
③加盐调味，继续翻炒至熟即可。
④装盘，在苦瓜上放一些椰子片作为装饰，即可食用。

功效 苦瓜中的苦瓜素被誉为"脂肪杀手"，能辅助患者将体重控制在合理范围，素炒苦瓜有降糖、降脂的作用，适合痛风并发糖尿病患者经常食用。

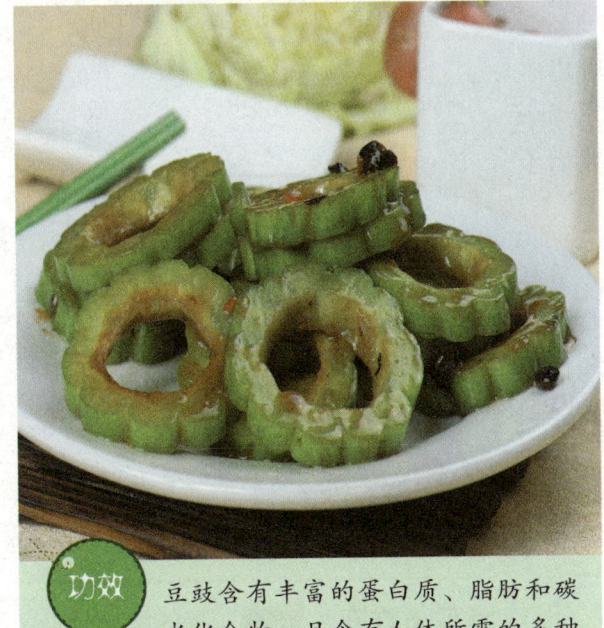

豉汁苦瓜

● 原料：苦瓜200克，豆豉10克，蒜泥适量

● 调料：白糖、酱油、食用油、盐、水淀粉各适量

● 做法：

①将苦瓜洗净去两头，切成圆片，挖去籽；豆豉剁碎，备用。
②将炒锅置于火上，烧热，加入食用油烧热，放入苦瓜片，炒至八成熟。
③加适量水、酱油、豆豉、盐、白糖、蒜泥，拌炒均匀。
④用大火烧至汤汁浓稠时，用水淀粉勾芡即可。

功效 豆豉含有丰富的蛋白质、脂肪和碳水化合物，且含有人体所需的多种氨基酸，豆豉与苦瓜搭配不仅能改善苦瓜的口感，还能够辅助体内尿酸排出。

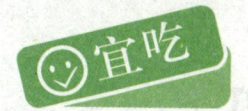

丝瓜 解毒通便、防治痛风

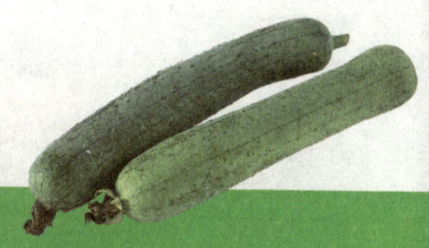

酸碱性： 属于碱性食物。

对痛风的食疗功效： 丝瓜富含钙、磷、钾等矿物质以及皂苷类物质，是低热量、低脂肪、低糖、低嘌呤食物，有助于尿酸盐的溶解，从而防止其沉淀。经常食用丝瓜，对痛风并发糖尿病、高血压、心脏病有辅助治疗作用。

食疗痛风的吃法：

丝瓜汁水丰盈，宜现切现做，多用炒食或炖汤的方式，以免营养流失。丝瓜的味道鲜美清甜，烹煮时不宜加酱油和豆瓣酱等口味较重的酱料，以免掩盖其原本的味道。

食用注意：

丝瓜易发黑，容易被氧化。为减少发黑现象，需快切快炒，也可以在削皮后用水淘一下，用盐水泡一下，或者用开水焯一下。丝瓜性偏寒，所以体虚内寒、腹泻者不宜食用。

与痛风相关的营养素含量
（每100克可食部分）

营养成分	含量	与同类食物含量比较
嘌呤	11.4毫克	低
碳水化合物	4.2克	低
蛋白质	1克	低
脂肪	0.2克	低
膳食纤维	0.6克	低
热量	84千卡	低
维生素C	5毫克	低
镁	11毫克	中
钾	115毫克	低

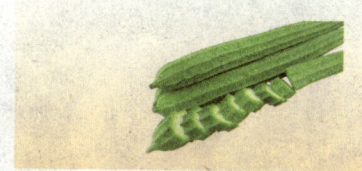

✓ 最佳营养搭配

丝瓜 + 薏米		祛湿解毒
丝瓜 + 毛豆		防治便秘
丝瓜 + 黑木耳		调节酸碱平衡
丝瓜 + 鸡蛋		补充营养

✗ 禁忌搭配

丝瓜 + 泥鳅		易破坏维生素
丝瓜 + 竹笋		降低营养价值
丝瓜 + 雪糕		易引起腹泻

丝瓜薏米粥

● **原料：** 丝瓜1根，薏米20克，大米100克

● **调料：** 盐2克

● **做法：**
①将大米和薏米分别放入清水中，泡发后洗净；丝瓜去皮，洗净，切成块。
②将锅置火上，注入适量清水，放入大米和薏米，用大火煮至米粒绽开。
③再改用小火煮至粥成，加入丝瓜块，搅拌均匀，用小火煮至丝瓜熟烂，加盐调味。
④将粥盛入碗中，放凉后即可食用。

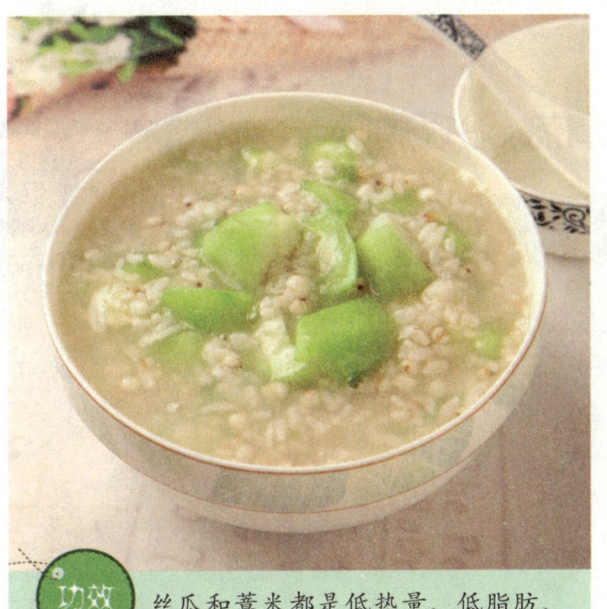

功效 丝瓜和薏米都是低热量、低脂肪、低糖、低嘌呤的食物，可促进尿酸排泄。本品能够帮助痛风患者维持体内酸碱平衡，减轻病痛。

丝瓜肉末炒刀削面

● **原料：** 刀削面200克，丝瓜150克，肉末50克

● **调料：** 盐、鸡粉各2克，料酒3毫升，生抽5毫升，食用油适量

● **做法：**
①将丝瓜去皮切滚刀块。锅中注水烧开，放入刀削面，搅散，淋入少许食用油，煮至面条熟软。
②捞出刀削面，过一下凉开水，装碗备用。起锅烧油，倒入肉末，炒至变色，加入料酒、生抽，炒匀。
③倒入切好的丝瓜，炒约3分钟至食材入味，放入煮好的刀削面，炒匀。
④加入盐、鸡粉，炒至食材入味，关火后盛出炒好的食材，装入盘中即可。

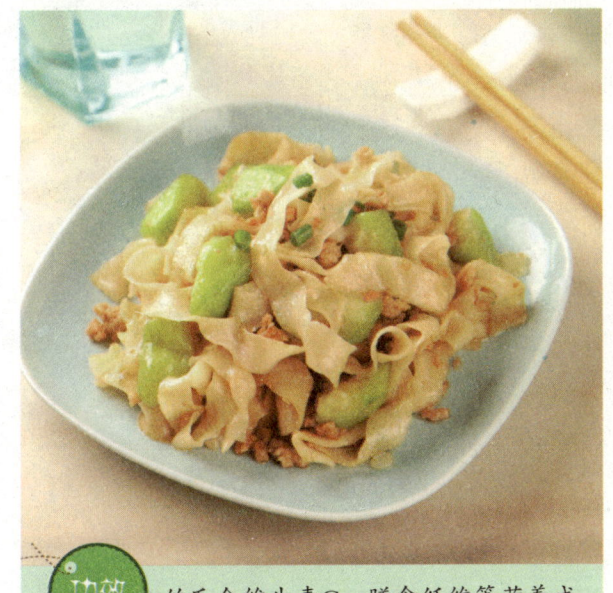

功效 丝瓜含维生素C、膳食纤维等营养成分，能调节人体内酸碱平衡，缓解痛风症状。本品中丝瓜与肉末、面条搭配，营养互补，适合营养不良、体虚的痛风患者食用。

白萝卜 化痰清热、治疗痛风

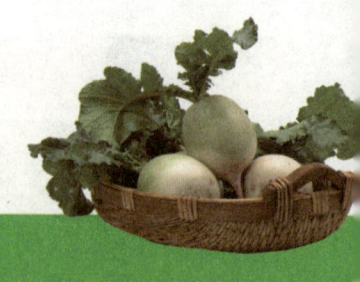

酸碱性： 属于碱性食物。

对痛风的食疗功效： 白萝卜不但是碱性食物，而且低热量、低嘌呤，同时还富含钾元素、维生素和水分。白萝卜所含的锌元素和钙元素都具有稳定血糖、防治骨质疏松的功效。经常食用白萝卜，能起到辅助治疗痛风并发糖尿病、肥胖症、高血压的作用。

食疗痛风的吃法：

白萝卜吃法多样，可生吃，还可炒、腌、酱、拌、炝、煮、蒸、做馅、做汤等。缺钙的人在吃白萝卜时最好不要削皮，因为白萝卜皮中含钙较高。

食用注意：

白萝卜凉拌时有点儿辣，烹饪前用沸水略焯可去除一些辣味。白萝卜性寒凉且利肠，阴盛偏寒体质者、脾胃虚寒者、胃及十二指肠溃疡者、慢性胃炎者、先兆流产者、子宫脱垂者不宜食用。

与痛风相关的营养素含量
（每100克可食部分）

营养成分	含量	与同类食物含量比较
嘌呤	7.5毫克	低
碳水化合物	5克	低
蛋白质	0.9克	低
脂肪	0.1克	低
膳食纤维	1克	低
热量	16千卡	低
维生素C	21毫克	中
胡萝卜素	20微克	低
钾	173毫克	中

最佳营养搭配

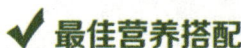

白萝卜+紫菜	清肺热、治咳嗽
白萝卜+豆腐	促吸收
白萝卜+猪肉	消食、除胀、通便
白萝卜+排骨	补充营养

禁忌搭配

白萝卜+橘子	对身体不利
白萝卜+黄芪	降低营养价值
白萝卜+人参	降低营养价值

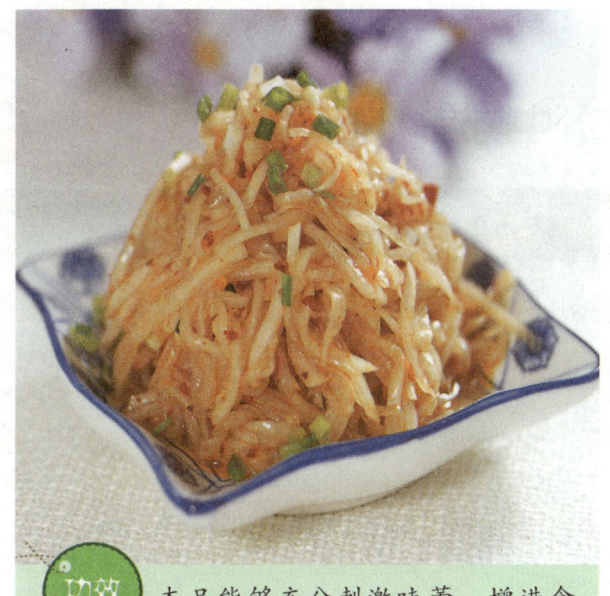

酸辣萝卜丝

- **原料：** 新鲜白萝卜300克，蒜、葱各5克
- **调料：** 盐3克，红油10毫升，辣椒粉3克，食用油、食用醋少许
- **做法：**
①将萝卜去皮后洗净，切成细丝，盛入盘内；葱洗净切成葱花；蒜洗净切成片。
②将萝卜丝加盐腌5分钟，挤去水分。
③锅中加食用油烧热，下入葱花、蒜片炝锅。
④放入萝卜丝、盐、红油、辣椒粉、食用醋，炒匀即可。

功效 本品能够充分刺激味蕾，增进食欲，同时有助于增强机体的免疫力，提高抗病能力，对于缓解痛风症状、减轻病痛有一定的辅助作用。

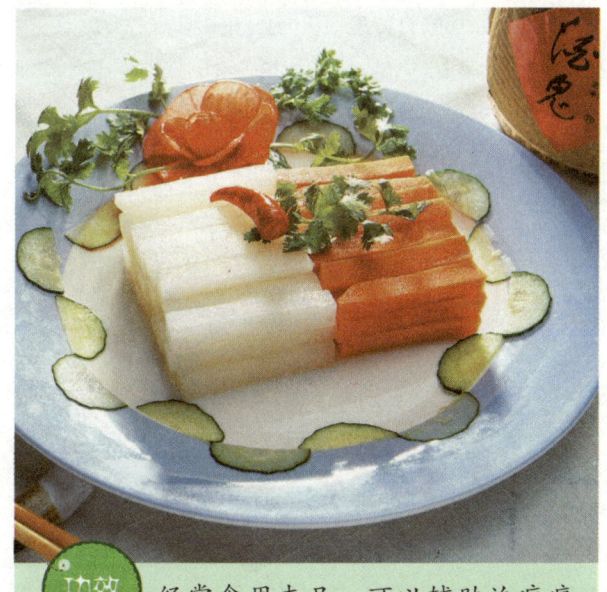

泡双萝

- **原料：** 白萝卜、胡萝卜各300克
- **调料：** 姜、蒜各10克，指天椒20克，盐、白醋、白砂糖各适量
- **做法：**
①将白萝卜、胡萝卜洗净去皮，切条；姜洗净切片；蒜去皮切粒；指天椒去蒂洗净。
②将切好的双萝条放入碗中，加入姜片、蒜粒，调入盐、白醋、白砂糖拌匀。
③将拌好的萝卜条和指天椒放入钵内，加入凉开水至没过萝卜条，密封腌渍2天即可。

功效 经常食用本品，可以辅助治疗痛风并发糖尿病、肥胖症、高血压等病症。

宜吃

胡萝卜 下气补中防治痛风

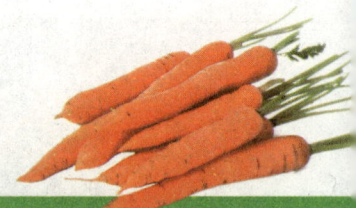

酸碱性： 属于碱性食物。

对痛风的食疗功效： 胡萝卜含有丰富的琥珀酸钾、胡萝卜素、膳食纤维、维生素等营养成分，能降低血脂、血糖，促进尿酸排泄，对防治痛风并发糖尿病、高血压等病有一定辅助效果。

食疗痛风的吃法：

胡萝卜的营养价值很高，适合凉拌、小炒、煲汤、煮粥。但是，胡萝卜中所含的胡萝卜素是一种脂溶性物质，消化吸收率较差，可以用食用油烹制，借此来提高吸收率。

！食用注意：

胡萝卜性偏凉，脾胃虚寒者不宜食用。胡萝卜不宜做下酒菜，因为酒与胡萝卜素能在肝脏内产生毒素。空腹时不宜食用胡萝卜，以免引起胃部不适。胡萝卜素摄入过多会使皮肤变黄。

与痛风相关的营养素含量
（每100克可食部分）

营养成分	含量	与同类食物含量比较
嘌呤	8.6毫克	低
碳水化合物	8.8克	低
蛋白质	1克	低
脂肪	0.2克	低
膳食纤维	1.1克	中
热量	38千卡	低
胡萝卜素	4130毫克	高
维生素A	688毫克	高
钾	190毫克	中

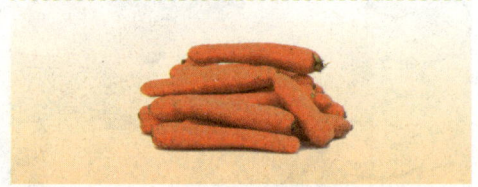

✓ 最佳营养搭配

胡萝卜 + 小米	增强免疫力
胡萝卜 + 绿豆芽	美容养颜
胡萝卜 + 菠菜	保护视力
胡萝卜 + 豆角	补充维生素

✗ 禁忌搭配

胡萝卜 + 橘子	破坏维生素C
胡萝卜 + 白萝卜	降低营养价值
胡萝卜 + 酒	在肝脏产生毒素

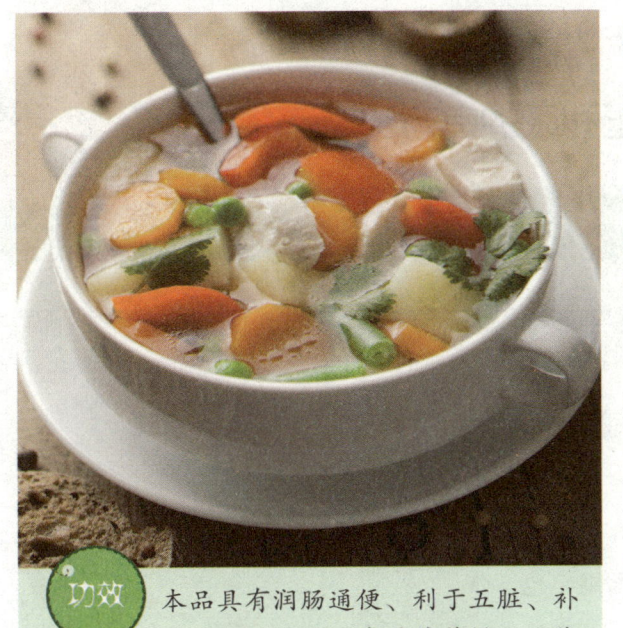

胡萝卜蔬菜汤

● 原料：胡萝卜1根，甜椒、土豆各1个，豆腐、豆角、豌豆少许

● 调料：盐、香油各适量

● 做法：

①将胡萝卜去皮，切成块；土豆去皮，切块；甜椒去蒂，切圈；豆腐洗净，切小块；豆角洗净，切段；豌豆洗净。

②将锅置火上，把胡萝卜、土豆、豆腐、豌豆先放进锅中，加适量水，用大火煮沸。

③放入甜椒和豆角，再转为小火，煮成汤。

④最后加盐调味，淋入香油后盛出即可。

功效 本品具有润肠通便、利于五脏、补肝明目的功效。多种蔬菜搭配，能同时补充体内所需的各种营养物质，适当食用，可明显提高痛风患者的免疫力。

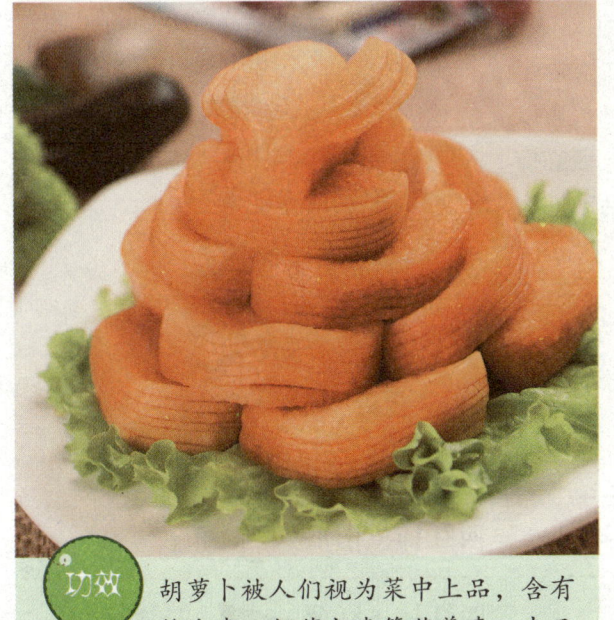

酱香胡萝卜

● 原料：胡萝卜200克

● 调料：盐3克，醋6毫升，酱油适量

● 做法：

①将胡萝卜洗净，把盐、醋、酱油调制成酱汁，备用。

②锅内注水烧沸，放入胡萝卜焯熟，捞起沥干水分。

③用调好的酱汁腌渍焯好的胡萝卜20分钟，捞出装盘即可。

功效 胡萝卜被人们视为菜中上品，含有维生素、胡萝卜素等营养素。本品有助于降低人体内嘌呤含量，促进尿酸排出，适合痛风患者食用。

宜吃

西红柿 降压利尿的良方

酸碱性：属于碱性食物。

对痛风的食疗功效：西红柿富含维生素A、B族维生素、维生素C和钙、镁、钾等矿物质，有利尿、降血压、促进尿酸排泄的作用，还可有效降低人体内胆固醇含量，预防动脉粥样硬化和冠心病，对痛风并发糖尿病、高血压病有一定的辅助治疗作用。

食疗痛风的吃法：

西红柿美味且吃法多样，既能当水果，也能做蔬菜。西红柿可生吃、凉拌、煮汤，痛风患者可根据个人喜好，选择喜欢的烹饪方式。

食用注意：

把开水浇在西红柿上，或者把西红柿放入开水里焯一下，皮就能很容易被剥掉了。为了在切西红柿的时候不浪费太多的汁液，可以提前将西红柿放入冰箱中稍冻一下。西红柿性凉，急性肠炎、菌痢患者和溃疡活动期病人不宜食用。

与痛风相关的营养素含量
（每100克可食部分）

营养成分	含量	与同类食物含量比较
嘌呤	4.6毫克	低
碳水化合物	4.0克	低
蛋白质	0.9克	低
脂肪	0.2克	低
膳食纤维	0.5克	低
热量	19千卡	低
胡萝卜素	550微克	高
维生素B_2	0.03毫克	中
维生素B_6	0.06毫克	中

✓ 最佳营养搭配

西红柿＋奶油		营养互补
西红柿＋蜂蜜		促进尿酸的排泄
西红柿＋鸡蛋		抗衰防老
西红柿＋牛奶		美容养颜

✗ 禁忌搭配

西红柿＋南瓜		降低营养
西红柿＋红薯		引起腹痛腹泻
西红柿＋虾		产生毒素

奶油西红柿

- **原料：** 西红柿250克，鲜牛奶100毫升，豌豆50克
- **调料：** 白糖3克，盐3克，香油、淀粉各适量
- **做法：**

①西红柿洗净去皮，切成大小均匀的块；豌豆洗净，备用。
②用鲜牛奶、白糖、盐、香油、淀粉调成稍稠的味汁。
③锅中加水烧开，把西红柿块、豌豆倒入锅内略煮片刻。
④用调好的味汁勾芡，待汤汁略浓时即可出锅。

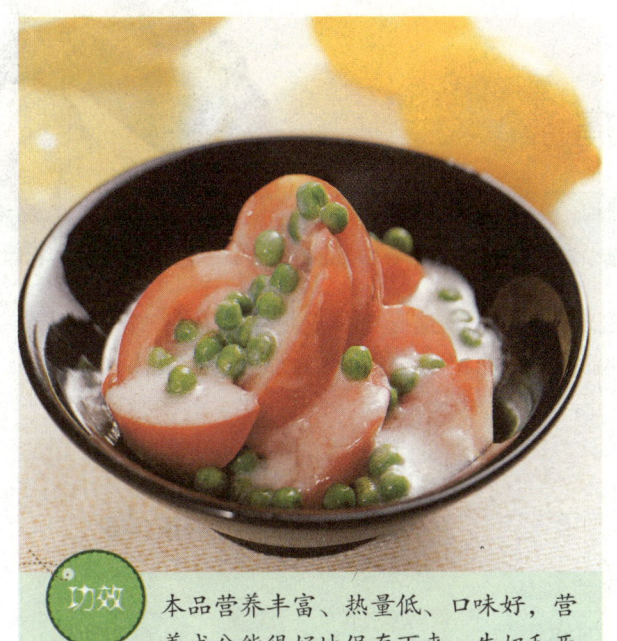

功效 本品营养丰富、热量低、口味好，营养成分能很好地保存下来。牛奶和西红柿均为碱性食物，不仅能补充营养，还可促进尿酸排出，适合痛风患者经常食用。

蜂蜜西红柿

- **原料：** 西红柿1个
- **调料：** 蜂蜜、冷开水各适量
- **做法：**

①将西红柿用清水洗净，用刀在表面轻划，将西红柿分成几等份，但不切断。
②将锅置火上，倒入适量清水烧开，将西红柿放入沸水中稍烫后，捞出沥干，装盘。
③将适量的凉开水放入碗中，然后加入蜂蜜搅拌均匀。
④将调好的蜂蜜汁淋在西红柿上即可食用。

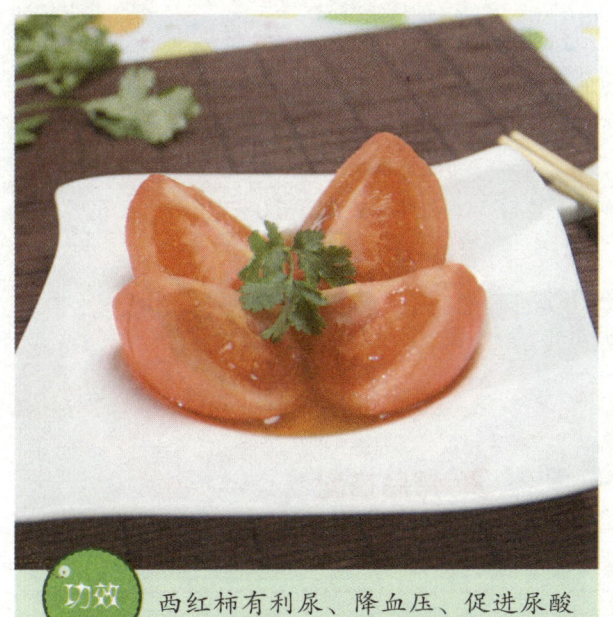

功效 西红柿有利尿、降血压、促进尿酸排泄的作用。同时蜂蜜中含有的多种酶和矿物质，还可以提高人体的免疫力。本品可辅助缓解痛风症状。

茄子 利尿止痛

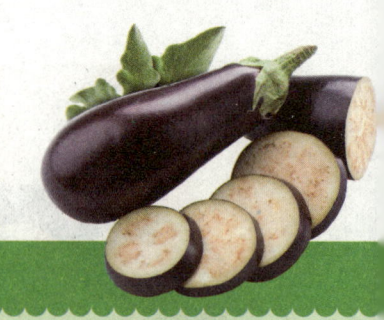

酸碱性：属于碱性食物。

对痛风的食疗功效：茄子含丰富的维生素P，这种物质能增强人体细胞间的黏着力，增强毛细血管的弹性，降低毛细血管的脆性和渗透性，防止微血管破裂出血，使心血管保持正常的功能，对预防痛风并发心脏病有积极作用。

食疗痛风的吃法：

适用于痛风症、便秘、痔疮患者。先将200克茄子洗净，切成小块；锅置火上，加油烧至七成热，倒入茄子块不断煸炒至熟，再加少许精盐调味即可。

！食用注意：

茄子切成块或片后，由于氧化作用，很快会由白色变成褐色。但如果将切成块的茄子立即放入水中浸泡，待做菜时再捞起沥干，就可避免茄子变色。

与痛风相关的营养素含量
（每100克可食部分）

营养成分	含量	与同类食物含量比较
嘌呤	14.3毫克	低
碳水化合物	4.9克	低
蛋白质	1.1克	低
脂肪	0.2克	低
膳食纤维	1.3克	低
热量	23千卡	低
胡萝卜素	50微克	低
维生素B₂	0.04毫克	中
维生素C	5.0毫克	低

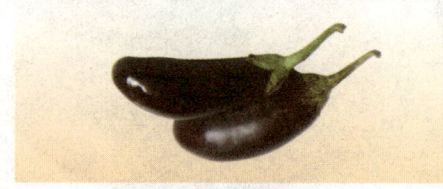

✓ 最佳营养搭配

茄子+大蒜		开胃健脾
茄子+泡椒		降低胆固醇
茄子+瘦肉		抗衰老
茄子+辣椒		开胃健脾

✗ 禁忌搭配

茄子+蟹		伤寒肠胃
茄子+墨鱼		易引起腹痛
茄子+冰淇淋		易引起腹痛

蒜香茄子

- **原料：** 茄子300克
- **调料：** 白糖、豆瓣酱各20克，料酒10毫升，盐5克，食用油适量，蒜少许，葱1根，姜1小块
- **做法：**

①将茄子切块，放入水中浸泡10分钟，捞出沥水。
②葱洗净斜切成丝，姜洗净切片，蒜洗净切片。
③锅内加油烧热，倒入蒜片、葱丝、姜片炒香，再下入茄块炒至金黄色。
④下入豆瓣酱和其他调味料炒匀，起锅后装盘即可。

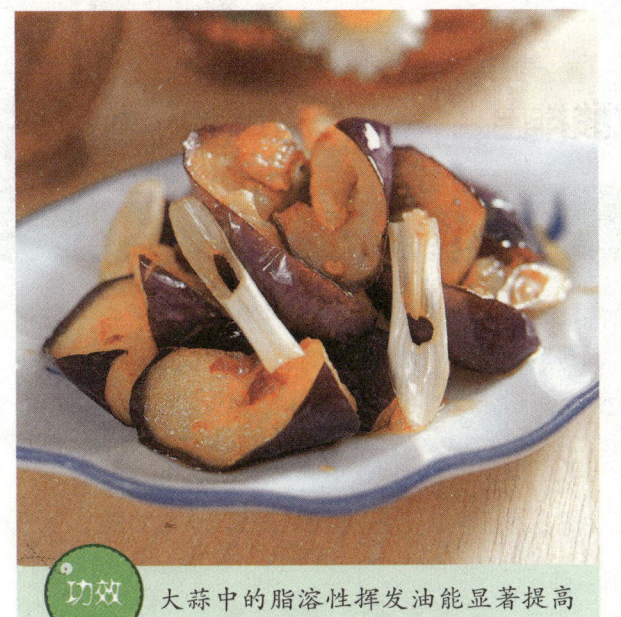

功效　大蒜中的脂溶性挥发油能显著提高巨噬细胞的吞噬能力，有增强免疫力的作用。本品美味可口、健脾开胃，能增强痛风患者抗病能力，适合痛风间歇期适量食用。

鱼香茄子

- **原料：** 茄子300克，泡红椒碎20克
- **调料：** 盐、白糖各3克，料酒、水淀粉、醋、食用油、葱末、姜末、蒜末各适量
- **做法：**

①将茄子用清水洗净，去皮，切成粗条。
②将锅置火上，放入食用油烧热，把茄子下入油锅中炸至八成熟。
③下泡红椒碎煸香，加入料酒。
④下姜末、蒜末、茄子炒匀，再加入白糖、盐、醋、葱末炒匀，用水淀粉勾芡即可。

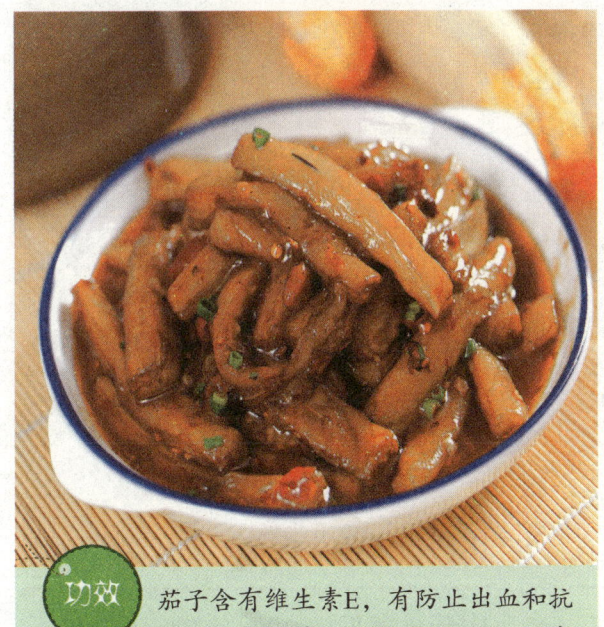

功效　茄子含有维生素E，有防止出血和抗衰老功能，常吃茄子，可使血液中胆固醇水平保持稳定，对痛风伴心血管疾病患者具有积极的意义。

山药 促进尿酸排出

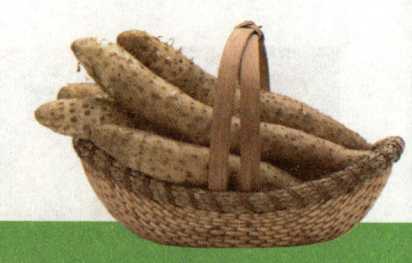

酸碱性：属于碱性食物。

对痛风的食疗功效：山药是嘌呤含量低、钾元素含量高的碱性食物，同时它还含有丰富的淀粉、胆碱、黏液质等成分。山药能预防心血管系统的脂肪沉积，还能预防血管过早粥样硬化，减少皮下脂肪沉积，适合有肥胖症和心血管疾病的痛风患者食用。

食疗痛风的吃法：

山药营养丰富，吃法也比较多，可蒸、炸、炖、炒，也可做成泥。山药还可以做成山药粉和小点心，痛风患者可根据自己的喜好和习惯选择合适的吃法。

食用注意：

烹饪山药前需将外皮去掉，在给山药去皮时必须戴上手套，以免引起皮肤过敏。烹饪山药时最好不要用铜器。山药有收敛作用，便秘者不宜食用。

与痛风相关的营养素含量
（每100克可食部分）

营养成分	含量	与同类食物含量比较
嘌呤	3.6毫克	低
碳水化合物	12.4克	中
蛋白质	1.9克	低
脂肪	0.2克	低
膳食纤维	0.8克	低
热量	64千卡	低
维生素C	5毫克	低
镁	20毫克	中
钾	213毫克	中

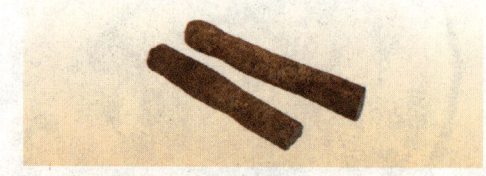

✓ 最佳营养搭配

山药 + 面粉 降三高

山药 + 鸡肉 补充营养

山药 + 羊肉 补脾健胃

山药 + 胡萝卜 提高免疫力

✗ 禁忌搭配

山药 + 鲫鱼 不利于营养吸收

山药 + 黄瓜 降低营养价值

松花蛋炒山药

- 原料：山药350克，松花蛋1个
- 调料：姜末、葱花各5克，盐3克，色拉油适量
- 做法：

①将山药去皮洗净切丁，蒸熟。
②松花蛋去壳切丁，备用。
③将炒锅置于火上，倒入色拉油烧热，用葱花、姜末炝锅，再加入山药丁、松花蛋丁、盐翻炒均匀，起锅盛入盘中即可。

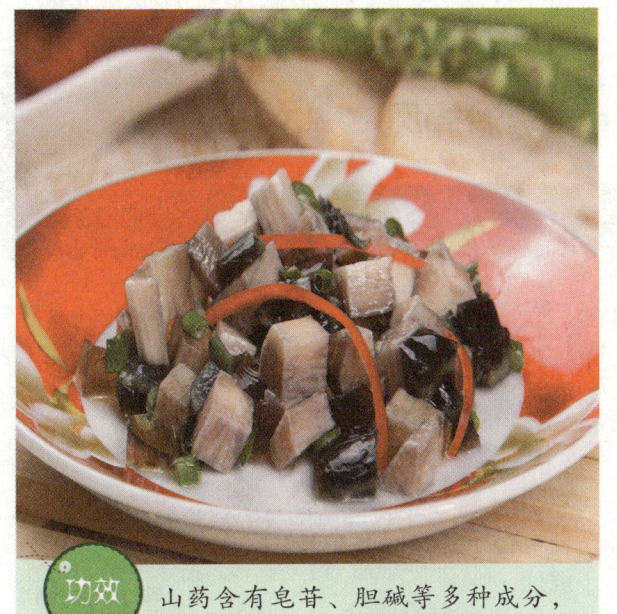

功效　山药含有皂苷、胆碱等多种成分，对痛风并发高血压病和高脂血症等病症有改善作用。本品是嘌呤含量低且营养丰富的碱性食品，能有效促进尿酸排出。

山药炖鸡腿

- 原料：山药250克，胡萝卜100克，鸡腿1只
- 调料：盐4克
- 做法：

①将山药、胡萝卜洗净，去皮，切成块。
②将鸡腿剁块，放入沸水中焯烫，捞出洗净。
③将鸡肉、胡萝卜先下锅，加入适量清水，用大火煮开后转小火慢炖15分钟。
④再下入山药转大火煮沸，加盐调味即可。

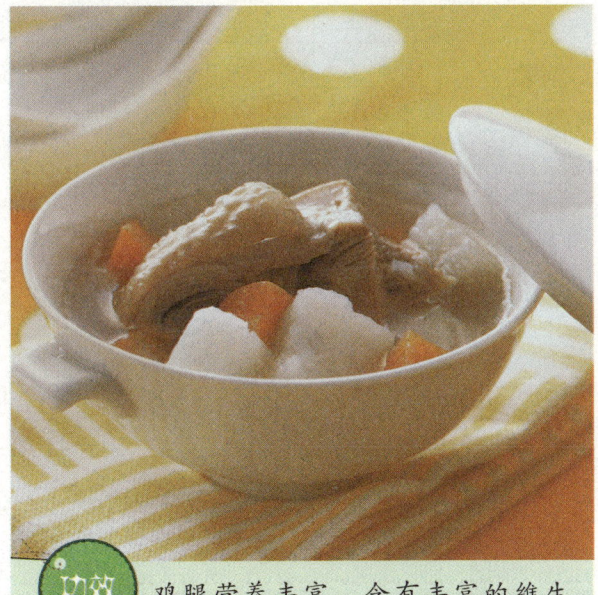

功效　鸡腿营养丰富，含有丰富的维生素A，有增强体力、强壮身体的作用。本品有助于帮助痛风患者补充人体所需营养，增强抗病能力，适量食用能缓解病症。

红薯 控制体重、防治痛风

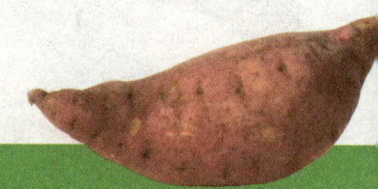

酸碱性： 属于碱性食物。

对痛风的食疗功效： 红薯含有膳食纤维、钾元素、果胶和丰富的维生素C，能够降低血脂，增加饱腹感，同时有助于维持人体电解质平衡，促进尿酸的排泄，对防治痛风并发肥胖症有一定的辅助功效。

食疗痛风的吃法：

红薯适合蒸、煮、烤，还可做成红薯干或加工成粉条食用。带有黑斑的烂红薯不能吃，以免中毒。红薯和米、面搭配食用，可以起到蛋白质互补的作用，有利于痛风患者补充营养。

食用注意：

红薯营养丰富，一般人群均适宜食用。红薯含有一种氧化酶，会在胃肠道里产生大量二氧化碳气体，且含糖量高，因此胃溃疡和胃酸过多的患者不宜食用。

与痛风相关的营养素含量
（每100克可食部分）

营养成分	含量	与同类食物含量比较
嘌呤	2.4毫克	低
碳水化合物	24.7克	中
蛋白质	0.9克	低
脂肪	0.2克	低
膳食纤维	1.1克	低
热量	119千卡	中
维生素B_1	0.04毫克	低
维生素B_2	0.04毫克	中
维生素C	26毫克	中

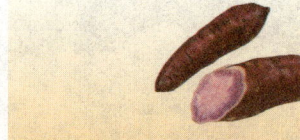

✓ 最佳营养搭配

红薯+胡萝卜		降血脂、降血糖
红薯+生姜		降胆固醇
红薯+大米		保护胃黏膜
红薯+面粉		营养互补

✗ 禁忌搭配

红薯+柿子		导致肠胃出血
红薯+鸡蛋		不消化、易腹胀
红薯+西红柿		易结石、腹泻

红薯胡萝卜丁

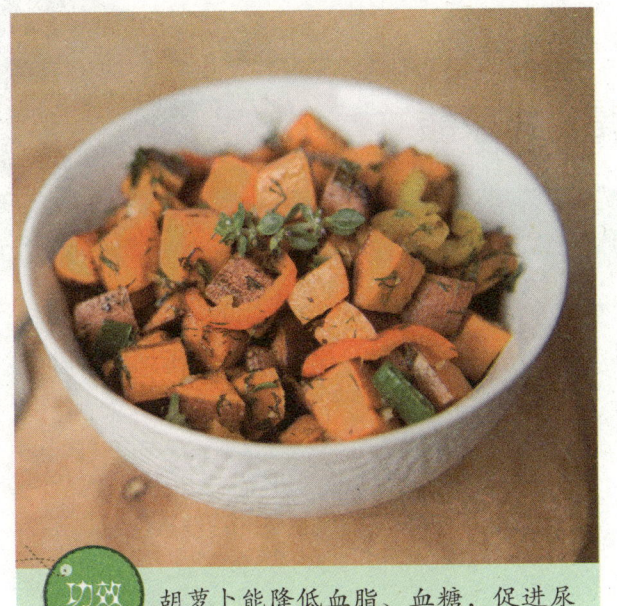

- 原料：胡萝卜1根，红薯1个，甜椒适量
- 调料：食用油、盐各适量
- 做法：

①将胡萝卜洗净，去皮，切成丁；红薯洗净，去皮，切成丁；甜椒洗净，去籽，切成条。
②将胡萝卜和红薯放进锅中蒸熟，取出后放入碗中。
③将锅置火上，倒入食用油烧热，将甜椒炒熟。
④把胡萝卜和红薯放入锅中炒匀，加盐调味，炒熟即可食用。

功效 胡萝卜能降低血脂、血糖，促进尿酸排泄，对防治痛风并发糖尿病、高血压病有一定辅助作用。本品所用食材营养元素相互补充，适合痛风患者经常食用。

姜丝红薯

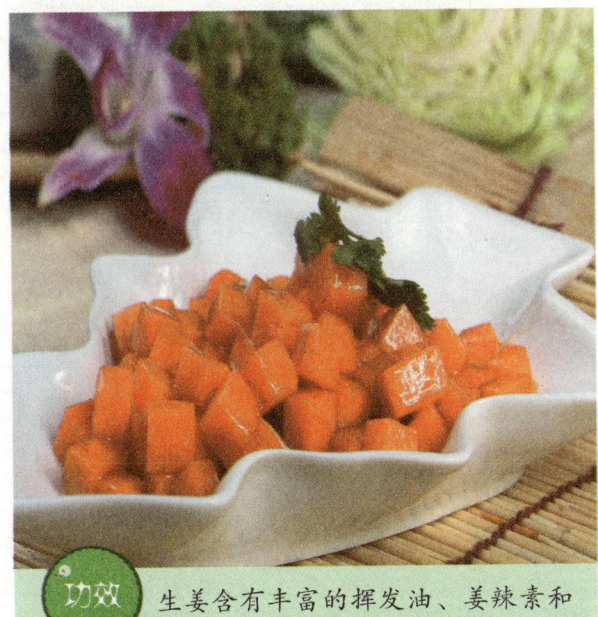

- 原料：红薯300克，姜适量
- 调料：水淀粉10毫升，酱油3毫升，盐2克，食用油少许
- 做法：

①将红薯洗净，去皮，切成块；姜洗净，切成丝。
②锅中加入油烧热，将红薯块放入油锅炸至金黄色且外皮酥脆，捞出沥油。
③锅底留油，先放姜丝炝锅，再将红薯倒进锅内。
④加适量清水，调入酱油、盐，焖至红薯入味，用水淀粉勾芡即可。

功效 生姜含有丰富的挥发油、姜辣素和钾元素，能够增强血液循环。本品能促进尿酸排泄，缓解痛风症状，经常食用对痛风患者非常有益。

芋头 通便解毒、排尿酸

酸碱性：属于碱性食物。

对痛风的食疗功效：芋头含有丰富的钾元素和膳食纤维，是一种低热量、低嘌呤的碱性食物。经常食用能预防血尿酸值升高，防止产生尿酸性结石。芋头含有丰富的钾元素，能保护血管，增加尿酸的排出量，也有助于平稳血压。

食疗痛风的吃法：

芋头的营养比较丰富，热量低，适合痛风患者经常食用。芋头的吃法有很多，蒸、煮、炒，也可做成泥、粉、小点心等，且营养价值都能很好地保存下来。

食用注意：

在给芋头削皮时一定要戴上手套，以免其黏液中所含的成分对皮肤产生不良刺激。芋头食用时必须熟透，否则味苦且会刺激嗓子发痒。芋头性平、味甘、辛，有小毒，不适宜肾衰竭患者食用。

与痛风相关的营养素含量
（每100克可食部分）

营养成分	含量	与同类食物含量比较
嘌呤	10.1毫克	低
碳水化合物	17.1克	中
蛋白质	2.2克	低
脂肪	0.2克	低
膳食纤维	1克	低
热量	79千卡	低
钙	36毫克	中
磷	55毫克	中
钾	378毫克	中

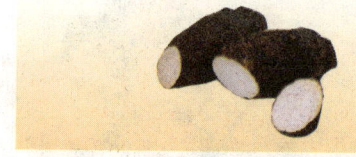

✓ 最佳营养搭配

芋头+南瓜		降低尿酸含量
芋头+牛肉		防治食欲不振
芋头+鲫鱼		治疗脾胃虚弱
芋头+面粉		通便解毒

✗ 禁忌搭配

芋头+香蕉		易造成胃胀胃痛
芋头+柿子		刺激嗓子
芋头+墨鱼		降低营养

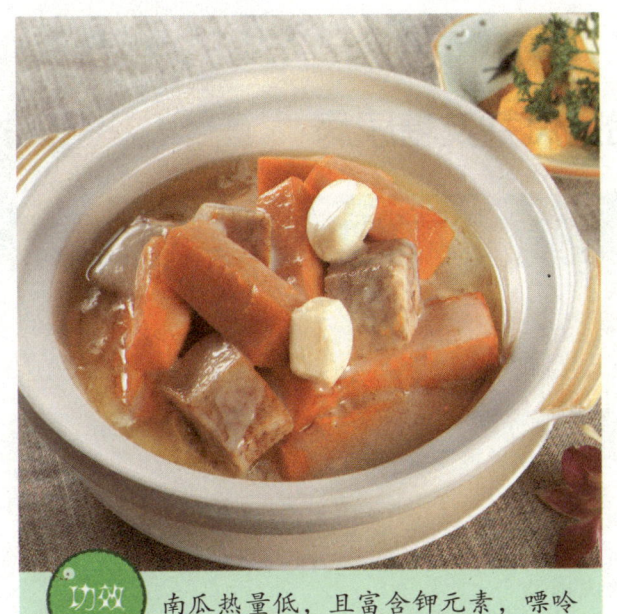

香芋南瓜煲

- 原料：香芋、南瓜各200克，蒜5克
- 调料：盐3克，食用油适量
- 做法：

①将南瓜、香芋去皮，洗净，切块；蒜洗净，切粒。
②锅内加入油烧热，放入香芋、南瓜炸至金黄色，捞出沥油。
③锅中加水，加入蒜粒、盐，待水沸后，向锅中加入准备好的南瓜块和香芋块。
④煮至香芋、南瓜软熟时，出锅装盘即可。

功效 南瓜热量低，且富含钾元素，嘌呤含量极少，可以有效减少尿酸在体内的生成量。本品能促进尿酸排泄，对防治痛风并发肥胖症、糖尿病有一定的辅助作用。

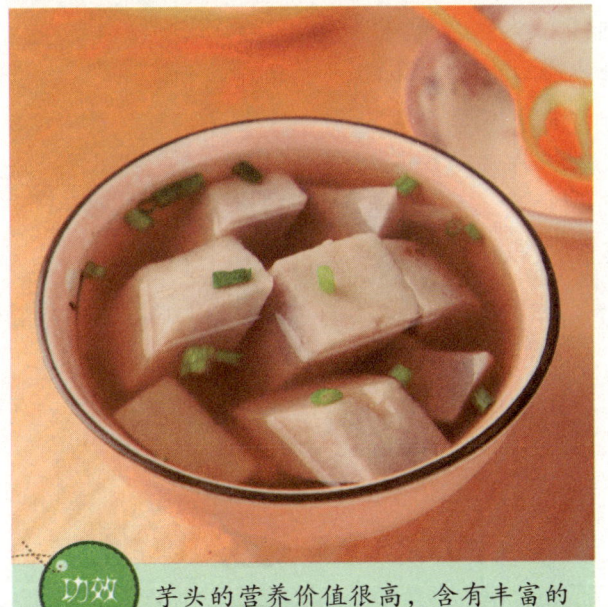

芋头汤

- 原料：芋头260克，葱花少许
- 调料：料酒4毫升，生抽3毫升，胡椒粉、盐各适量
- 做法：

①将芋头去皮，洗净，切成条，再用斜刀切成菱形块，备用。
②砂锅中注入适量清水，用大火烧开，倒入芋头，盖上锅盖，再次烧开后转小火煮约30分钟至其变软。
③揭开锅盖，加入盐、料酒、生抽、胡椒粉，搅拌至食材入味。
④关火后将煮好的汤料盛出，装入碗中，撒入葱花，稍凉后即可食用。

功效 芋头的营养价值很高，含有丰富的钾元素和膳食纤维。芋头为碱性食物，嘌呤含量低，痛风患者适当食用能有效促进尿酸排出。

圆白菜 防治痛风并发糖尿病

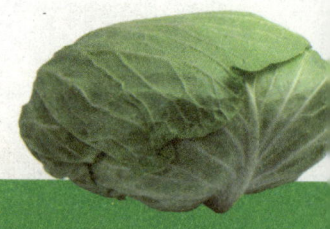

酸碱性：属于碱性食物。

对痛风的食疗功效：圆白菜是一种基本上不含嘌呤的蔬菜，它的维生素和钾元素的含量较高，既能够减少尿酸的形成，又有利于尿酸的溶解和排泄。同时，圆白菜含糖量低，含膳食纤维高，适合痛风并发糖尿病、肥胖症的患者食用。

食疗痛风的吃法：

圆白菜既可清炒、爆炒，也可以与猪肉稍炒后加入米粥中。圆白菜烹饪前切完最好用盐水浸泡10分钟，也可以加入适量含碘盐、海带来补充碘。

食用注意：

圆白菜含少量易致甲状腺肿大的物质，不宜生吃。圆白菜用普通方法烹饪后往往会有一种特殊的气味，影响食欲，可以在烹饪时加入韭菜或大葱去味。

与痛风相关的营养素含量
（每100克可食部分）

营养成分	含量	与同类食物含量比较
嘌呤	9.7毫克	低
碳水化合物	4.6克	低
蛋白质	1.5克	低
脂肪	0.2克	低
膳食纤维	1克	低
维生素E	0.5毫克	低
维生素C	40毫克	中
维生素B_1	0.03毫克	低
钾	124毫克	低

✓ 最佳营养搭配

圆白菜 + 西红柿 益气生津

圆白菜 + 黑木耳 健胃补脑

圆白菜 + 猪肉 补充营养、通便

圆白菜 + 醋 开胃健脾

✗ 禁忌搭配

圆白菜 + 黄瓜 降低营养价值

圆白菜 + 猪肝 损失营养成分

圆白菜 + 苦瓜 丢失营养元素

炝炒圆白菜

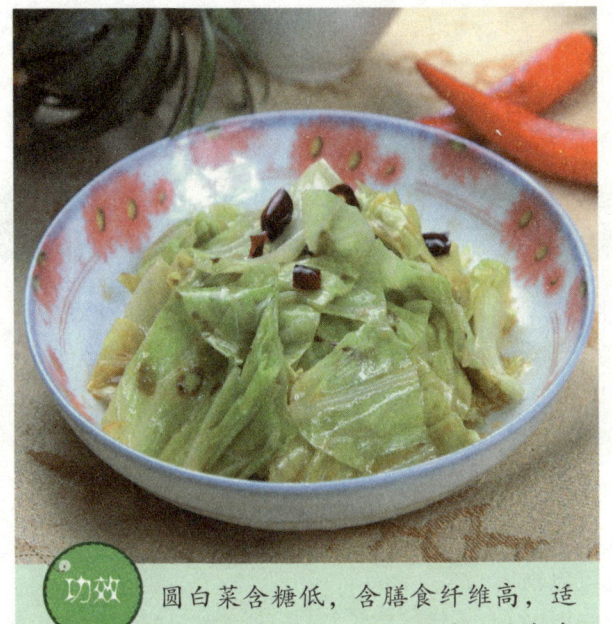

● **原料：** 圆白菜500克

● **调料：** 香油15毫升，盐3克，酱油20毫升，白糖3克，米醋30毫升，食用油、葱、生姜、干辣椒各适量

● **做法：**

①将圆白菜洗净，将菜叶剥下来，用手撕成小片；葱、姜分别洗净，切成碎末。
②将锅置火上，倒入食用油烧至七成热。
③放入干辣椒煸炒，放葱末、姜末爆香。
④加圆白菜快速翻炒，再加入酱油、盐、白糖、米醋，淋入香油，炒匀装盘即可。

功效 圆白菜含糖低，含膳食纤维高，适合痛风并发糖尿病、肥胖症的患者食用。炝炒圆白菜清脆爽口，很好地保存了圆白菜的营养价值。

手撕圆白菜

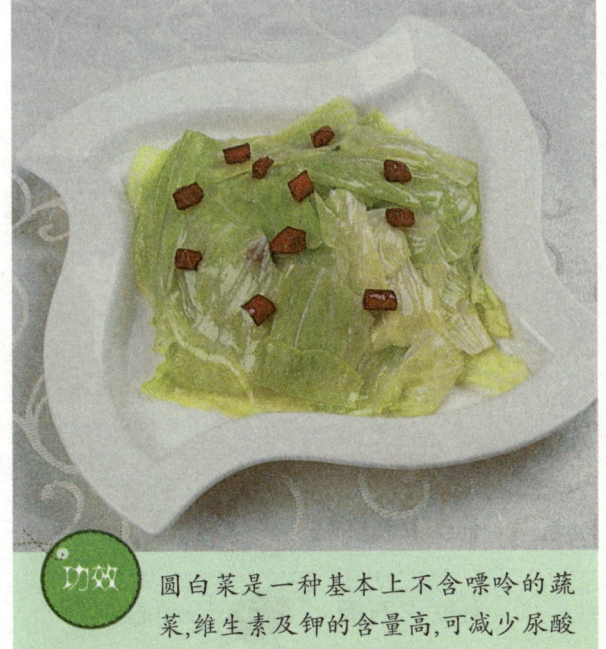

● **原料：** 圆白菜300克，干辣椒20克

● **调料：** 白醋10毫升，盐、白糖各5克，食用油适量

● **做法：**

①将圆白菜洗净，把菜叶剥下来，用手撕成小片。
②将干辣椒去籽，洗净，切段。
③炒锅烧热后放入适量油，将干辣椒、圆白菜放入锅中翻炒。
④炒至将熟时加入白醋、盐、白糖，继续翻炒，待调料炒匀后即可出锅装盘。

功效 圆白菜是一种基本上不含嘌呤的蔬菜，维生素及钾的含量高，可减少尿酸的生成，又有利于尿酸的溶解和排泄。本品对痛风患者来说，有很好的食疗保健作用。

宜吃

土豆 低嘌呤、高钾

酸碱性： 属于碱性食物。

对痛风的食疗功效： 土豆属于低热量、高蛋白的碱性食物，含有丰富的维生素C和钾元素，有利尿的作用。而且土豆营养丰富，加之其嘌呤含量非常低，痛风患者经常食用，有益于缓解症状。

食疗痛风的吃法：

土豆的吃法多样，既可以当蔬菜，也可以当主食。烹饪时，土豆切好，冲洗完之后要晾干，晾干后再放到锅里炒，这样它就不会粘在锅底了。煮土豆时，先在水里加几滴醋，土豆的颜色就不会变黑。

食用注意：

切好的土豆丝不能长时间浸泡，以免造成水溶性维生素的流失。最好不要吃太多的油炸土豆。土豆含淀粉、糖较多，因此糖尿病、腹胀患者不宜过多食用。

与痛风相关的营养素含量
（每100克可食部分）

营养成分	含量	与同类食物含量比较
嘌呤	3.6毫克	低
碳水化合物	17.2克	低
蛋白质	1.7克	低
脂肪	0.3克	低
膳食纤维	0.7克	低
热量	76千卡	低
维生素B₁	0.08毫克	中
维生素B₂	0.04毫克	中
钾	342毫克	高

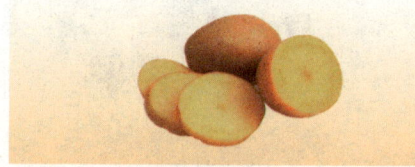

最佳营养搭配

土豆 + 辣椒	促进代谢
土豆 + 豆角	除烦润燥
土豆 + 醋	能分解有毒物质
土豆 + 鸡肉	补充营养

禁忌搭配

土豆 + 西红柿	消化不良
土豆 + 石榴	易引起腹痛
土豆 + 香蕉	引起面部起斑

烤土豆

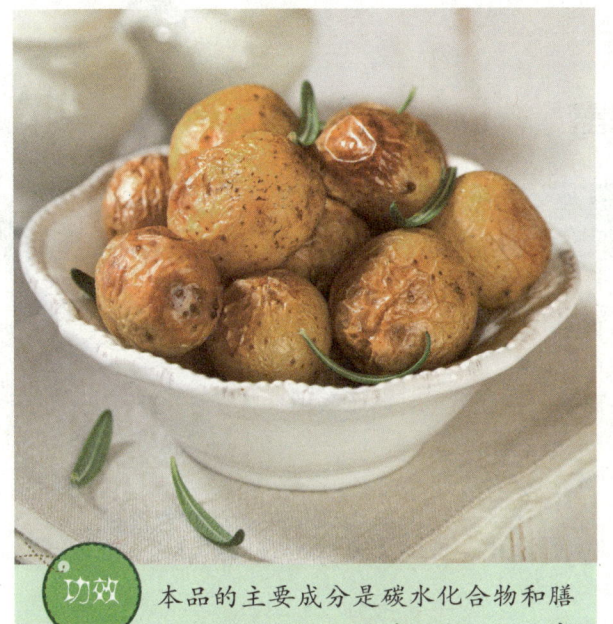

- **原料**：小土豆适量
- **调料**：盐、植物油各适量
- **做法**：

①将小土豆洗净，沥干水分。
②烤炉生火，待火烧旺时，把土豆放上去烤。
③一边用刷子在土豆表皮刷上一层植物油，一边翻转，注意不要将土豆烤煳。
④待土豆快烤熟时，均匀地撒盐调味，然后继续烤，烤至土豆呈金黄色即可。

功效 本品的主要成分是碳水化合物和膳食纤维，脂肪含量特别少。土豆富含钾、锌、铁，能够有效地促进尿酸排出，降低体内尿酸沉积量，适合痛风患者经常食用。

椒盐土豆丝

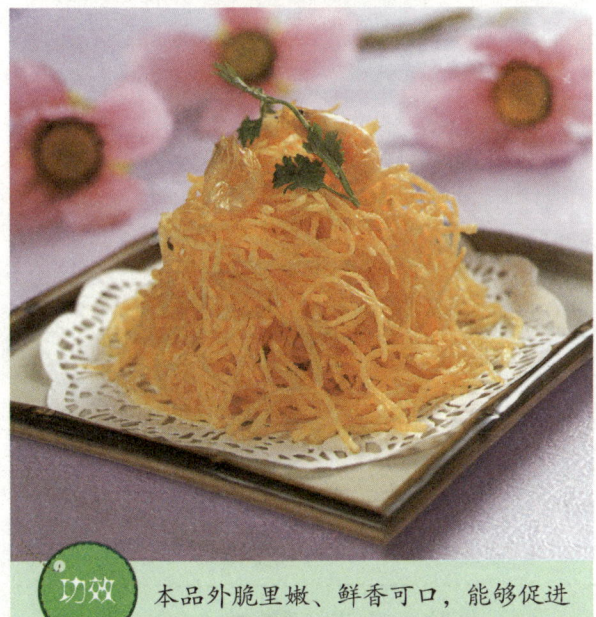

- **原料**：土豆2个，葱10克
- **调料**：椒盐5克，色拉油适量
- **做法**：

①将土豆去皮洗净，切丝，过水后捞出，沥干水分，备用。
②将葱择洗干净，切成段。
③将炒锅置火上，烧热，放适量色拉油烧至七八成热，将土豆丝倒入锅中翻炒。
④炒至土豆丝变色，撒上椒盐、葱段，继续翻炒至土豆丝熟透，出锅装盘即可。

功效 本品外脆里嫩、鲜香可口，能够促进食欲、补充营养，同时本品为嘌呤含量低的碱性食物，钾含量高，有助于促进尿酸排出体外，适当食用可有效缓解痛风的症状。

Part 4 蔬菜、菌菇类

马蹄 凉血解毒

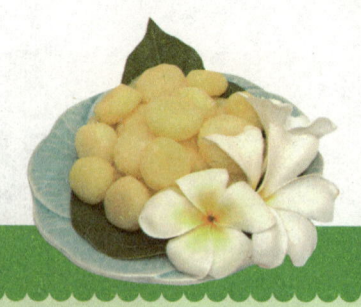

酸碱性：属于碱性食物。

对痛风的食疗功效：马蹄含有蛋白质、维生素C、胡萝卜素，还含有钙、磷、铁、钾等元素，能为痛风患者提供丰富的营养。马蹄中含的碳水化合物和钾元素能促进尿酸的排泄，并且其嘌呤含量极低，痛风患者经常食用，有助于缓解症状。

食疗痛风的吃法：

马蹄可凉拌、煮汤、炒食，无论何种吃法都香甜美味、脆嫩爽口，适合痛风患者食用。但马蹄的表皮极易带有细菌，烹调前必须洗净、去皮，用开水焯烫片刻。

食用注意：

马蹄最好不要生吃，以免感染寄生虫、细菌危害身体健康。烹饪过的马蹄，隔夜再吃对身体不利。马蹄性寒，脾胃虚寒、血虚、血瘀者和经期女性不宜食用。

与痛风相关的营养素含量
（每100克可食部分）

营养成分	含量	与同类食物含量比较
嘌呤	2.6毫克	低
碳水化合物	13.1克	中
蛋白质	1.2克	低
脂肪	0.2克	低
膳食纤维	0.02克	低
热量	59千卡	低
钙	44毫克	中
磷	12毫克	低
钾	306毫克	高

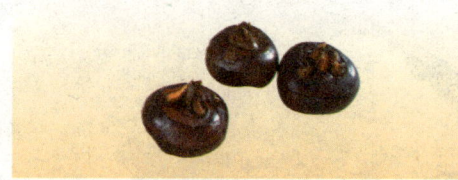

最佳营养搭配

马蹄＋玉米笋 健脾和胃

马蹄＋西蓝花 补充营养

马蹄＋大蒜 开胃健脾

马蹄＋胡萝卜 补充胡萝卜素

马蹄＋香菇 益胃助食

马蹄＋猪肉 健脾和胃

马蹄＋竹笋 可增强免疫力

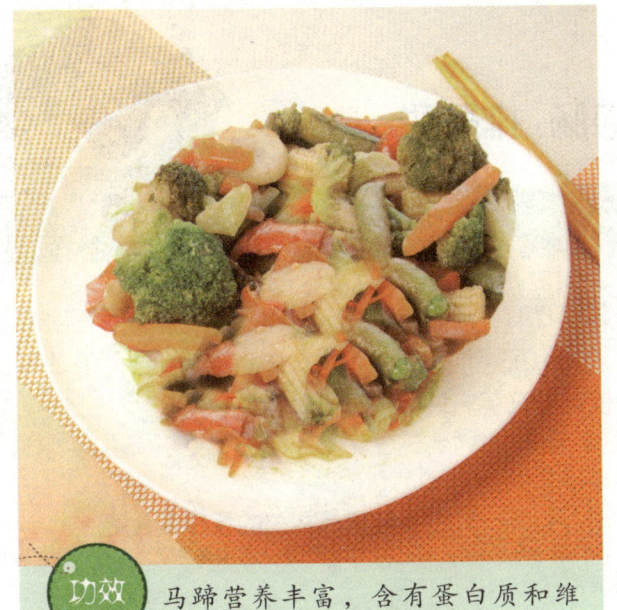

马蹄炒玉米笋

● 原料：马蹄5颗，玉米笋3根，西蓝花50克，柿子椒1个，胡萝卜20克

● 调料：盐、食用油各适量

● 做法：

①马蹄洗净，去皮切片。
②西蓝花洗净切小块，放入沸水中焯熟。
③玉米笋洗净，切块；柿子椒去籽，洗净切块；胡萝卜去皮，洗净切丝。
④锅中注油烧热，把马蹄、西蓝花、玉米笋、柿子椒、胡萝卜丝翻炒至熟，加盐调味，翻炒均匀装盘即可。

功效 马蹄营养丰富，含有蛋白质和维生素C。本品有健脾和胃、补肝明目、清热解毒、壮阳补肾等功效，有利于痛风患者增强体质。

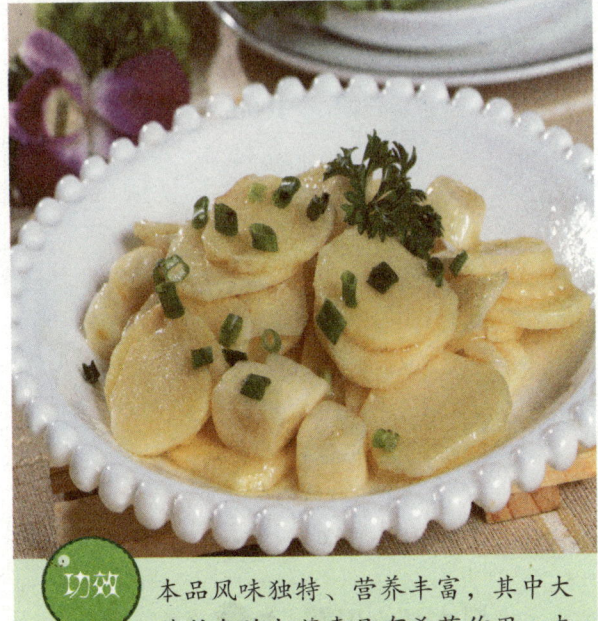

大蒜炒马蹄

● 原料：马蹄200克，大蒜100克

● 调料：盐、食用油各适量

● 做法：

①将马蹄削去表皮，用清水洗净后，切成片；大蒜去皮，洗净，剁成蒜蓉。
②将锅置火上，倒入适量清水，用大火烧开，将马蹄片放入沸水中焯一下，沥干水分备用。
③另起锅，加油烧热，放入马蹄片快速煸炒。
④放入蒜蓉继续翻炒，最后加盐调味即可。

功效 本品风味独特、营养丰富，其中大蒜所含的大蒜素具有杀菌作用。本品能帮助痛风患者提高免疫力，减轻病痛，适量食用能够有效缓解症状。

木耳 清胃、涤肠、排尿酸

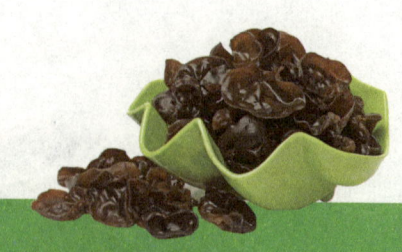

酸碱性： 属于碱性食物。

对痛风的食疗功效： 黑木耳中的胶质有清胃涤肠的作用，对胆结石、肾结石等内源性异物也有显著的代谢功能。黑木耳还含有丰富的碳水化合物、膳食纤维、钾元素及各种维生素，可降低血脂，促进尿酸排泄，对缓解痛风症状起辅助作用。

食疗痛风的吃法：

木耳吃法多样，痛风患者可根据自己的喜好烹饪。干木耳需要泡发后食用，可将干木耳放入温水中，加点盐，浸泡半小时，这样可以让木耳快速变软。木耳当作辅料，可凉拌、炒食、做汤。

食用注意：

鲜木耳含有一种被称为卟啉的光感物质，人食用后经过太阳照射，可引起皮肤瘙痒、水肿，严重时可致皮肤坏死。黑木耳有活血抗凝的作用，出血性疾病患者、孕妇和慢性肠炎患者不宜过多食用。

与痛风相关的营养素含量
（每100克可食部分）

营养成分	含量	与同类食物含量比较
嘌呤	8.8毫克	低
碳水化合物	6克	低
蛋白质	12.1克	高
脂肪	0.2克	低
膳食纤维	29.9克	高
维生素E	7.51毫克	中
胡萝卜素	100微克	中
铁	97.4毫克	高
钾	52毫克	低

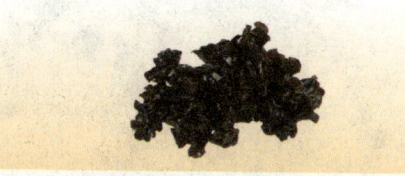

✓ 最佳营养搭配

黑木耳+芹菜		降血压
黑木耳+小葱		健脾开胃
黑木耳+银耳		增强免疫力
黑木耳+瘦肉		补充营养

✗ 禁忌搭配

黑木耳+野鸡		易消化不良
黑木耳+田螺		不利于消化
黑木耳+茶		不利于铁的吸收

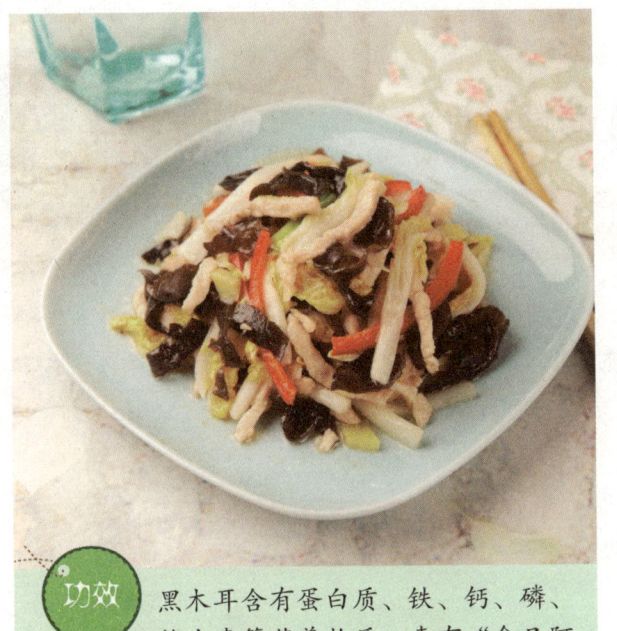

白菜木耳炒肉丝

● 原料：白菜80克，水发木耳60克，猪瘦肉100克，红椒10克，姜丝、蒜末、葱段各少许

● 调料：盐2克，生抽3毫升，料酒5毫升，水淀粉6克，白糖3克，鸡粉2克，食用油适量

● 做法：
① 将白菜洗净，切粗丝；木耳洗净，切小块；红椒洗净，切条；猪瘦肉洗净，切细丝，加入盐、生抽、料酒、水淀粉腌渍入味，备用。
② 锅中注油烧热，倒入肉丝、姜丝、蒜末、葱段、红椒，炒匀，淋上料酒炒香。
③ 倒入木耳、白菜，炒匀，加入盐、白糖、鸡粉炒匀，用水淀粉勾芡。
④ 盛出炒好的菜肴即可。

功效　黑木耳含有蛋白质、铁、钙、磷、维生素等营养物质，素有"食品阿司匹林"之称，与富含纤维素的白菜搭配食用，对痛风患者非常有益。

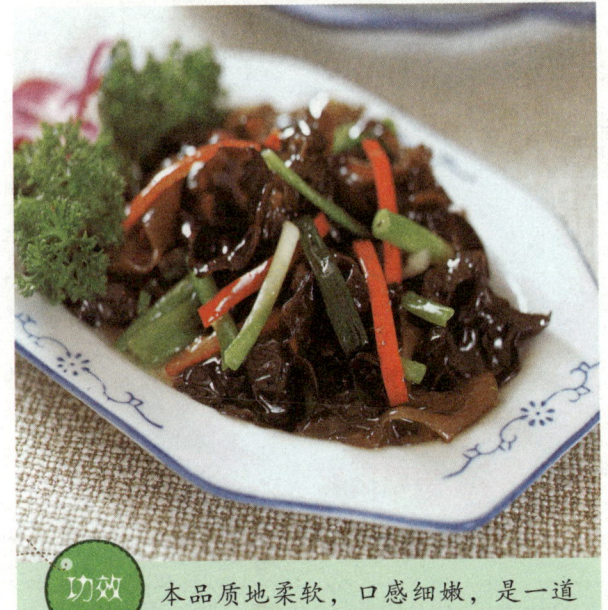

小葱黑木耳

● 原料：黑木耳、小葱各20克，红椒1个

● 调料：盐3克，食用油适量

● 做法：
① 将木耳放入盆中，倒入适量清水，待木耳泡发后，去蒂，洗净，沥干备用。
② 将小葱洗净，切成段；红椒洗净，切成丝。
③ 把黑木耳放入开水中略焯一下，捞出沥干水分。
④ 锅中注油烧热，爆香葱段、红椒，下入黑木耳、盐，翻炒均匀即可。

功效　本品质地柔软，口感细嫩，是一道营养丰富的美味佳肴。本品不仅有助于痛风患者均衡营养、提高免疫力，还能缓解痛风症状，适合痛风患者经常食用。

西蓝花 改变酸性体质

酸碱性： 属于碱性食物。

对痛风的食疗功效： 西蓝花含有丰富的钙、镁、钾等矿物质和膳食纤维，能有效地改变酸性体质，促进体内废物和尿酸排出体外，从而缓解痛风症状。西蓝花中还含有丰富的铬元素，可改善糖耐量，有助于调节血糖，适宜痛风并发糖尿病患者食用。

食疗痛风的吃法：

西蓝花口感爽脆，味道鲜美，凉拌、小炒皆宜，但是不宜煮得过软，以免流失营养成分。清洗西蓝花时最好放点盐浸泡片刻，以去除残留农药。西蓝花含有一定量的嘌呤，应限量食用。

食用注意：

西蓝花烧煮时间不宜过长，以免破坏其所含的防癌抗癌的营养成分。最好不要吃隔夜的熟西蓝花，以免影响身体健康。西蓝花性偏凉，尿路结石患者不宜食用。

与痛风相关的营养素含量
（每100克可食部分）

营养成分	含量	与同类食物含量比较
嘌呤	50~75毫克	中
碳水化合物	3.8克	低
蛋白质	2.1克	低
脂肪	0.4克	低
膳食纤维	1.1克	中
热量	27千卡	低
钙	41毫克	中
磷	18毫克	低
钾	316毫克	高

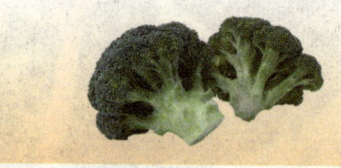

✓ 最佳营养搭配

西蓝花 + 胡萝卜 预防消化系统疾病

西蓝花 + 西红柿 防癌抗癌

西蓝花 + 枸杞 有利于营养吸收

西蓝花 + 苹果 开胃健脾

✗ 禁忌搭配

西蓝花 + 牛奶 影响钙质吸收

西蓝花 + 虾 可能产生不良反应

西蓝花 + 韭菜 破坏营养

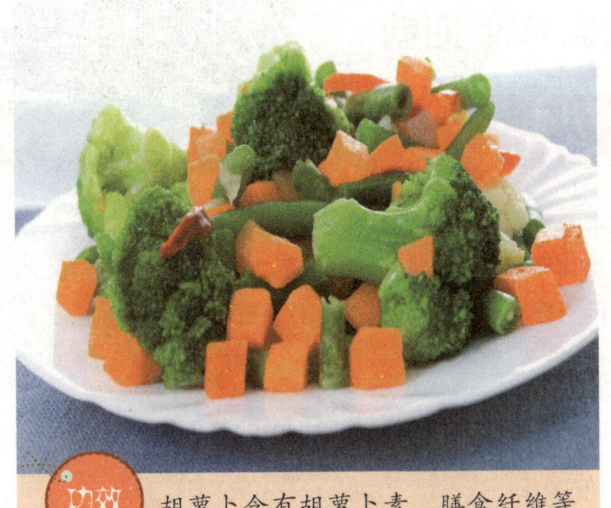

西蓝花炒胡萝卜

● 原料：西蓝花1个、胡萝卜1根

● 调料：盐，食用油各适量

● 做法：

①将西蓝花放入盆中，倒入适量清水，盆中再放入少许盐，待西蓝花浸泡片刻后，捞出，洗净，沥干，切成小块。
②胡萝卜洗净，去皮，切成小丁。
③炒锅烧热，加适量食用油，烧至七成热时，放入西蓝花和胡萝卜丁，快速翻炒。
④加盐调味，继续翻炒，炒熟后装盘即可。

功效 胡萝卜含有胡萝卜素、膳食纤维等营养成分，能降低血脂、血糖，促进尿酸排泄。西蓝花能有效地改善酸性体质，二者相辅相成，可共同促进尿酸排出体外。

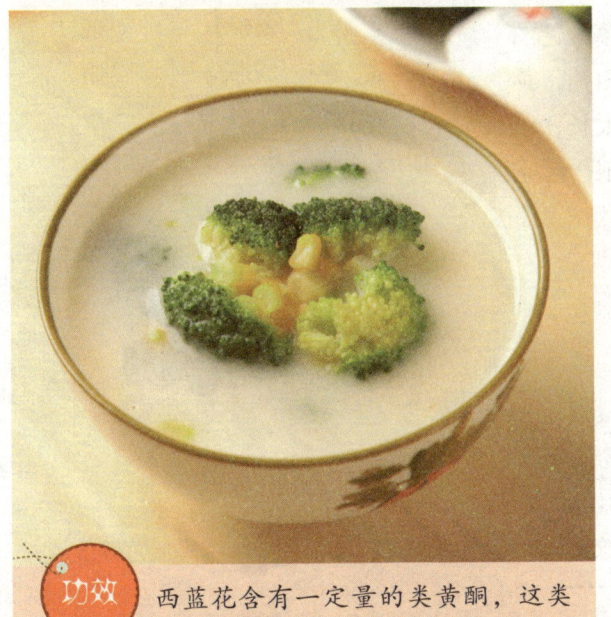

西蓝花玉米浓汤

● 原料：西蓝花100克，玉米粒20克，高汤适量

● 调料：盐、水淀粉各适量

● 做法：

①将西蓝花洗净，切成小块，备用。砂锅中注入适量清水烧沸，倒入西蓝花稍焯一下，捞出。
②将锅置火上，加适量清水，倒入西蓝花和玉米，盖上盖，大火烧开后用小火再煮约30分钟，揭盖，加入水淀粉、高汤，搅拌均匀。
③盖上盖，用中火煮约5分钟，揭盖，加盐调味，拌匀。
④关火，将煮好的汤料盛入汤碗中即可。

功效 西蓝花含有一定量的类黄酮，这类物质对高血压、心脏病有调节和预防的功效。本品搭配对心血管有益的玉米，适合痛风并发心血管疾病的患者适当食用。

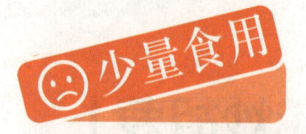

菠菜 养血润燥，降低血糖

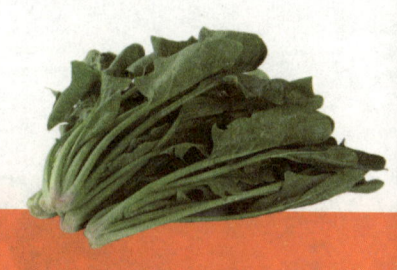

酸碱性：属于碱性食物。

对痛风的食疗功效：菠菜含有丰富的蛋白质、各种维生素及酶类物质，其中的类胰岛素样物质，作用和胰岛素非常相似，可降低血糖，对防治痛风并发糖尿病有一定的辅助功效。菠菜的嘌呤含量虽然不高，但所含草酸钙易引起肾结石，所以应慎食菠菜。

食疗痛风的吃法：

菠菜吃法多样，痛风患者可根据喜好少量食用。吃菠菜时要同时吃些碱性食物，如蔬菜、水果、海带等，以促进菠菜中草酸钙的溶解排出，防止结石。

食用注意：

菠菜宜焯水后再进行烹饪，以降低草酸钙的含量。焯煮菠菜时，加少许盐和食用油，菜叶就不易变黄。菠菜不宜炒的时间太长，以免破坏营养成分。吃菠菜时最好连根一起吃掉，因为大部分营养都在根部。

与痛风相关的营养素含量
（每100克可食部分）

营养成分	含量	与同类食物含量比较
嘌呤	13.3毫克	低
碳水化合物	4.5克	低
蛋白质	2.6克	低
脂肪	0.3克	低
热量	24千卡	低
维生素C	32毫克	中
维生素E	1.74毫克	中
维生素A	487毫克	高
钾	311毫克	中

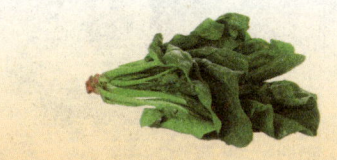

✓ 最佳营养搭配

菠菜 + 虾米 提供丰富的营养

菠菜 + 胡萝卜 保持心血管畅通

菠菜 + 鸡血 保护肝肾

菠菜 + 蒜 开胃健脾

✗ 禁忌搭配

菠菜 + 牛肉 降低营养价值

菠菜 + 大豆 易损害牙齿

菠菜 + 鳝鱼 易导致腹泻

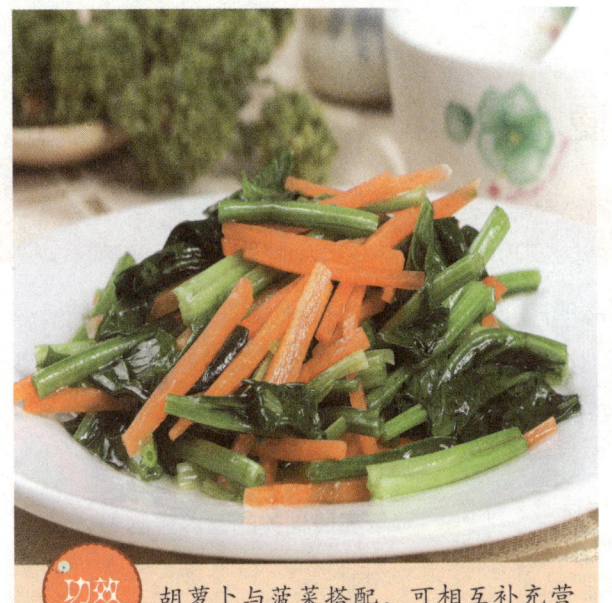

胡萝卜炒菠菜

● 原料：胡萝卜100克，菠菜300克
● 调料：盐2克，食用油少许
● 做法：
①将胡萝卜洗净，去尾部和皮，切成丝。
②将菠菜洗净，放入开水锅中焯一下，捞出过凉水后沥干，切段。
③将炒锅置于火上，倒入食用油加热，待油烧至七成熟时，放入胡萝卜丝，快速翻炒。
④在胡萝卜丝将熟时，加入菠菜，继续翻炒，然后放入盐调味，炒匀即可出锅。

功效 胡萝卜与菠菜搭配，可相互补充营养，在保持心血管畅通方面也能够发挥更好的功效，适量食用，对痛风并发心血管疾病的患者非常有益。

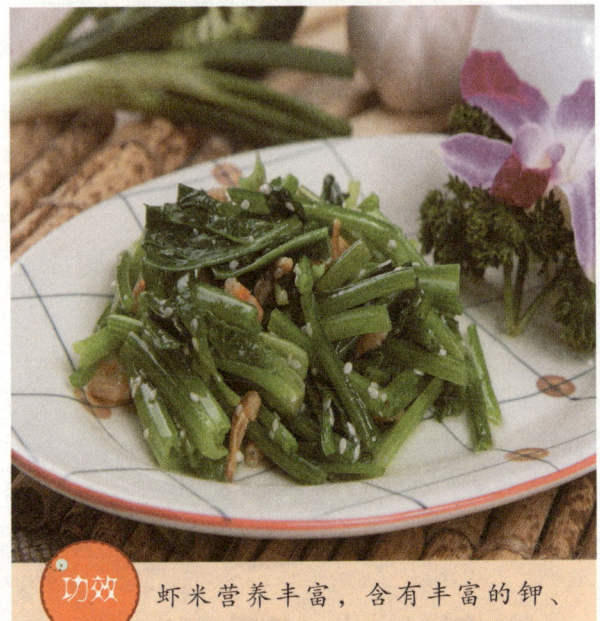

虾米拌菠菜

● 原料：水发虾米30克，菠菜500克，熟芝麻5克，姜适量
● 调料：盐3克，醋10毫升，香油5毫升，花椒油适量
● 做法：
①将菠菜洗净，切成长段备用；姜洗净，切成末。
②将锅置火上，倒入适量清水，大火烧开，将菠菜放入沸水中焯透，捞出后过凉水，沥干水分。
③将盐、熟芝麻、醋、香油、姜末同放一碗内，调成味汁。
④将味汁浇在菠菜上，撒上虾米、花椒油拌匀即可。

功效 虾米营养丰富，含有丰富的钾、碘、镁、磷等矿物质及维生素A、氨茶碱等成分，其肉质松软，易消化，与菠菜搭配，能够有效地降低人体内尿酸含量。

 少量食用

竹笋 利尿通便，除烦

酸碱性：属碱性食物。

对痛风的食疗功效：竹笋是一种碱性且钾含量较丰富的食材，有助于尿酸盐的溶解和排泄。竹笋所含的膳食纤维能平稳血压，降低血脂，防治痛风并发高血压病、高脂血症。但竹笋含有一定量的嘌呤，痛风患者需限量食用。

食疗痛风的吃法：

竹笋低脂肪、低淀粉，适合痛风并发肥胖症的患者少量食用。竹笋食用前，需用沸水焯一下，以去除其中所含的草酸。靠近笋尖的地方宜顺切，下部宜横切，这样烹饪易烂熟而且更易入味。

食用注意：

竹笋用温水煮好后熄火，自然冷却，再用水冲洗，可去除涩味。竹笋中含草酸，会影响人体对钙的吸收，故儿童不宜多食，过敏者应忌食。

与痛风相关的营养素含量
（每100克可食部分）

营养成分	含量	与同类食物含量比较
嘌呤	53.6毫克	中
碳水化合物	3.6克	低
蛋白质	2.6克	低
脂肪	0.2克	低
膳食纤维	1.9克	中
热量	19千卡	低
维生素C	5毫克	低
磷	64毫克	中
钾	389毫克	高

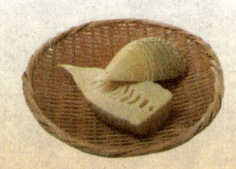

✓ 最佳营养搭配

竹笋 + 黄瓜		补肾利尿
竹笋 + 枸杞		治疗喉咙痛
竹笋 + 木耳		可养心润肺
竹笋 + 猪肉		提高免疫力

✗ 禁忌搭配

竹笋 + 红糖		对身体不利
竹笋 + 羊肉		易导致腹泻
竹笋 + 豆腐		易形成结石

竹笋拌黄瓜

● **原料：** 嫩黄瓜2根，竹笋50克，黑木耳30克，红甜椒1个

● **调料：** 豆瓣酱、白糖、香油各适量，醋5毫升，盐3克，姜末、蒜末各少许

● **做法：**

① 将嫩黄瓜洗净，用刀拍松后，切成条状。
② 将竹笋洗净切片，焯熟；木耳泡发，洗净撕成小朵，焯熟；红椒洗净切片。
③ 将豆瓣酱、白糖、香油、醋、盐、姜末、蒜末拌匀制成味汁。
④ 将竹笋片、红椒片、黄瓜条、木耳盛入盘中，淋入味汁拌匀，腌渍15分钟即可。

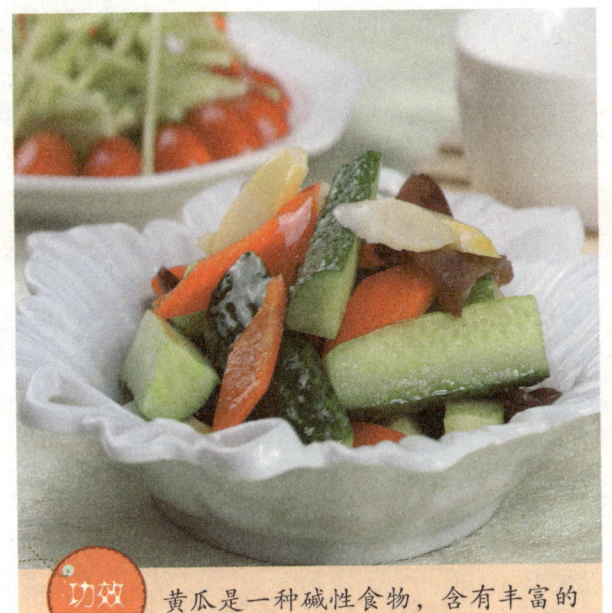

功效 黄瓜是一种碱性食物，含有丰富的维生素C和钾元素，有利于尿酸的排出，对防治痛风并发肾病非常有利，本品能够很好地缓解痛风症状。

清拌竹笋

● **原料：** 竹笋500克

● **调料：** 盐4克，辣椒油10毫升，香油5毫升，白糖适量

● **做法：**

① 将竹笋洗净，把蒸锅置火上，倒入适量清水，将竹笋放蒸锅中蒸熟，取出放凉。
② 竹笋放凉后，用刀斜切成薄片，然后装入盘中。
③ 往竹笋中撒入适量盐，搅拌均匀，腌渍30分钟。
④ 往腌好的竹笋片中加入白糖、辣椒油、香油，拌匀即可。

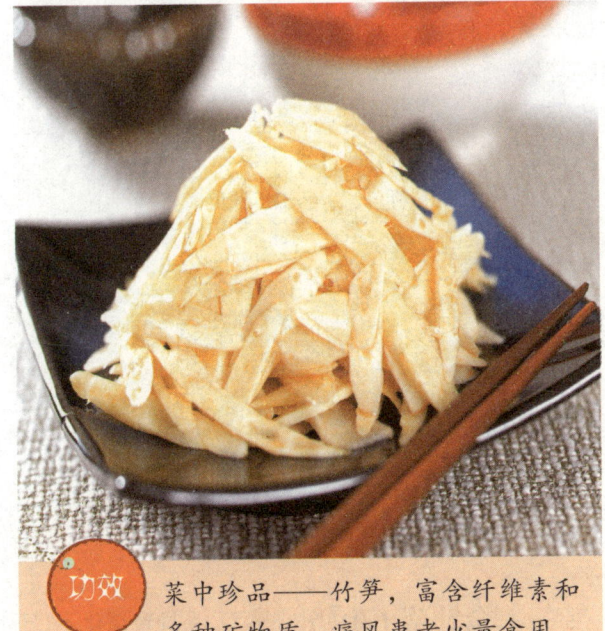

功效 菜中珍品——竹笋，富含纤维素和多种矿物质，痛风患者少量食用，不仅能补充营养、增强免疫力，还能降低痛风并发高血压的概率。

金针菇 减少尿酸沉积

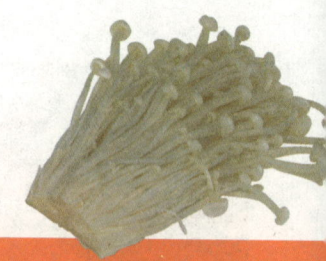

酸碱性： 属于碱性食物。

对痛风的食疗功效： 金针菇含有丰富的糖类、膳食纤维和钾元素，能够有效地补充人体的糖分，减少尿酸沉积，有利于将尿酸及废物排出体外，对防治痛风并发高血压病有一定的辅助作用。但金针菇嘌呤含量较高，应限量食用。

食疗痛风的吃法：

金针菇味道鲜美，营养价值高，可以炖、煮，还可以凉拌，或者和合适的食材一起做成菜肴食用。痛风患者可根据自己喜爱的吃法，少量食用。

食用注意：

金针菇可以说是菌菇类食物中嘌呤含量最高的。对于痛风患者来说，不宜食用含嘌呤较高的食物。金针菇中含有秋水碱，需确保熟透方可食用。

与痛风相关的营养素含量
（每100克可食部分）

营养成分	含量	与同类食物含量比较
嘌呤	60.9毫克	中
碳水化合物	6克	低
蛋白质	2.4克	低
脂肪	0.4克	低
膳食纤维	2.7克	中
热量	26千卡	低
维生素E	1.14毫克	中
磷	97毫克	中
钾	195毫克	中

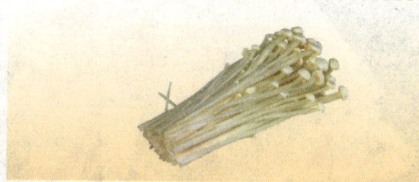

✓ 最佳营养搭配

金针菇+胡萝卜 补充胡萝卜素

金针菇+豆腐皮 调节体内酸碱平衡

金针菇+大葱 促进新陈代谢

金针菇+牛肉 补充蛋白质

✗ 禁忌搭配

金针菇+驴肉 易诱发心绞痛

金针菇+牛奶 易导致消化不良

金针菇+鸡蛋 不利于营养吸收

金针菇炒三丝

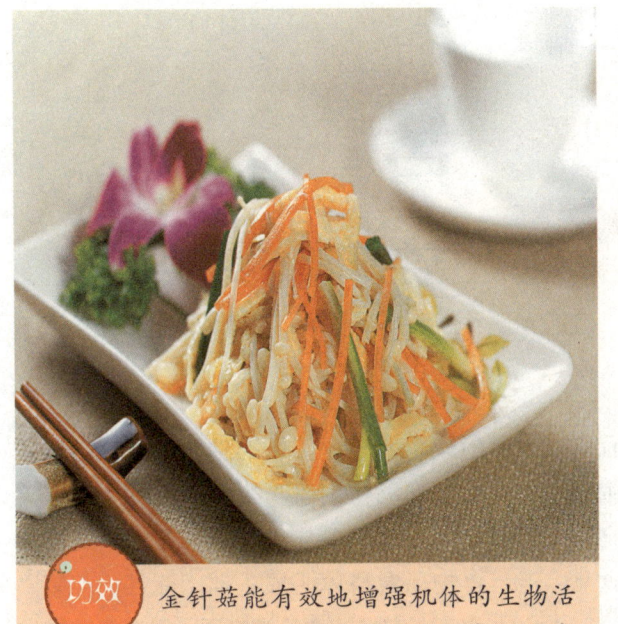

● **原料：** 金针菇600克，葱、胡萝卜、豆腐皮各适量

● **调料：** 清汤、香油、食用油各适量

● **做法：**

①将金针菇洗净，胡萝卜去皮，洗净，切丝；豆腐皮洗净，切条；葱洗净，切成细丝。

②将锅置火上，倒入适量油，锅内油烧热，放葱丝、胡萝卜丝、豆腐皮快速翻炒。

③炒香后放入少许清汤调味。

④倒入金针菇炒匀，淋入香油炒香，出锅即可。

功效： 金针菇能有效地增强机体的生物活性，促进人体新陈代谢。本品除金针菇外，其余食材的嘌呤含量都较低，适合痛风患者少量食用。

拌金针菇

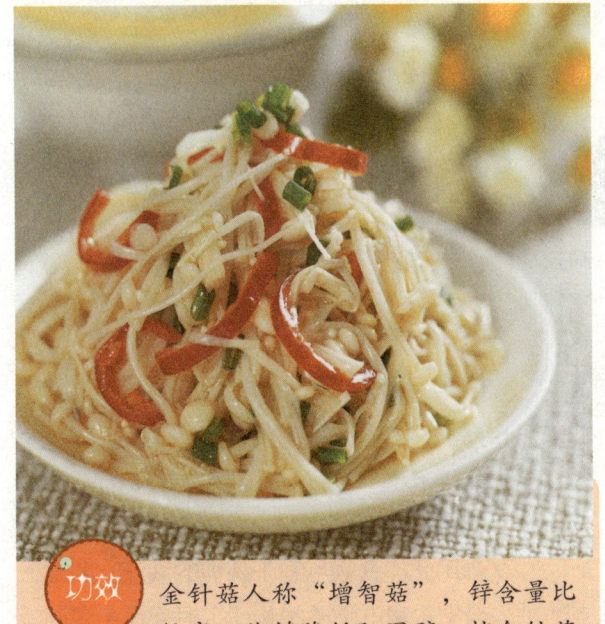

● **原料：** 金针菇200克，红椒1个，葱10克

● **调料：** 盐3克，香油、白醋各适量

● **做法：**

①将金针菇、葱、红椒均洗净，将葱和红椒分别切成细丝。

②将锅置火上，倒入适量清水，用大火烧开。

③把金针菇放入沸水中烫至断生，捞出，过凉，再捞出沥干水分，盛入盘中。

④往盘中加入红椒丝、葱丝、盐、香油、白醋拌匀即可。

功效： 金针菇人称"增智菇"，锌含量比较高，能够降低胆固醇。拌金针菇可使营养成分很好地保存下来，少量食用，能降低痛风合并其他病症的发生概率。

黄豆芽

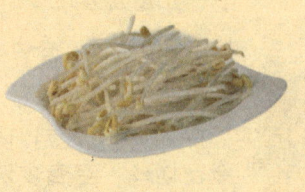

❌ 禁吃原因

黄豆芽性属寒凉，脾胃虚寒者不宜食用，痛风患者食寒凉之物后会加重病情。此外，黄豆芽中嘌呤含量较高。对痛风患者而言，食用含嘌呤的食品时要慎重，不宜多食；含嘌呤较高的食品要绝对禁食。故痛风患者不宜食用黄豆芽。

芦笋

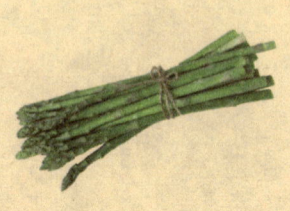

❌ 禁吃原因

芦笋含有较多的纤维素，过量食用容易引起消化不良，故脾胃虚弱者不宜食用。痛风多与脾虚有关，食用此类食物后对身体明显不利。而且，芦笋含有一定量的嘌呤类物质，虽含量不如鱼肉或海鲜类高，但是也不可忽视，痛风患者要慎重，尽量少食或不食。

香菇

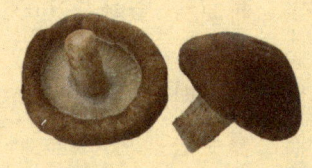

❌ 禁吃原因

香菇是发物，食用后易动风，痛风患者食用此类食物显然会加重病情。香菇含有一定量的嘌呤。痛风患者不宜食用含嘌呤类物质的食材或应少食，因为食用后会导致嘌呤类物质沉积，导致体内尿酸增加，从而引发痛风，剧痛难忍。

茼蒿

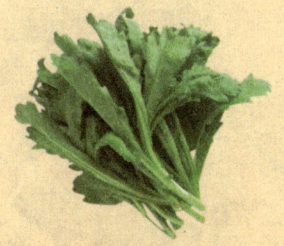

❌ 禁吃原因

茼蒿辛香滑利，故脾胃虚寒者、大便稀溏和腹泻者不宜食用。痛风多数与脾虚有关，因为脾虚会导致体内湿热不化，湿热浊毒会引起痛风。因此，食用此类食物不利于病情的恢复。茼蒿含有少量的嘌呤类物质，对痛风患者而言，不宜食用过多，否则会引发痛风。

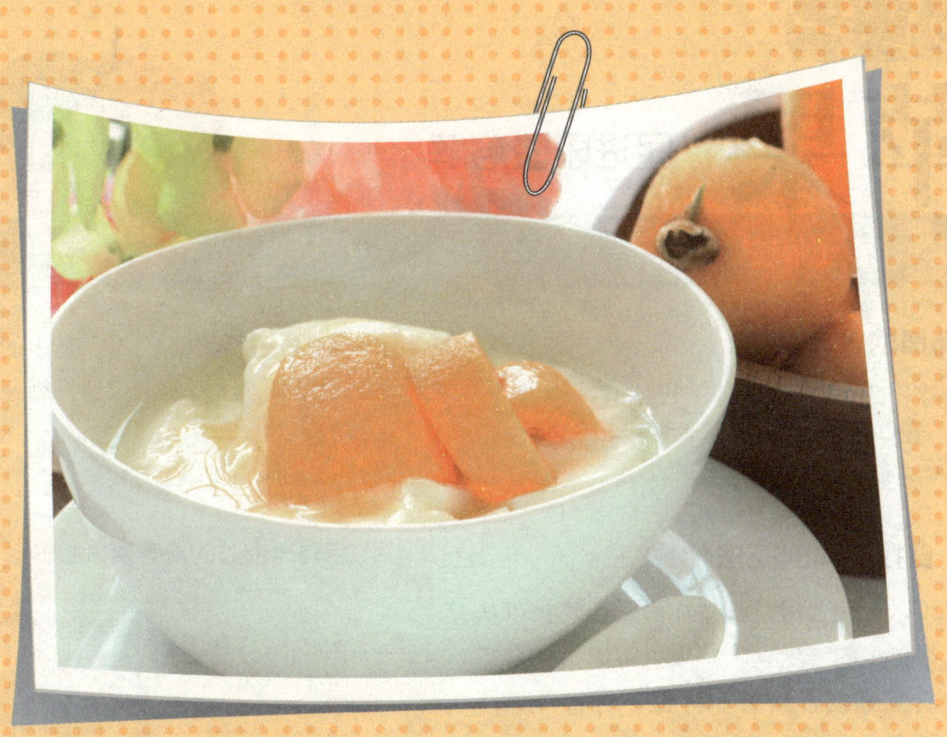

part 5 水果类

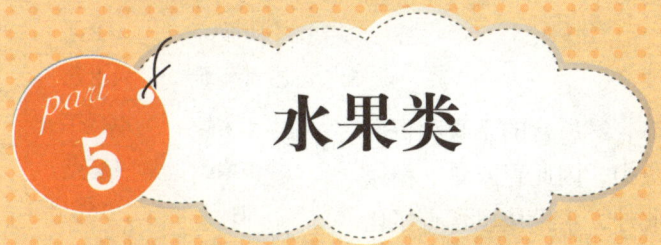

  水果类食物营养丰富，有糖类、有机酸、果胶、蛋白质、多种矿物质、维生素、食物纤维等丰富的营养成分。大部分水果都是碱性食物，嘌呤含量很低。水果既可以提供人体必需的营养成分，还可以改善人体酸碱度失衡的状况，所以水果是痛风患者和痛风合并症患者的理想食物。

  本章将为您介绍多种水果的营养成分和食疗作用，为您的生活提供一份合适的饮食指南！

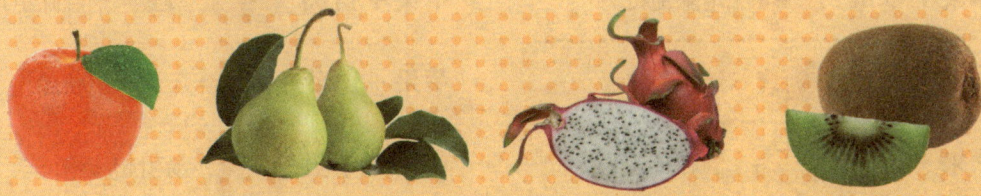

 宜吃

苹果 促进尿酸溶解

酸碱性： 属于强碱性食物。

对痛风的食疗功效： 苹果升糖指数较低，并含有丰富的维生素和矿物质，其中的胶质和微量元素铬能维持血糖的稳定，还能有效地降低血胆固醇，所以苹果很适合糖耐量异常的痛风并发糖尿病患者食用。

食疗痛风的吃法：

苹果可以直接食用，洗净连皮一起吃，可从中获得更多的维生素。苹果也可以搭配合适的食材煮粥或者熬汤。再者，可将苹果洗净，切成小块，放入榨汁机中榨取苹果汁，也不失为一种好吃法。

食用注意：

苹果富含糖类和钾盐，其所含的果酸和胃酸混合后会加重胃的负担，因此胃寒者、糖尿病患者不宜食用。此外，苹果核里含有氰化物，所以尽量不要吞食苹果核，更不要咀嚼后再吞食。

与痛风相关的营养素含量
（每100克可食部分）

营养成分	含量	与同类食物含量比较
嘌呤	1.3毫克	低
碳水化合物	13.5克	低
蛋白质	0.2克	低
脂肪	0.2克	低
膳食纤维	1.2克	中
维生素E	2.2毫克	高
维生素C	4毫克	低
钠	1.6毫克	低
钾	119毫克	中

✓ 最佳营养搭配

苹果＋胡萝卜 明目、助消化

苹果＋草莓 增强免疫力

苹果＋香蕉 防止铅中毒

苹果＋银耳 润肺止咳

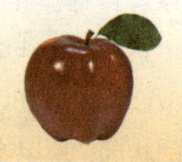

✗ 禁忌搭配

苹果＋鱼肉 导致鱼的腥味更重

苹果＋白萝卜 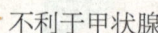 不利于甲状腺

苹果＋干贝 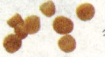 易引起腹痛

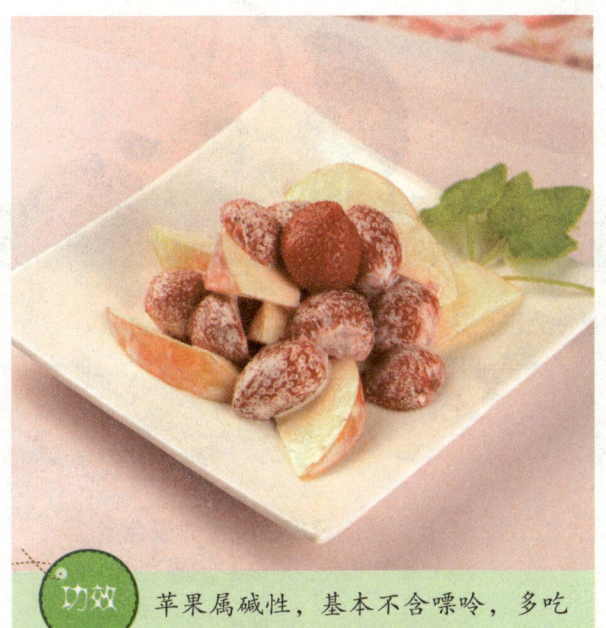

草莓苹果沙拉

● 原料：草莓、苹果各90克

● 调料：沙拉酱10克

● 做法：

①用清水将草莓洗净，去蒂，切成小块；将苹果洗净，去核，切成小块，备用。

②把切好的食材装入干净的碗中。

③加入适量的沙拉酱，搅拌一会儿，至其入味。

④将拌好的水果沙拉盛出，装入盘中即可。

功效 苹果属碱性，基本不含嘌呤，多吃可减少尿酸沉积，便于排出；草莓富含维生素C，可调节身体酸碱平衡。常食本品，对防治痛风、高血压有积极的意义。

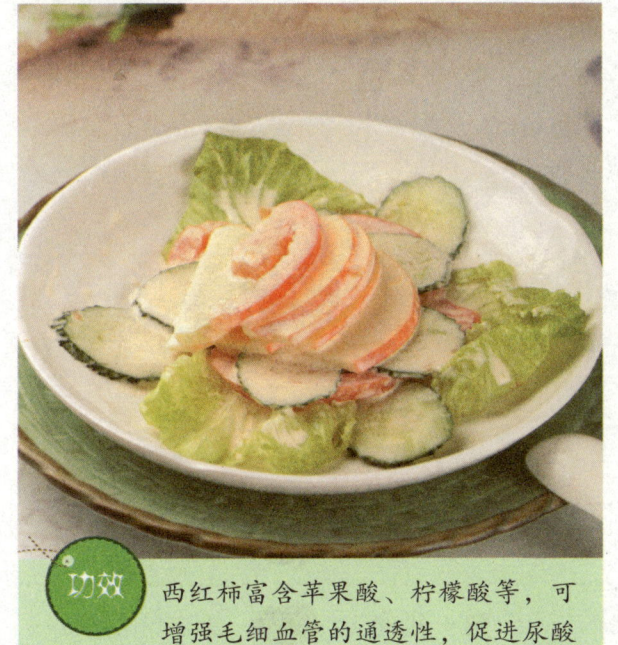

苹果蔬菜沙拉

● 原料：苹果100克，西红柿150克，黄瓜90克，生菜50克，牛奶30毫升

● 调料：沙拉酱10克

● 做法：

①将西红柿洗净，切成片；黄瓜洗净，切成片；苹果洗净去核，切成片，备用；生菜洗净，备用。

②将切好的食材装入碗中，加入牛奶、沙拉酱，拌匀，使食材入味。

③把洗净的生菜叶垫在盘底。

④放入做好的果蔬沙拉即可。

功效 西红柿富含苹果酸、柠檬酸等，可增强毛细血管的通透性，促进尿酸排出；苹果中的胶质与微量铬能保持血糖稳定。本品对痛风患者有良好的防治作用。

梨 抗风护心

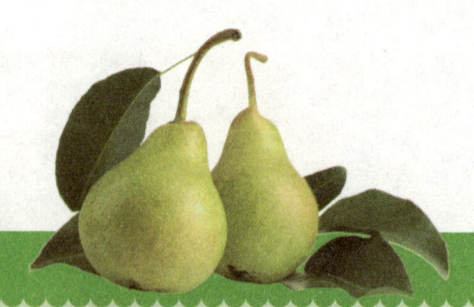

酸碱性： 属于强碱性食物。

对痛风的食疗功效： 梨含有丰富的B族维生素、维生素E和果胶，能保护心脏，缓解疲劳，增强心肌活力，保护心脑血管，降低血压；还能促进尿酸排泄，有效预防心脑血管并发症，适合痛风患者食用。

食疗痛风的吃法：

梨可洗净后直接吃，也可切成小块，放入榨汁机中榨成汁，再根据个人口味加入糖或蜂蜜，加热后食用，或者与其他食物搭配做成菜肴食用。

! 食用注意：

梨性偏寒，脾虚便溏、慢性肠炎、寒痰咳嗽、外感风寒咳嗽、糖尿病患者、产妇不宜食用。梨富含果酸，不可与碱性药物同食。此外，生吃梨时不宜喝开水，也不要吃油腻食品，否则容易引起腹泻。

与痛风相关的营养素含量
（每100克可食部分）

营养成分	含量	与同类食物含量比较
嘌呤	1.1毫克	低
碳水化合物	13.3克	低
蛋白质	0.4克	低
脂肪	0.2克	低
膳食纤维	3.1克	高
维生素E	1.34毫克	中
维生素C	6毫克	低
钾	92毫克	低

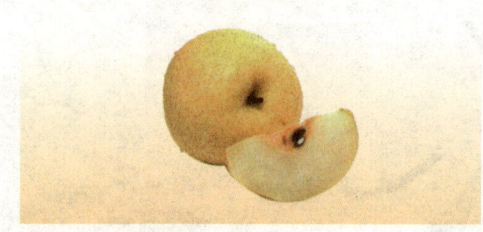

✓ 最佳营养搭配

梨+冰糖 养血生津

梨+菠萝 缓解咳嗽

梨+猪肺 清热润肺、助消化

梨+银耳 润肺止咳

✗ 禁忌搭配

梨+螃蟹 易引起腹泻

梨+猪肉 易伤肾

梨+白萝卜 易诱发甲状腺肿大

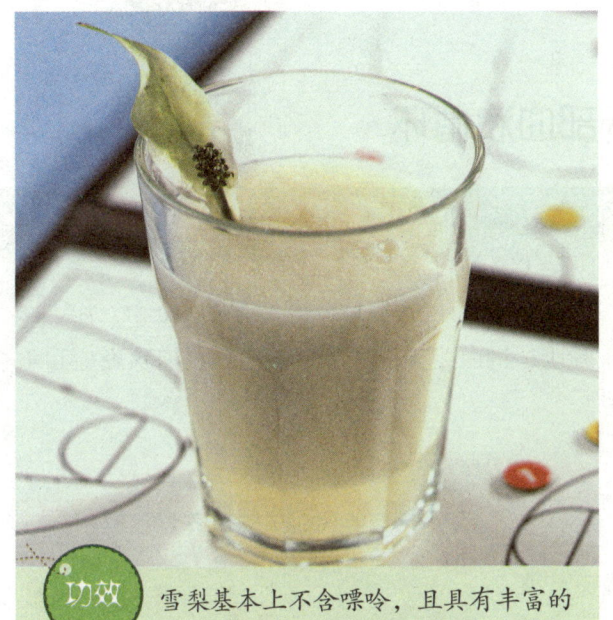

雪梨汁

- **原料**：雪梨1个，牛奶适量
- **调料**：白糖少许
- **做法**：

①将雪梨用水洗净去皮，切成小块，放入盘中，备用。
②把雪梨和牛奶放入备好的果汁机内，盖上盖，启动果汁机，搅打成均匀的汁液。
③将搅打好的汁液倒入备好的杯中，拌匀。
④加入白糖，调匀，即可饮用。

功效　雪梨基本上不含嘌呤，且具有丰富的膳食纤维，可利尿清热、降血压。本品将雪梨榨成汁，比直接食用味道更好，且无论是急性、慢性还是间歇期痛风患者均可食用。

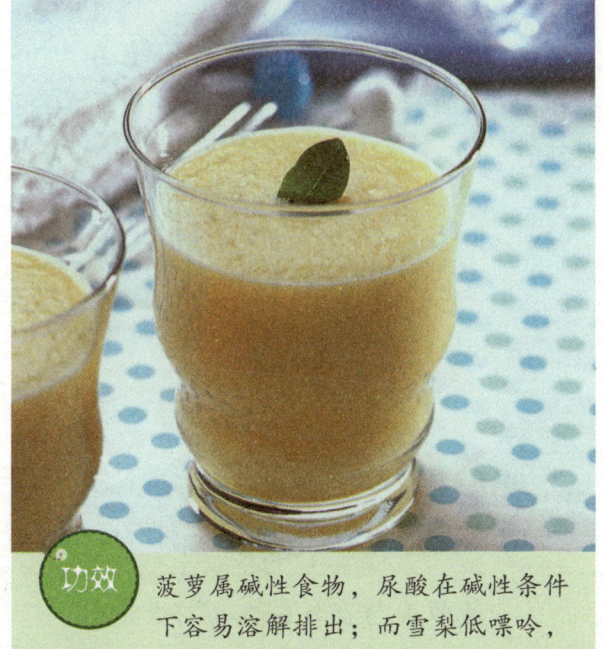

雪梨菠萝汁

- **原料**：雪梨、菠萝各半个，水100毫升
- **调料**：白糖适量
- **做法**：

①将菠萝洗净，去皮，切小块，榨汁备用。
②将雪梨洗净，去皮，切成小块，放入盘中备用。
③将雪梨放入榨汁机中榨汁，然后加约30毫升菠萝汁。
④把榨好的果汁倒入杯中，加入白糖摇匀即可。

功效　菠萝属碱性食物，尿酸在碱性条件下容易溶解排出；而雪梨低嘌呤，清热利尿。本品综合两种水果的风味与功效，能防治各型痛风，缓解咳嗽、高血压等症状。

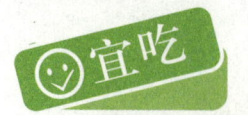

菠萝 改善局部血液循环

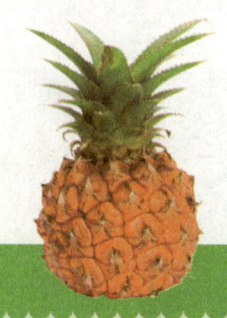

酸碱性： 属于碱性食物。

对痛风的食疗功效： 菠萝中含有一种叫"菠萝朊酶"的物质，它能分解蛋白质，还能溶解阻塞于组织中的纤维蛋白和血凝块，进而改善局部的血液循环，消除炎症和水肿。因此，食用菠萝能缓解痛风的病症。

食疗痛风的吃法：

菠萝可以直接吃，还可榨汁、做成罐头、菜肴等。但菠萝直接吃会有酸涩的感觉，而且容易导致过敏。所以，把洗好的新鲜菠萝切片，放入淡盐水中浸泡约30分钟，即可改善口感，防止过敏，可放心食用。

食用注意：

患有溃疡病、肾脏病、凝血功能障碍的人应禁食菠萝；发热及患有湿疹、疥疮的人也不宜多吃。在正常情况下，即便是健康体质的人也不要空腹吃菠萝。

与痛风相关的营养素含量
（每100克可食部分）

营养成分	含量	与同类食物含量比较
嘌呤	0.9毫克	低
碳水化合物	10.8克	低
蛋白质	0.5克	低
脂肪	0.1克	低
膳食纤维	1.3克	中
维生素C	18毫克	中
锰	1.04毫克	高
磷	121毫克	中
钾	113毫克	中

✓ 最佳营养搭配

菠萝+盐		消暑解渴、消食
菠萝+蜂蜜		开胃生津
菠萝+茅根		治疗肾炎
菠萝+杏仁		润肺止咳

✗ 禁忌搭配

菠萝+牛奶		影响消化吸收
菠萝+白萝卜		破坏维生素C
菠萝+鸡蛋		影响蛋白质吸收

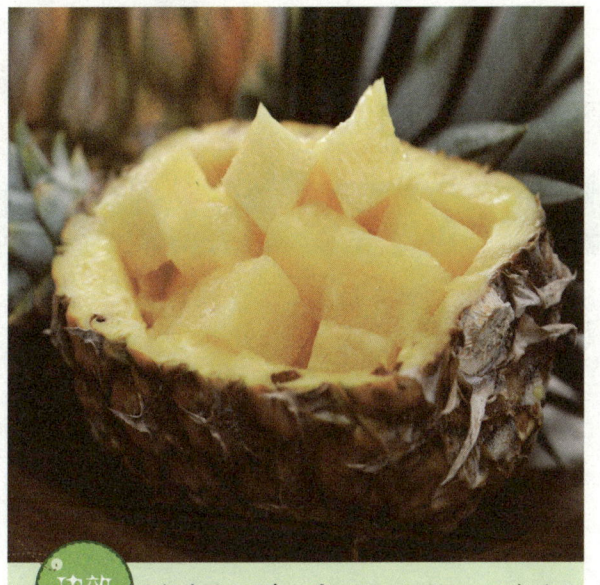

盐水菠萝

● 原料：菠萝1个

● 调料：盐适量

● 做法：

①将菠萝对半切开，取一半去皮切丁，再将另一半菠萝挖出果肉切丁，将剩下部分做成盅形。
②将盐放入水中，再把切好的菠萝丁放在盐水中，浸泡约十分钟，捞起沥干。
③将沥干的菠萝丁装在菠萝盅里即可食用。

功效 菠萝能改善局部的血液循环，消除炎症和水肿；盐水能清洗肠胃，保护口腔卫生。本品能改善菠萝的口感，使菠萝发挥良好的食疗效果，从而缓解痛风症状。

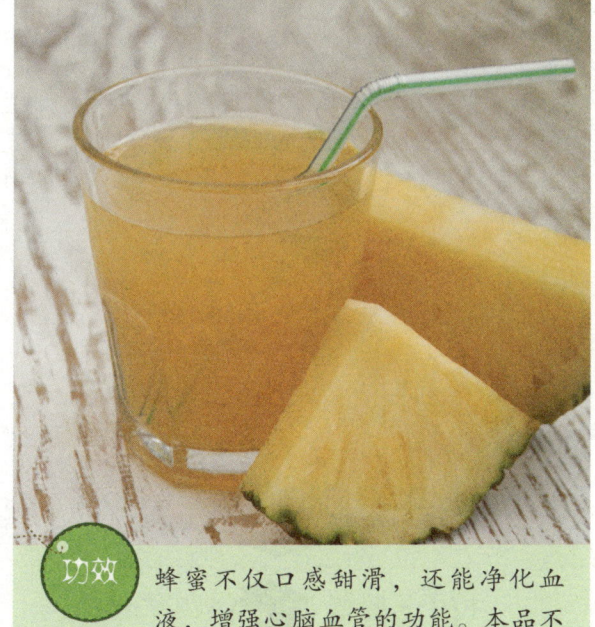

菠萝甜汁

● 原料：菠萝1个

● 调料：蜂蜜、盐、矿泉水各适量

● 做法：

①将菠萝对半切开，去皮、心，切成块。
②把菠萝块放在淡盐水中浸泡10分钟，捞起，沥干水分。
③把菠萝块放进榨汁机中，加200毫升矿泉水，榨成汁。
④去渣，往菠萝汁中调入蜂蜜即可。

功效 蜂蜜不仅口感甜滑，还能净化血液，增强心脑血管的功能。本品不仅开胃生津，还能平衡体液内酸碱度，促进尿酸排泄，适合痛风患者食用。

橙子　促进尿酸溶解排出

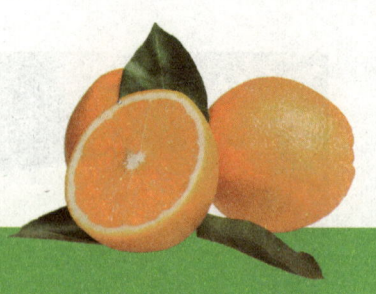

酸碱性： 属于碱性食物。

对痛风的食疗功效： 橙子富含维生素C、胡萝卜素和钾元素，能软化和保护血管、降低胆固醇和血脂、促进尿酸的溶解排泄，从而改善血液循环，对防治痛风并发高血压病、高脂血症有一定辅助作用。

食疗痛风的吃法：

橙子可以直接剥皮吃；也可以将橙子去皮后切成小块，放入榨汁机中榨成汁，倒入杯中，再根据个人口味加一些白糖，拌匀至白糖溶解，即可饮用；还可以与其他食物搭配制成菜肴后食用。

食用注意：

橙子含糖量较多，糖尿病患者不宜食用，正常人也不宜过多食用，否则可能会导致皮肤变黄，严重时还会引起恶心、呕吐等症状。

与痛风相关的营养素含量
（每100克可食部分）

营养成分	含量	与同类食物含量比较
嘌呤	3毫克	低
碳水化合物	11.1克	低
蛋白质	0.8克	低
脂肪	0.2克	低
维生素E	0.56克	低
维生素C	33毫克	高
钾	159毫克	中
膳食纤维	0.6克	低

✓ 最佳营养搭配

橙子＋蜂蜜		美容养颜
橙子＋香蕉		排毒养颜
橙子＋黄酒		治疗乳腺炎
橙子＋玉米		促进维生素的吸收

✗ 禁忌搭配

橙子＋牛奶		影响消化
橙子＋螃蟹		破坏维生素C
橙子＋肝脏		破坏维生素C

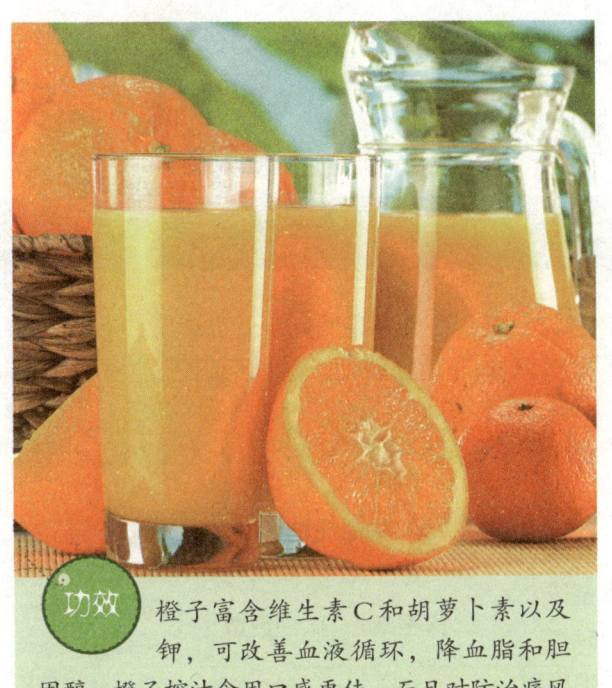

橙子汁

- 原料：橙子2个
- 调料：蜂蜜、凉白开水各适量
- 做法：

①将橙子洗净后剥皮，取果肉，切成小块。
②将切好的橙子肉放入备好的榨汁机中，加入100毫升凉白开水，按"蔬果汁"键，把橙子榨成汁。
③将榨好的橙汁过滤后倒入干净的杯中，加入蜂蜜，搅拌均匀即可饮用。

功效 橙子富含维生素C和胡萝卜素以及钾，可改善血液循环，降血脂和胆固醇。橙子榨汁食用口感更佳，而且对防治痛风并发高血压、高脂血症等有一定的食疗作用。

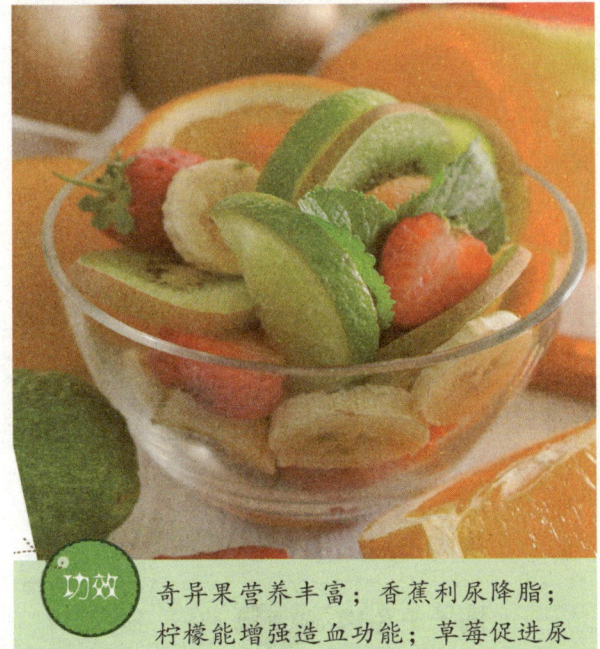

橙子水果拼盘

- 原料：橙子1个，青柠半个，草莓2个，香蕉半根，奇异果半个
- 做法：

①用清水将橙子洗净，切成均匀的小块，装盘。
②用清水将柠檬洗净，切小片，装盘。
③用清水将草莓洗净，去蒂，对半切开，装盘。
④将香蕉去皮取果肉，切成薄片，装盘。
⑤用清水将奇异果洗净，切成薄片，装盘。
⑥将盘中的水果混匀即可。

功效 奇异果营养丰富；香蕉利尿降脂；柠檬能增强造血功能；草莓促进尿酸盐溶解。本品集合多种水果，营养丰富，对痛风和痛风并发症有更综合、更好的疗效。

橘子 行气、利排尿酸

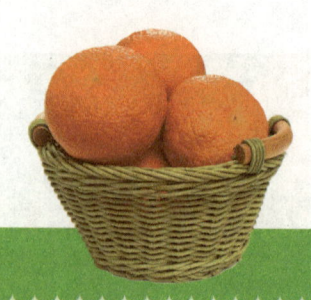

酸碱性： 属于强碱性食物。

对痛风的食疗功效： 橘子富含维生素C、膳食纤维和果胶，可促进通便、降低胆固醇、尿酸排泄；橘子含有的橘皮苷可预防冠心病和动脉硬化，有助于促使动脉粥样硬化发生逆转，适宜痛风患者食用。

食疗痛风的吃法：

橘子可以剥皮后直接吃，也可以做成蜜饯、罐头、果汁等来食用。直接吃橘子的时候，最好保留橘络一起食用，这样食疗效果更佳。另外，还可以将橘皮晒干后泡水饮用。

食用注意：

一次不宜吃过多橘子，否则会出现口干舌燥、咽喉干痛、大便秘结、皮肤变黄等症状。此外，为避免橘子对胃黏膜产生刺激而引起不适，最好不要空腹吃橘子。鲜橘皮与陈皮不同，不适合泡水饮用。

与痛风相关的营养素含量
（每100克可食部分）

营养成分	含量	与同类食物含量比较
嘌呤	2.2毫克	低
碳水化合物	11.9克	低
蛋白质	0.7克	低
脂肪	0.2克	低
膳食纤维	0.4克	低
胡萝卜素	890微克	高
维生素C	28毫克	高
钾	154毫克	中

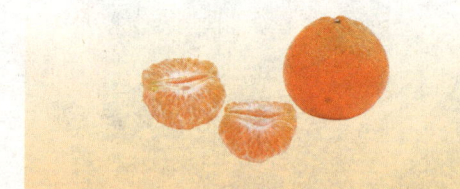

✓ 最佳营养搭配

| 橘子＋香蕉 | 润肠通便 |

| 橘子＋菠萝 | 防治急性喉炎 |

| 橘子＋桂圆 | 防治痢疾 |

| 橘子＋生姜 | 防治感冒 |

✗ 禁忌搭配

| 橘子＋白萝卜  | 引发甲状腺肿病 |

| 橘子＋兔肉 | 腹泻、损害肠胃 |

| 橘子＋牛奶 | 影响蛋白质的吸收 |

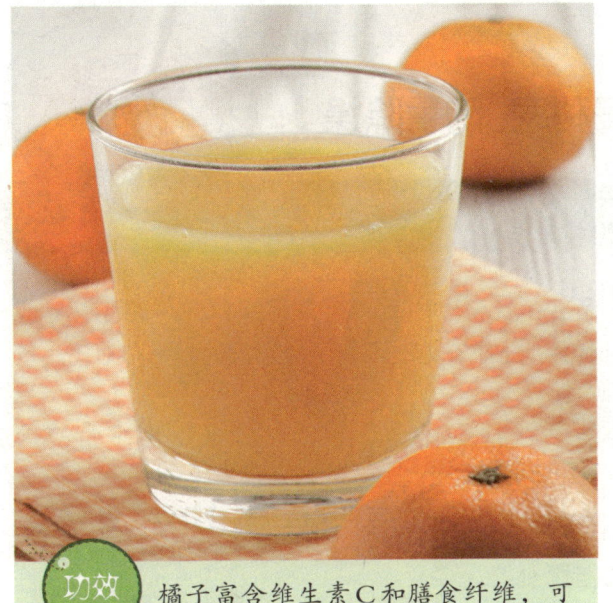

橘子汁

- **原料：** 橘子3个
- **调料：** 白糖、凉白开水各少许
- **做法：**

①将橘子去皮，取果肉按瓣分开。
②将橘子肉放入榨汁机内，加适量凉白开水，按下"蔬果汁"按钮，将橘子肉搅打成汁。
③将榨好的橘子汁倒入干净的杯子中，加入白糖，拌匀即可饮用。

功效 橘子富含维生素C和膳食纤维，可促进通便及尿酸的排泄，降低人体内的血脂和胆固醇。本品易于消化，也能使橘子对痛风和痛风并发症的食疗效果更易发挥。

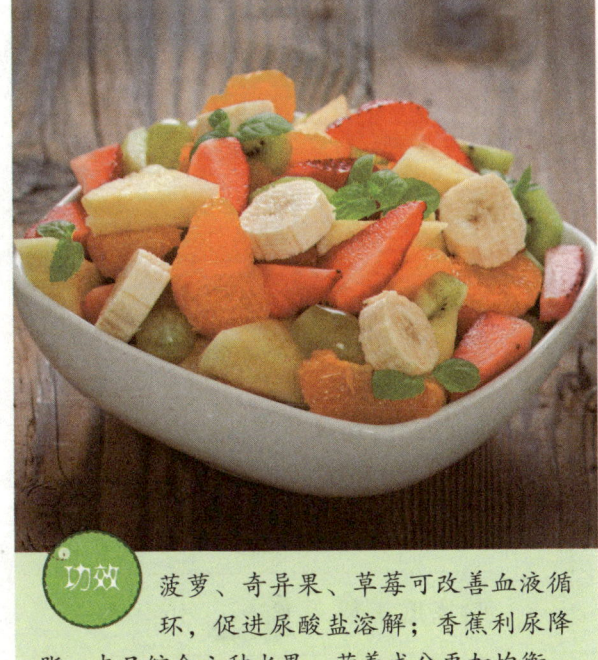

橘子沙拉

- **原料：** 橘子1个，香蕉1根，草莓3颗，青提子30克，奇异果1个，菠萝50克
- **调料：** 橄榄油、蜂蜜各适量
- **做法：**

①将菠萝去皮，取果肉用盐水浸泡10分钟，切成小块，装入盘中。
②青提子洗净，装入盘中。
③橘子去皮和橘络，按瓣分开，装入盘中。
④香蕉剥皮，取果肉切成小片，装入盘中。
⑤草莓洗净去蒂，对半切开装盘。
⑥奇异果去皮，切小块，装盘。
⑦把所有水果混合均匀，浇上橄榄油和蜂蜜拌匀即可。

功效 菠萝、奇异果、草莓可改善血液循环，促进尿酸盐溶解；香蕉利尿降脂。本品综合六种水果，营养成分更加均衡，对痛风患者可起到更好的辅助治疗作用。

哈密瓜 止渴利尿、防暑除燥

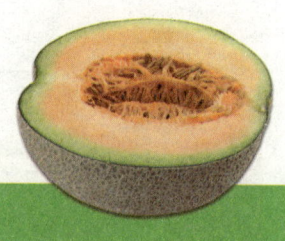

酸碱性：属于碱性食物。

对痛风的食疗功效：哈密瓜营养丰富，含有蛋白质、膳食纤维和钾等多种营养成分，而且嘌呤含量极低，能促进尿酸排出，还能够辅助人们保持正常的心率和血压，可以有效地预防痛风并发冠心病。

食疗痛风的吃法：

哈密瓜可直接生食果肉，也可做成蜜饯食用。用清水将哈密瓜洗净，去皮取果肉，切成小块，放入榨汁机中，启动"蔬果汁"按钮，榨出汁液，倒入干净的杯中，根据个人口味，加入适量蜂蜜或白糖即可。

食用注意：

哈密瓜中糖分的含量较高，所以痛风并发糖尿病患者忌食。此外，哈密瓜性偏凉，脾胃虚弱的患者不宜多吃，否则容易导致腹泻。女性月经期间宜少吃或不吃。

与痛风相关的营养素含量
（每100克可食部分）

营养成分	含量	与同类食物含量比较
嘌呤	4毫克	低
碳水化合物	7.9克	低
蛋白质	0.5克	低
脂肪	0.1克	低
膳食纤维	0.2克	低
维生素E	0.2毫克	低
维生素C	12毫克	中
钾	190毫克	中

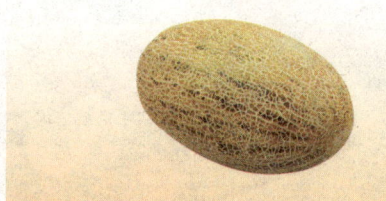

✓ 最佳营养搭配

哈密瓜 + 菠萝 　补脾胃，固元气

哈密瓜 + 李子 　美容养颜

哈密瓜 + 胡萝卜 　润肠通便

哈密瓜 + 银耳 　润肺止咳

✗ 禁忌搭配

哈密瓜 + 香蕉 　加重肾衰

哈密瓜 + 梨 　引起腹胀

哈密瓜 + 黄瓜 　破坏维生素C

哈密瓜球

● 原料：哈密瓜1个

● 做法：
①把哈密瓜切成两半，挖去瓜瓤。
②留其中一半当瓜盅备用。
③用挖球勺把另一半哈密瓜的果肉挖成球。
④把挖好的哈密瓜果肉球放入哈密瓜盅内。
⑤将装好哈密瓜球的瓜盅放入冰箱，冷藏约10分钟。
⑥取出瓜盅，即可食用。

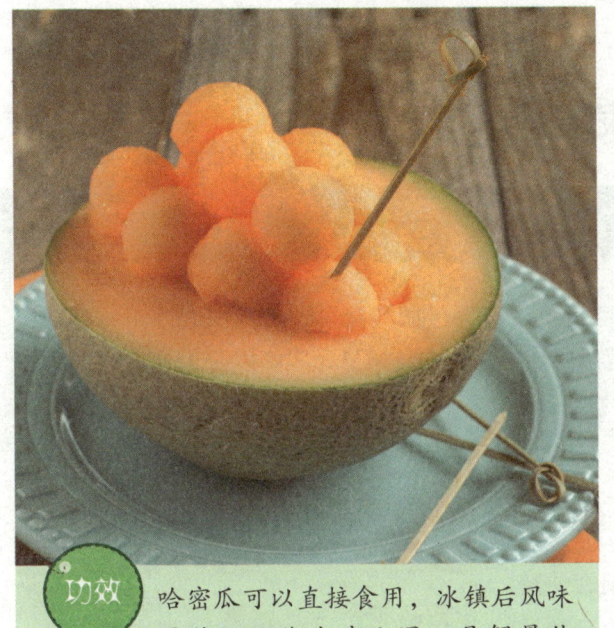

功效 哈密瓜可以直接食用，冰镇后风味更佳，且能生津止渴，是解暑佳品。哈密瓜富含蛋白质、膳食纤维和钾，能促进尿酸排出，防治痛风。

哈密瓜菠萝汁

● 原料：哈密瓜1/4个，菠萝半个

● 调料：白糖少许

● 做法：
①将哈密瓜洗净，去皮取瓜肉，切成小块，放入盘中备用。
②将菠萝去皮，取果肉放入盐水中浸泡10分钟后取出，沥干水分，切成小块。
③把切好的哈密瓜、菠萝一同放入榨汁机中，按下"蔬果汁"按钮，将放入的瓜果搅打成汁。
④将汁液倒入干净的杯中，加入白糖，拌匀即可。

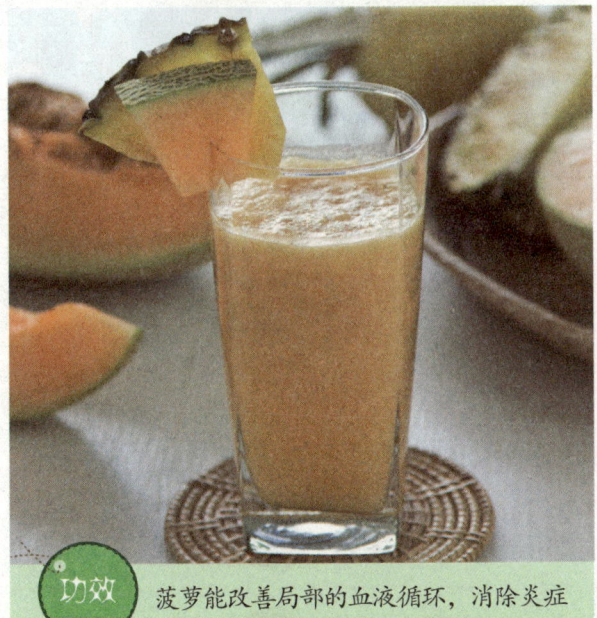

功效 菠萝能改善局部的血液循环，消除炎症和水肿；哈密瓜能促进尿酸排出。本品综合两者之长，有更好的食疗作用，适合痛风患者以及痛风并发高血压病、高脂血症患者食用。

红枣 加快尿酸溶解排出

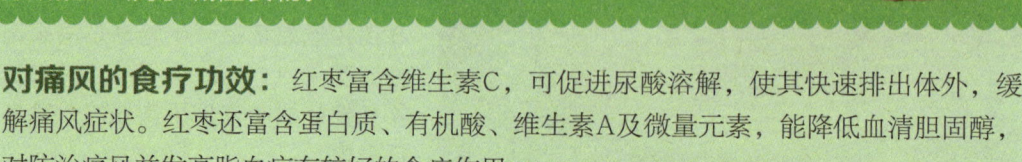

酸碱性： 属于碱性食物。

对痛风的食疗功效： 红枣富含维生素C，可促进尿酸溶解，使其快速排出体外，缓解痛风症状。红枣还富含蛋白质、有机酸、维生素A及微量元素，能降低血清胆固醇，对防治痛风并发高脂血症有较好的食疗作用。

食疗痛风的吃法：

红枣可直接吃，做馅、做糕点、熬粥、炖汤都可以，还可以做成蜜饯、枣奶酪等，常见的简单吃法就是泡水饮用。对痛风患者来说，用红枣做汤（非油腻的汤）或煮粥，是较理想的食疗方式。

! 食用注意：

小儿、成人痰多者、大便秘结者应忌食，以免助火生痰。红枣的含糖量较高，痛风并发糖尿病患者不宜食用。此外，秋季食用新鲜的红枣可以补充维生素C，但过量食用则伤脾胃。

与痛风相关的营养素含量
（每100克可食部分）

营养成分	含量	与同类食物含量比较
嘌呤	6毫克	低
碳水化合物	30.5克	中
蛋白质	1.1克	中
脂肪	0.3克	低
膳食纤维	1.9克	中
胡萝卜素	240微克	高
维生素C	243毫克	高
钾	375毫克	高

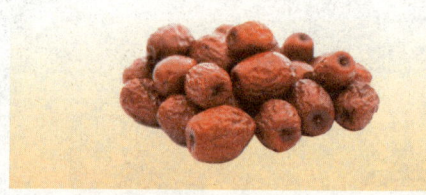

✔ 最佳营养搭配

红枣+莲子		补气和血
红枣+木瓜		滋补催乳
红枣+甘草		养心安神
红枣+乌鸡		防治月经紊乱

✗ 禁忌搭配

红枣+螃蟹		易引发寒热病
红枣+虾米		引起身体不适
红枣+葱	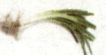	引起消化不良

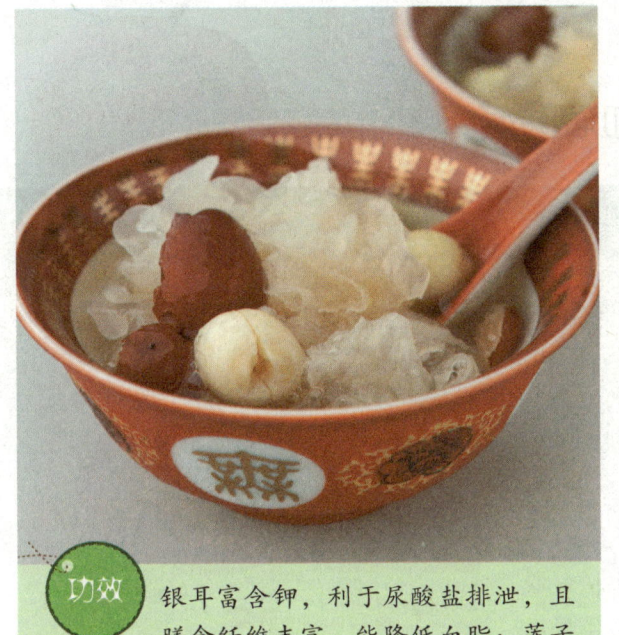

红枣银耳莲子汤

- **原料**：红枣10枚，银耳20克，莲子10克
- **调料**：蜂蜜适量
- **做法**：

①将银耳泡发，撕去黄梗部分，洗净后撕成小朵；莲子洗净，备用。
②将银耳、莲子一起放入大碗里，并加满水。
③将大碗放入蒸锅中，隔水蒸2小时，出锅前10分钟加入红枣，食用时再加入蜂蜜即可。

功效：银耳富含钾，利于尿酸盐排泄，且膳食纤维丰富，能降低血脂；莲子富含蛋白质和钾，能促进体内新陈代谢，降血压、降血糖。本品适合痛风患者食用。

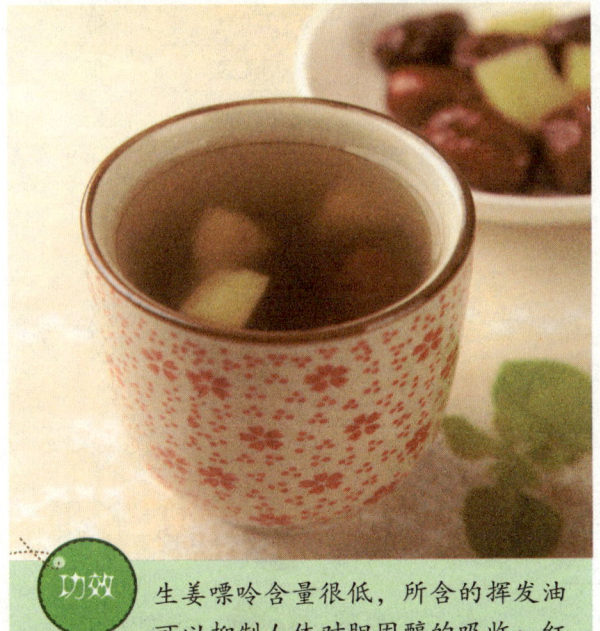

饴糖红枣姜汤

- **原料**：红枣30克，生姜15克
- **调料**：麦芽糖适量
- **做法**：

①用清水将红枣洗净，生姜去皮洗净切成小块，备用。
②净锅置于火上，加入适量的清水，放入洗净的红枣和姜片。
③盖上锅盖，大火煮沸后转小火煮15分钟至食材析出有效成分。
④揭开锅盖，往锅中加入适量的麦芽糖，搅拌均匀，将煮好的汤水盛入碗中即可。

功效：生姜嘌呤含量很低，所含的挥发油可以抑制人体对胆固醇的吸收；红枣富含矿物质，能促进尿酸溶解。本品对痛风患者和痛风并发高脂血症患者有良效。

宜吃

李子   降低血液酸度

酸碱性： 属于碱性食物。

对痛风的食疗功效： 李子含微量蛋白质、脂肪、胡萝卜素、维生素B$_1$、维生素B$_2$、维生素C、烟酸等营养素，还含有钾、钙、磷、铁等矿物质。李子能降低血液和尿液的酸度，促进尿酸排泄，还有较强的利尿作用，对痛风患者更为有益。

食疗痛风的吃法：

李子可以洗净后直接生吃，也可以去核，取果肉榨出果汁，再调味饮用，还可以用果汁做料制作蛋糕或者饼干类食品。饮用李子汁时要注意，每次饮用25毫升为佳，每日3次。

食用注意：

切记不可将李子与雀肉同食，同食对人体内脏损伤极大，严重时可致人死亡。李子虽然营养丰富，但含高量的果酸，多吃易引起胃痛，伤筋骨，所以肠胃功能不佳者宜少量食用或者忌食。

与痛风相关的营养素含量
（每100克可食部分）

营养成分	含量	与同类食物含量比较
嘌呤	4.2毫克	低
碳水化合物	8.7克	低
蛋白质	0.7克	低
脂肪	0.2克	低
膳食纤维	0.9克	低
维生素C	5毫克	低
铁	0.6毫克	中
钾	144毫克	中

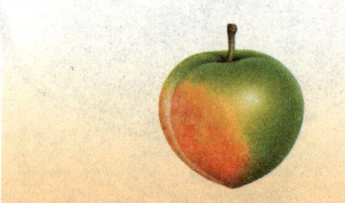

✓ 最佳营养搭配

李子+牛奶		养气补血
李子+菠萝		消脂减肥
李子+绿茶		清热利湿、活血
李子+香蕉		美容养颜

✗ 禁忌搭配

李子+鸭蛋		伤脾胃
李子+鸡蛋		易引起腹泻
李子+鸡肉		易引起腹泻

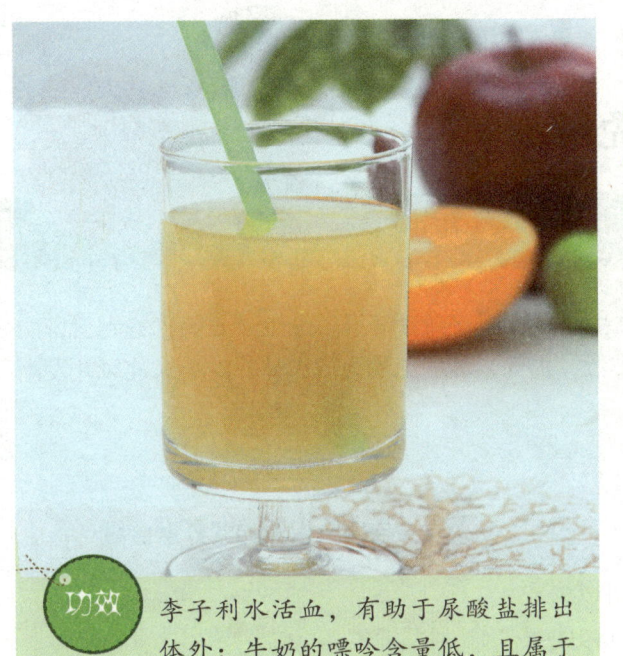

李子牛奶饮

- 原料：李子2个，牛奶200克
- 调料：蜂蜜适量
- 做法：

①用清水将李子洗净，去核取肉。
②将李子肉、牛奶放入备好的榨汁机中。
③盖上榨汁机盖，按下"蔬果汁"按钮，进行榨汁。
④将榨好的果汁倒入干净的杯中。
⑤加入蜂蜜搅拌均匀，即可饮用。

功效：李子利水活血，有助于尿酸盐排出体外；牛奶的嘌呤含量低，且属于碱性食物，利于尿酸的溶解及排泄。本品营养丰富，口味清新，是痛风患者的理想食品。

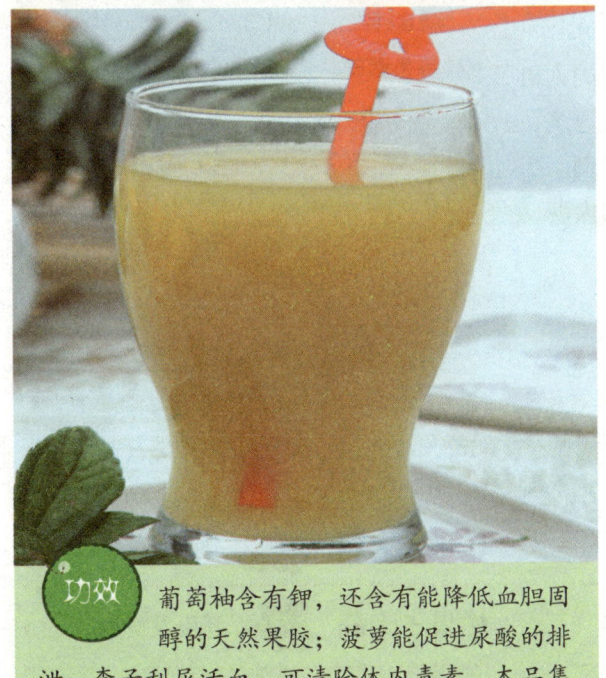

李子菠萝汁

- 原料：葡萄柚半个，菠萝适量，李子5枚
- 调料：蜂蜜适量
- 做法：

①将菠萝去皮洗净，切小块后放入盘中备用。
②将葡萄柚去皮，取果肉切成均匀小块，放入盘中备用。
③将李子洗净，果肉对半切开，去核，放入盘中备用。
④将所有材料放入榨汁机中搅打成汁，将果汁过滤后倒入干净的杯中。
⑤加入蜂蜜，拌匀后即可饮用。

功效：葡萄柚含有钾，还含有能降低血胆固醇的天然果胶；菠萝能促进尿酸的排泄；李子利尿活血，可清除体内毒素。本品集三种水果之长，对缓解痛风症状效果更佳。

 宜吃

杧果 提高免疫力

酸碱性：属于碱性食物。

对痛风的食疗功效：杧果富含维生素C、钾、膳食纤维、维生素E等营养元素，能够降低人体内的血脂，促进尿酸的排泄，提高人体的免疫力。因此，杧果对痛风并发高血压病有良好的防治效果。

食疗痛风的吃法：

杧果可以剥皮后直接食用果肉，也可以去皮取果肉，切成小块，放入榨汁机中榨成果汁，然后根据个人口味加入蜂蜜、白糖之类直接饮用。杧果汁也可做料制成冰淇淋、饼干之类的食品。

! 食用注意：

杧果性质带湿毒，患有皮肤病或肿瘤的人群应避免食用。正常人也不宜一次食入过多，临床有因过量食用杧果导致肾炎的病例。另外，要避免与其他辛辣食物同食，如大蒜，以免造成皮肤发黄。

与痛风相关的营养素含量
（每100克可食部分）

营养成分	含量	与同类食物含量比较
嘌呤	2毫克	低
碳水化合物	8.3克	低
蛋白质	0.6克	低
脂肪	0.2克	低
膳食纤维	1.3克	中
维生素E	1.21毫克	中
维生素C	23毫克	中
钾	138毫克	中

✓ 最佳营养搭配

杧果+冰淇淋	生津止渴
杧果+蜂蜜	防止晕车
杧果+木瓜	美肤养颜
杧果+猪肉	治疗鼻出血

✗ 禁忌搭配

杧果+大葱	易引发黄疸
杧果+大蒜	易引发黄疸
杧果+竹笋	降低营养

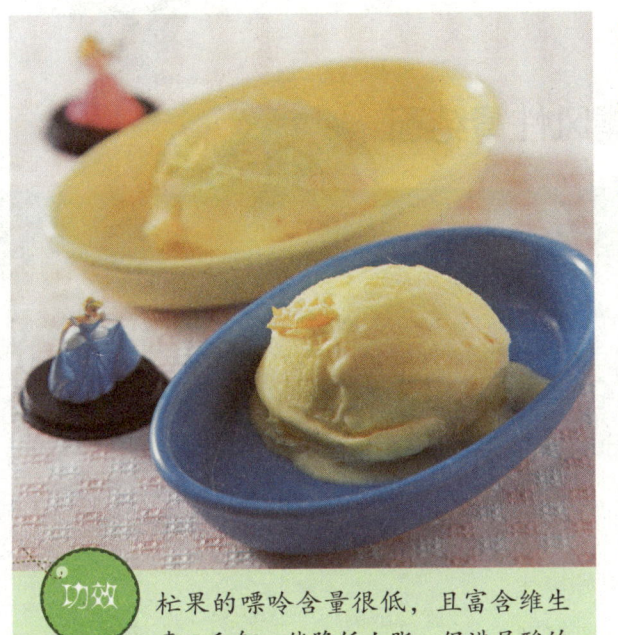

鲜杧果冰淇淋

● 原料：杧果泥600克，蛋黄4个，砂糖150克，鲜奶250毫升，奶油适量

● 做法：

① 将蛋黄、砂糖放入钢盆内，打至颜色变乳白色，再慢慢加入鲜奶拌匀。拌匀后移到炉火上，用小火加热，边煮边搅至浓稠即可熄火。

② 待冷却后，加入杧果泥拌匀，再加入奶油混合均匀，拌好后分成两半倒入两个不锈钢浅盘中，抹平表面，放入冰箱中冷冻。

③ 约2小时后取出，用大汤匙刮松，再放入冷冻库内，如此重复2次即可。

功效 杧果的嘌呤含量很低，且富含维生素C和钾，能降低血脂，促进尿酸的溶解与排泄；鲜奶和奶油富含脂肪和蛋白质，能提供热量。本品是痛风患者的美味食品。

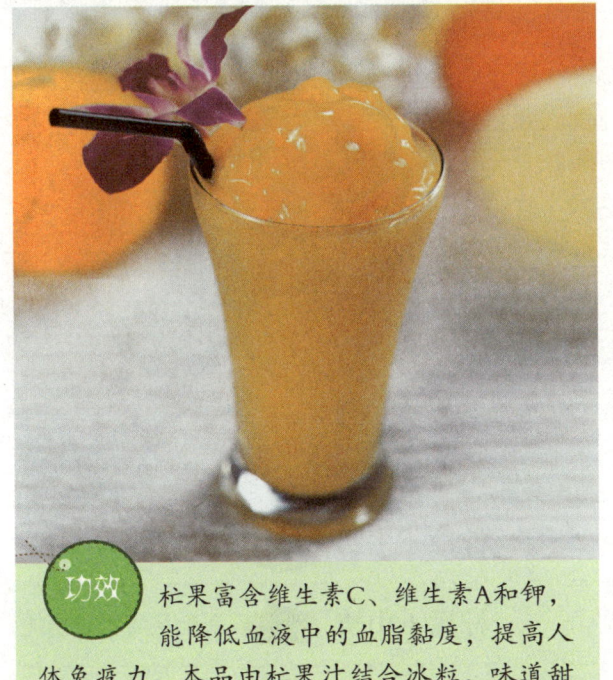

杧果飘雪

● 原料：杧果1个，糖水30毫升

● 做法：冰粒适量

① 将杧果去皮、核，取果肉切成小块，放入搅拌机中。

② 启动搅拌机，把杧果肉搅打成浆汁状。

③ 往搅拌机中加入糖水、冰粒搅拌成雪状。

④ 将搅拌机中的浆液倒入干净的杯中，再在杯边饰以兰花即可。

功效 杧果富含维生素C、维生素A和钾，能降低血液中的血脂黏度，提高人体免疫力。本品由杧果汁结合冰粒，味道甜美，不仅可防治痛风，还可明目、降低血压。

柠檬 防治痛风性肾结石

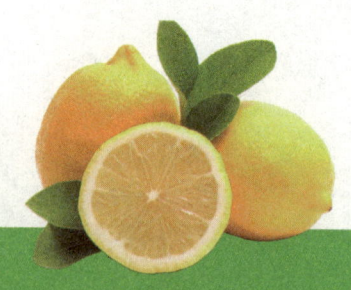

酸碱性： 属于强碱性食物。

对痛风的食疗功效： 柠檬中富含的柠檬酸有收缩、增固毛细血管，降低通透性，提高凝血功能和增加血小板数量的作用，可缩短凝血时间和出血时间。同时，柠檬中丰富的维生素C、钾、钙等营养物质可增强人体造血功能，对防治痛风有良好的辅助作用。

食疗痛风的吃法：

由于柠檬太酸，不宜直接食用。所以柠檬适宜配菜食用或者榨汁饮用，每次一两片即可，或与适量胖大海泡水饮用亦可。此外，柠檬还可以入汤调味，或制成果酱食用。泡水或入汤对痛风患者更为适宜。

食用注意：

因柠檬酸能生热，因此发热、胃溃疡、胃酸、龋齿、糖尿病等患者应少食或忌食。另外，一次性食用过多柠檬会对牙齿和肠胃造成损伤，因此喝柠檬水要适量，每天不宜超过1000毫升。

与痛风相关的营养素含量
（每100克可食部分）

营养成分	含量	与同类食物含量比较
嘌呤	3.4毫克	低
碳水化合物	6.2克	低
蛋白质	1.1克	中
脂肪	1.2克	中
膳食纤维	1.3克	中
维生素E	1.14毫克	中
维生素C	22毫克	中
钾	209毫克	中

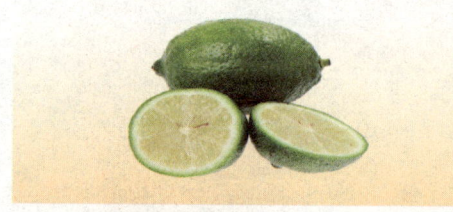

最佳营养搭配

柠檬 + 蜂蜜 生津止渴

柠檬 + 红茶 利尿去毒

柠檬 + 香菇 治风破血

柠檬 + 莲藕 降血脂

禁忌搭配

柠檬 + 牛奶 影响蛋白质吸收

柠檬 + 山楂 影响肠胃消化功能

柠檬 + 橘子 导致消化道溃疡

柠檬蜜水

● **原料**：柠檬1个，蜂蜜15毫升

● **调料**：盐少许，温开水适量

● **做法**：

①用盐水将柠檬洗干净，然后切成薄片。

②将切好的柠檬片放入备好的榨汁机中，启动榨汁机，榨出柠檬汁。

③往榨汁机中的柠檬原汁内加入蜂蜜和500毫升温开水。

④将蜜水搅拌均匀，倒入干净的杯中即可饮用。

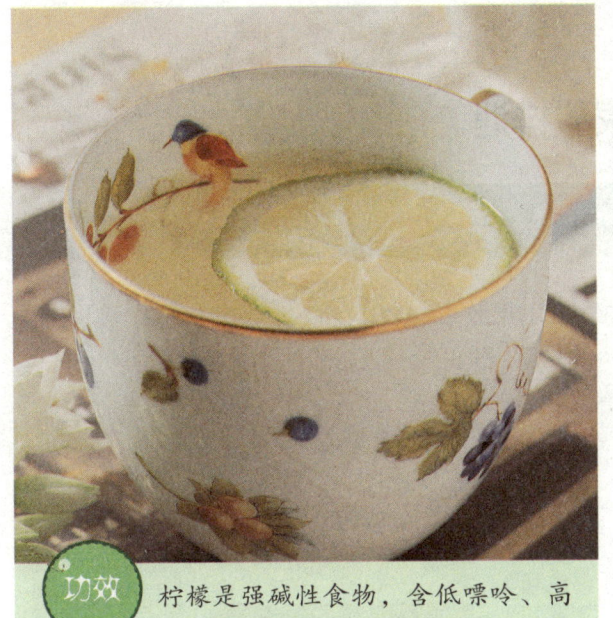

功效：柠檬是强碱性食物，含低嘌呤、高钾，利于尿酸溶解；蜂蜜能净化血液，增强心脑血管功能。本品酸甜可口，营养丰富，可防治痛风并发高脂血症。

冻柠茶

● **原料**：柠檬1个，冰块适量，红茶茶汤150毫升

● **调料**：糖水适量

● **做法**：

①将冰块放入干净的杯中。

②往装有冰块的杯中倒入备好的红茶茶汤、糖水。

③用清水将柠檬洗干净，切成均匀的薄片。

④取1~2片切好的柠檬，置于杯沿浸泡即可。

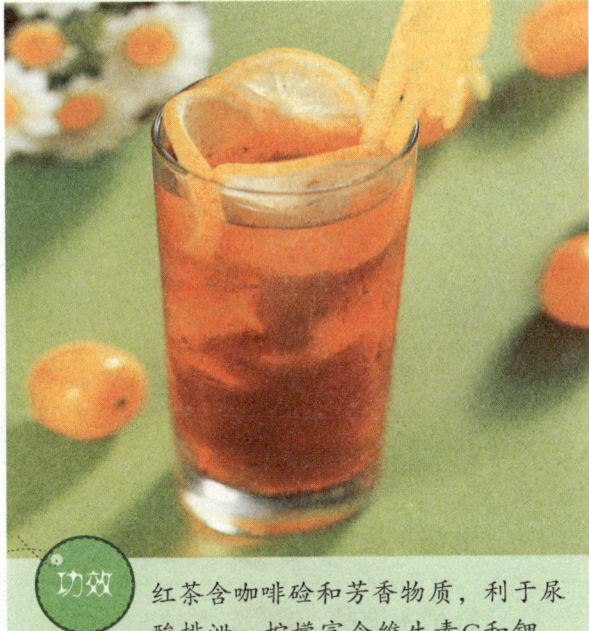

功效：红茶含咖啡碱和芳香物质，利于尿酸排泄；柠檬富含维生素C和钾，可净化血液成分，改善血液循环。故本品具有很好的防治痛风的作用。

宜吃

枇杷   促进尿酸排泄

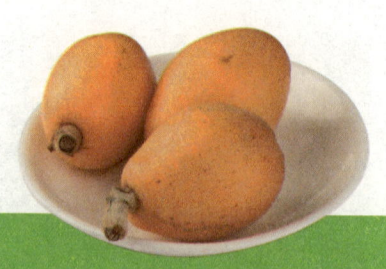

酸碱性： 属于碱性食物。

对痛风的食疗功效： 枇杷富含纤维素、果胶、胡萝卜素、苹果酸、柠檬酸、钾、磷、铁、钙、维生素A、维生素B族、维生素C等，能促进尿酸排泄，减少尿酸沉积，清热消炎，能够缓解痛风引起的关节肿痛。

食疗痛风的吃法：

枇杷可以直接食用，每日一两枚即可。也可将枇杷去皮和核，加冰糖和适量清水，熬煮饮用。另外，枇杷还可以制成罐头、果酱、果酒。相对而言，用枇杷煮糖水更适合痛风患者饮用。

食用注意：

大多数人均可食用，但是脾胃虚寒、糖尿病患者要谨慎食用或忌食。枇杷仁带有轻微毒性，生吃会释放出微量氰化物，所以在食用枇杷时最好去除枇杷仁。

与痛风相关的营养素含量
（每100克可食部分）

营养成分	含量	与同类食物含量比较
嘌呤	1.3毫克	低
碳水化合物	9.3克	低
蛋白质	0.8克	低
脂肪	0.2克	低
膳食纤维	0.8克	低
维生素P	0.24微克	高
维生素C	8毫克	低
钠	4毫克	低
钾	122毫克	中

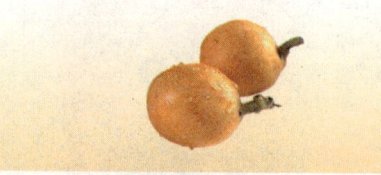

✓ 最佳营养搭配

枇杷＋冰糖		清肺、化痰止咳
枇杷＋蜂蜜		治伤风感冒
枇杷＋海蜇		清热、化痰、止咳

✗ 禁忌搭配

枇杷＋热面		引起身体不适
枇杷＋海味		影响蛋白质吸收
枇杷＋胡萝卜		破坏营养素

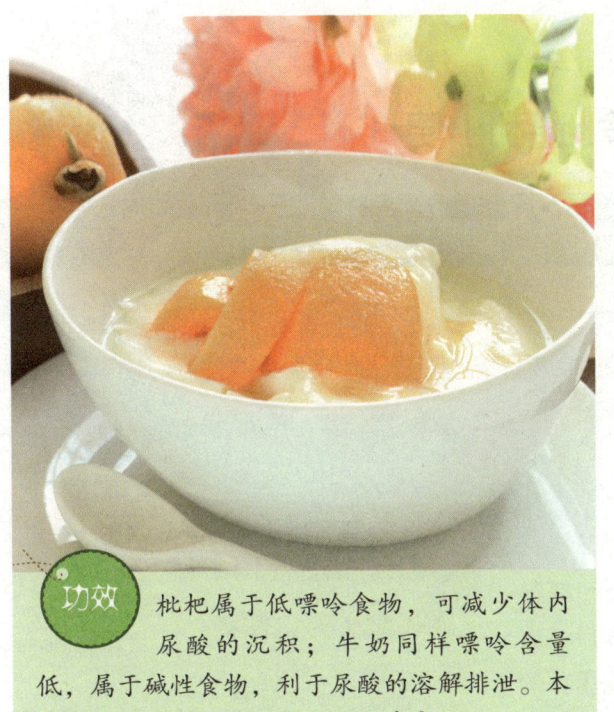

枇杷糖水

- 原料：枇杷4个，牛奶50毫升
- 调料：冰糖适量
- 做法：

①把枇杷洗净去皮、蒂，对半切开，去核，备用。
②把切好的枇杷和冰糖放入炖盅里。
③往净锅中加入适量清水，将炖盅放入锅中，隔水蒸10分钟。
④取出炖盅，放凉后往枇杷上淋入牛奶，静置片刻即可食用。

功效 枇杷属于低嘌呤食物，可减少体内尿酸的沉积；牛奶同样嘌呤含量低，属于碱性食物，利于尿酸的溶解排泄。本品对缓解痛风引起的疼痛症状有良效。

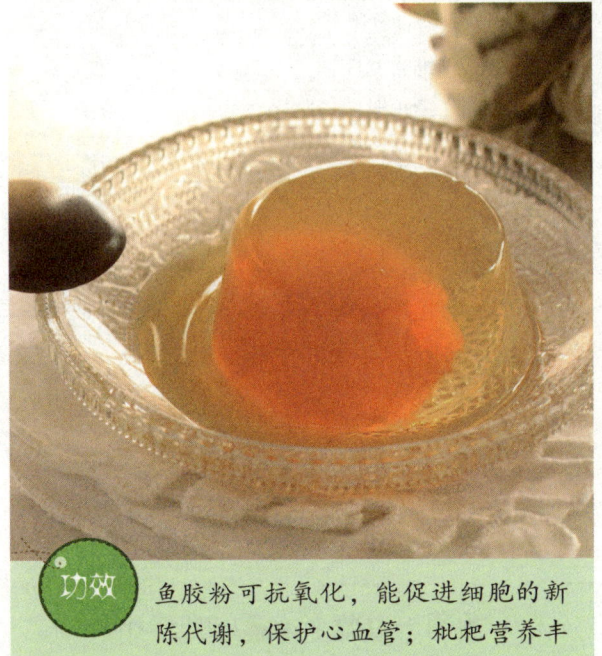

枇杷果冻爽

- 原料：枇杷2个，鱼胶粉40克，纯净水400毫升，热开水适量
- 调料：白砂糖50克
- 做法：

①将鱼胶粉倒入碗中，加入400毫升纯净水，使鱼胶粉充分吸收水分。
②往20毫升热开水中加入白砂糖，不停搅拌使白砂糖溶化，放凉。
③往糖水中加入鱼胶粉水并搅匀，倒入果冻模中至八分满。
④在每个模具中放入枇杷，然后把装满的果冻模放入冰箱中，冷藏3~4小时至其凝固即可。

功效 鱼胶粉可抗氧化，能促进细胞的新陈代谢，保护心血管；枇杷营养丰富，滋阴润肺，可降低血尿酸。本品口感润滑，易消化，更易发挥缓解痛风的食疗作用。

葡萄 低嘌呤、通利小便

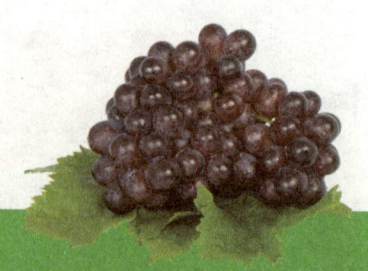

酸碱性： 属于强碱性食物。

对痛风的食疗功效： 葡萄营养丰富，且易于吸收。葡萄含有丰富的钾元素和维生素C，而嘌呤含量非常低，属于强碱性食物，能够促进人体中尿酸的排泄，缓解痛风带来的不适。

食疗痛风的吃法：

葡萄可以直接吃，洗净后连皮一起吃可获得更多的营养成分。或者将葡萄洗干净后，放入榨汁机中榨成果汁，过滤后即可饮用。葡萄汁每天饮用3杯为宜。

食用注意：

吃葡萄后不能立刻喝水，否则很快就会引起腹泻，但是这种腹泻不是由细菌引起的，所以泻完后会不治而愈。另外，葡萄与水产品的食用时间应间隔4个小时以上。糖尿病患者和便秘者不宜多吃。

与痛风相关的营养素含量
（每100克可食部分）

营养成分	含量	与同类食物含量比较
嘌呤	0.9毫克	低
碳水化合物	10.3克	低
蛋白质	0.5克	低
脂肪	0.2克	低
膳食纤维	0.4克	低
维生素E	0.7毫克	低
维生素C	25毫克	中
钾	104毫克	中

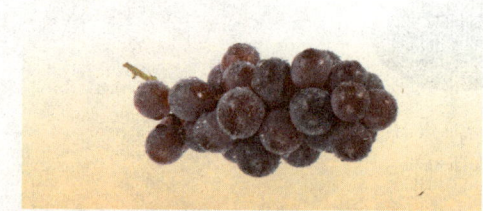

✓ 最佳营养搭配

葡萄+柠檬 排毒瘦身

葡萄+枸杞 补血

葡萄+山药 补虚养身

葡萄+薏米 健脾利湿

✗ 禁忌搭配

葡萄+开水 易引起腹胀

葡萄+白萝卜 引起甲状腺肿胀

葡萄+虾 刺激肠胃道

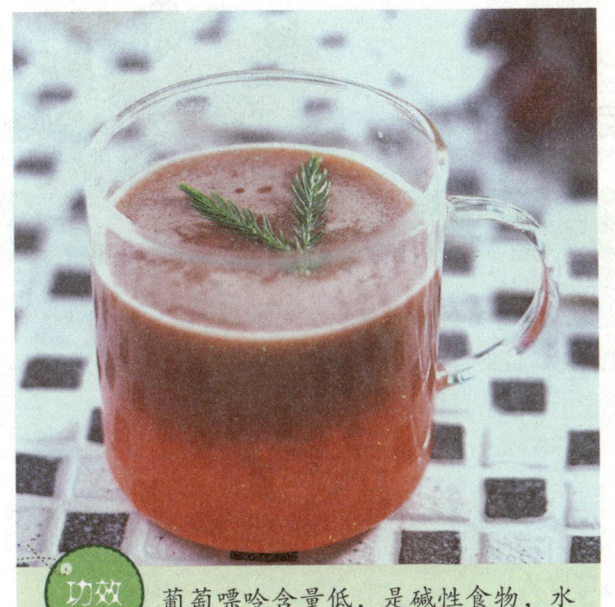

葡萄汁

- 原料：葡萄200克，矿泉水100毫升
- 调料：白糖适量
- 做法：

①将葡萄用清水洗净，备用。
②把葡萄、适量的白糖和矿泉水放入榨汁机中，盖上盖，启动榨汁机，进行榨汁。
③把榨好的葡萄汁过滤后倒入干净的杯中。
④往葡萄汁中加入白糖，搅拌均匀至白糖溶解，即可饮用。

功效 葡萄嘌呤含量低，是碱性食物，水分含量高，具有利尿和减少血尿酸的功效。本品含糖量高，可为痛风患者提供热量与辅助疗效，但痛风并发糖尿病患者慎食。

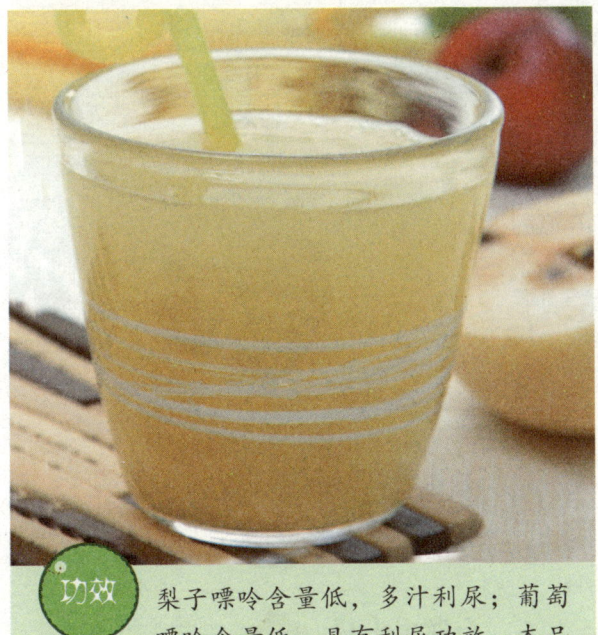

梨子葡萄柠檬汁

- 原料：梨子1个，香瓜适量，葡萄8枚，柠檬适量
- 调料：蜂蜜少许
- 做法：

①将菠萝去皮洗净，切小块，放入盘中备用。
②将葡萄去皮、籽，取果肉，放入盘中备用。
③将梨子洗净，对半切开，去核，放入盘中备用。
④将所有材料放入榨汁机中榨成汁，滤出果汁倒入干净的杯中，加入蜂蜜，拌匀即可。

功效 梨子嘌呤含量低，多汁利尿；葡萄嘌呤含量低，具有利尿功效。本品酸甜可口，可以缓解痛风引起的关节疼痛，还可以清理血液中的代谢废物。

石榴 促进尿酸排泄

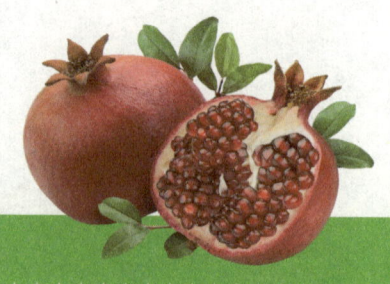

酸碱性：属于碱性食物。

对痛风的食疗功效：石榴属浆果类，含有多种营养成分，如糖、酸、磷、钙、铁等。石榴富含维生素E和多酚，可抗氧化、涩肠止血，还可很好地降低血脂，促进尿酸的排泄，可作为治疗痛风的辅助食物。

食疗痛风的吃法：

石榴可以生食，也可以榨汁饮用，还可以将石榴酿酒，也有很好的风味和食疗效果。石榴皮可晒干后泡水饮用。

食用注意：

石榴酸涩有收敛作用，感冒、急性盆腔炎、尿道炎等患者慎食；大便秘结者应忌食；多食石榴会伤肺损齿。此外，洗石榴时，不要把石榴蒂摘掉，不然石榴若放在水中浸泡，残留的农药会随水进入果实内部，污染果肉。也不要用任何清洁剂浸泡石榴，清洁剂很难清洗干净，容易残留在果肉中。

与痛风相关的营养素含量
（每100克可食部分）

营养成分	含量	与同类食物含量比较
嘌呤	0.8毫克	低
碳水化合物	18.7克	低
蛋白质	1.4克	低
脂肪	0.2克	低
膳食纤维	4.7克	中
维生素E	4.91毫克	高
维生素C	9毫克	低
钾	231毫克	高

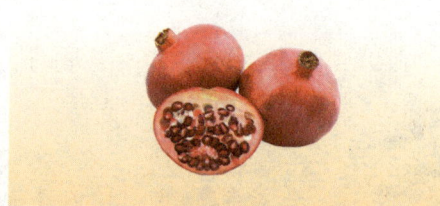

✓ 最佳营养搭配

石榴＋梨		利尿降脂
石榴＋生姜		增加食欲
石榴＋槟榔		祛虫
石榴＋冰糖		镇静安神

✗ 禁忌搭配

石榴＋螃蟹		刺激肠胃
石榴＋土豆		易引起腹痛
石榴＋带鱼		易引起腹痛腹泻

石榴水果牛奶饮

● 原料：石榴120克，雪梨100克，香蕉少许，牛奶90毫升

● 做法：
① 将石榴取果肉粒，备用。
② 将雪梨取果肉，切小块。
③ 取榨汁机，倒入石榴果粒。
④ 注入适量纯净水，盖好盖子。
⑤ 选择第一档，榨取石榴汁。
⑥ 倒出果汁，装入杯中，备用。
⑦ 将切好的雪梨、香蕉和牛奶放入榨汁机中。
⑧ 倒入榨好的石榴汁，盖好盖子。
⑨ 选择第一档，榨出汁水。
⑩ 断电后倒出榨好的果汁，装入杯中即可。

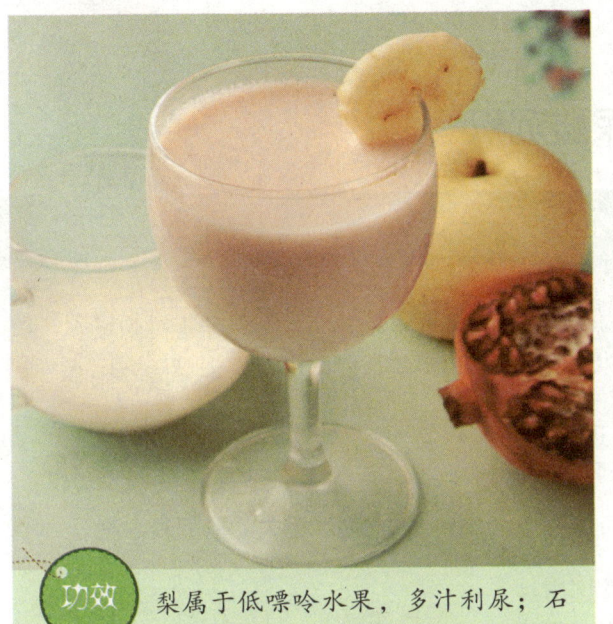

功效　梨属于低嘌呤水果，多汁利尿；石榴高钾低糖，能利尿并补充人体水分。本品甘甜爽口，两种水果的功效相辅相成，特别适合痛风并发糖尿病患者饮用。

石榴汁

● 原料：石榴果肉150克

● 调料：蜂蜜、纯净水各少许

● 做法：
① 将石榴洗净，去皮，取果肉备用。
② 取榨汁机，选择搅拌刀座组合，倒入石榴肉。
③ 注入适量的纯净水，盖好盖子。
④ 选择"榨汁"功能，榨取果汁。
⑤ 断电后倒出石榴汁，装入干净的杯中。
⑥ 加入蜂蜜拌匀即可。

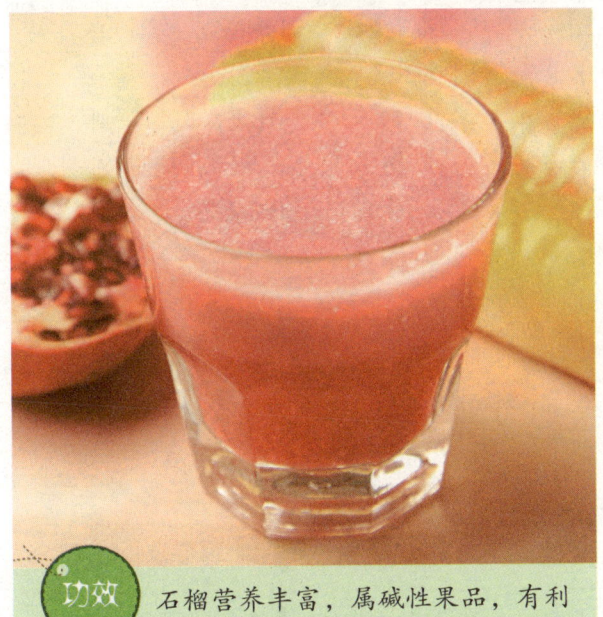

功效　石榴营养丰富，属碱性果品，有利于尿酸溶解排出。石榴汁含多种氨基酸和微量元素，可以软化血管、降血脂。本品对痛风并发糖尿病患者有较好的疗效。

桃子 防止尿酸沉积

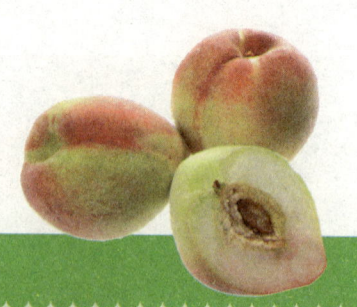

酸碱性： 属于碱性食物。

对痛风的食疗功效： 桃属于高钾低钠水果，还富含钙、镁、多种维生素和果胶，是典型的碱性食物，能降低血液和尿液的酸度，防止尿酸在体内沉积，促进尿酸排泄，适合痛风患者食用。

食疗痛风的吃法：

桃子可以直接吃，或者榨成新鲜果汁饮用，也可以制成罐头、果脯、果酱等食用。但新鲜的食用方法可获得更好的食疗效果。

食用注意：

未成熟的桃子不能吃，否则会引起腹胀或生疖痈。桃子性热，成熟的桃子也不能一次吃太多，否则会令人体内上火。烂桃子绝对不可以吃，因为烂桃容易诱发多种疾病。此外，胃肠功能不良者、老人、小孩不宜多吃，以免加重肠胃的负担。

与痛风相关的营养素含量
（每100克可食部分）

营养成分	含量	与同类食物含量比较
嘌呤	1.3毫克	低
碳水化合物	12.2克	低
蛋白质	0.9克	低
脂肪	0.1克	低
维生素E	1.54毫克	中
维生素C	7毫克	低
铁	0.8毫克	中
钠	5.7毫克	中
钾	160毫克	中

✔ 最佳营养搭配

桃子＋牛奶 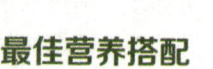	滋养皮肤
桃子＋燕麦	益气养胃
桃子＋茶叶	敛汗、止血
桃子＋莴笋	营养丰富

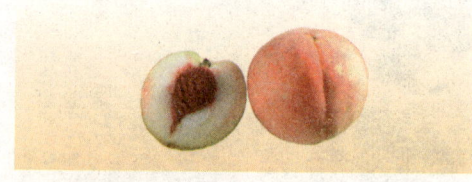

✘ 禁忌搭配

桃子＋甲鱼	易导致心痛
桃子＋白酒	呕吐、心跳加快
桃子＋白萝卜	破坏维生素C

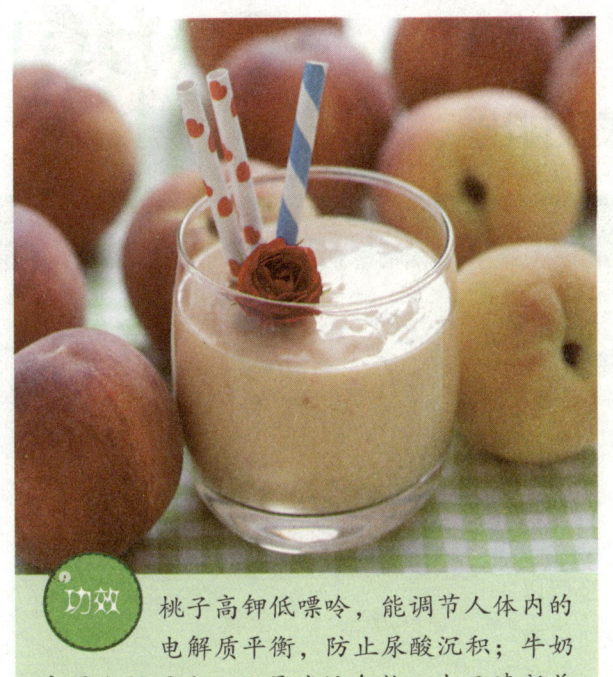

桃汁

- **原料**：桃2个，鲜牛奶200毫升，
- **调料**：蜂蜜少许
- **做法**：

①用清水将桃子洗净，去皮、核，取果肉切成均匀的小块。
②将切好的桃肉与牛奶一同倒入榨汁机中，启动榨汁机，进行榨汁。
③榨好汁后，将桃汁倒入干净的杯子中，加入蜂蜜，拌匀即可。

功效　桃子高钾低嘌呤，能调节人体内的电解质平衡，防止尿酸沉积；牛奶高蛋白低嘌呤，且属碱性食物。本品清新美味，营养丰富，是痛风患者理想的饮品。

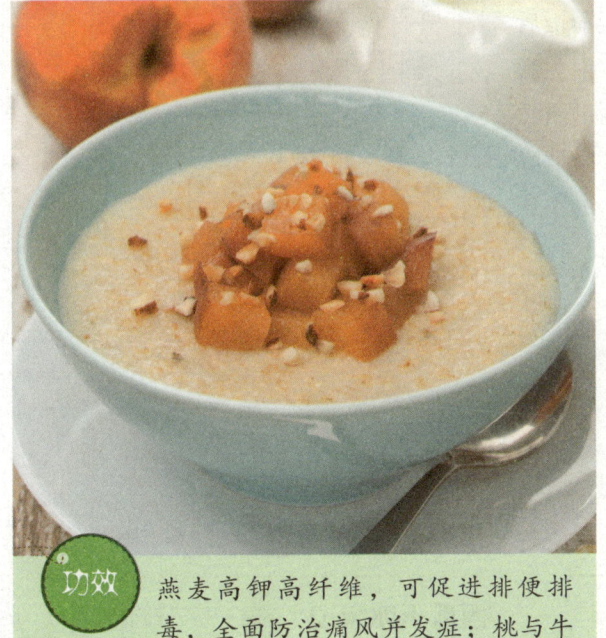

桃子燕麦牛奶羹

- **原料**：桃子1个，燕麦100克，牛奶300毫升，核桃2个
- **调料**：蜂蜜适量
- **做法**：

①用清水将桃子洗净，去皮、核，取果肉切成小块。
②把核桃仁敲碎，备用。
③把燕麦洗净后，连同切好的桃子、牛奶一起放入炖盅里，隔水炖煮至熟。
④取出炖盅，浇上蜂蜜，撒上核桃仁即可。

功效　燕麦高钾高纤维，可促进排便排毒，全面防治痛风并发症；桃与牛奶都属低嘌呤的碱性食物，利于尿酸排泄。本品食材相辅相成，能缓解痛风及痛风并发症。

西瓜 利于尿酸排出

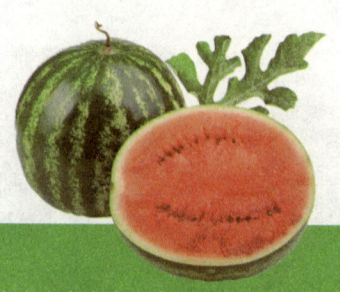

酸碱性：属于碱性食物。

对痛风的食疗功效： 西瓜富含矿物质，是典型的碱性食物，能使尿液碱性化，从而增加尿酸在尿液中的可溶性，促进尿酸排出；此外，西瓜具有极强的利尿作用，对痛风患者大有益处。

食疗痛风的吃法：

西瓜可以直接食用，也可榨汁饮用，还可以制成西瓜酱或者沙拉食用。西瓜皮也可以做成菜肴。

与痛风相关的营养素含量
（每100克可食部分）

营养成分	含量	与同类食物含量比较
嘌呤	1.1毫克	低
碳水化合物	5.8克	低
蛋白质	0.6克	低
脂肪	0.1克	低
膳食纤维	0.3克	低
维生素C	6毫克	低
水分	93.3毫克	高
钾	87毫克	低

！食用注意：

糖尿病患者应少食，建议在两餐之间食用；脾胃虚寒，湿盛便溏者不宜食用。饭前饭后半个小时内不宜吃西瓜或尽量少吃，以免影响肠胃消化。另外，大热天里吃冰西瓜虽然感觉很舒服，但对胃的刺激很大，容易造成脾胃损伤，所以不宜吃太凉的西瓜，也不宜吃太多凉的西瓜。

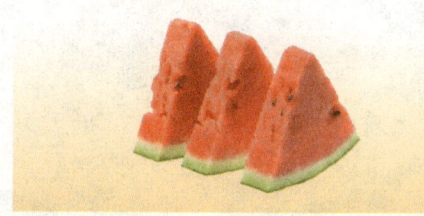

✓ 最佳营养搭配

西瓜 + 冰糖 清热除烦

西瓜 + 西红柿 健胃消食

西瓜 + 鳝鱼 补虚损、祛风湿

西瓜 + 冬瓜 祛热除烦、利尿

✗ 禁忌搭配

西瓜 + 油条 易导致呕吐

西瓜 + 冰激凌 易导致腹泻

西瓜 + 猕猴桃 易导致营养流失

西瓜汁

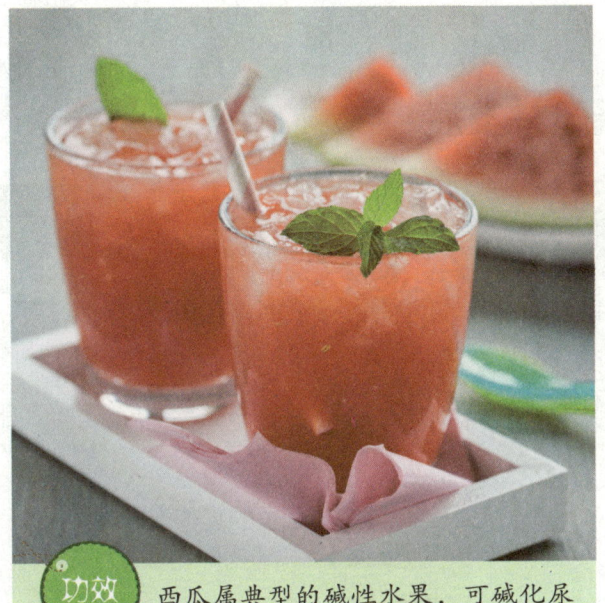

- **原料**：西瓜1/4个，冰块10块
- **调料**：冰糖5克
- **做法**：
  ①用清水将西瓜洗净，去皮、籽，取果肉，备用。
  ②将西瓜肉切成均匀的小块，装盘备用。
  ③把切好的西瓜肉、冰块和冰糖放入榨汁机中。
  ④启动榨汁机，榨出果汁。
  ⑤取干净的杯子，倒入榨好的西瓜汁，即可饮用。

功效 西瓜属典型的碱性水果，可碱化尿液，促进尿酸盐的溶解与排泄。西瓜含水量很高，利尿。本品不仅消暑生津，还可有效缓解夏季急性发作期的痛风病症。

西瓜沙拉

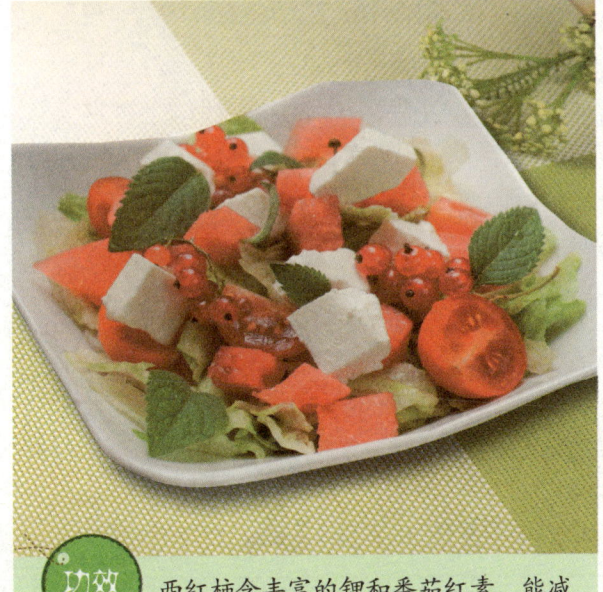

- **原料**：西瓜、西红柿、奶酪、包菜各适量
- **做法**：
  ①用清水将包菜洗净，撕成小块后放在盘底。
  ②将西瓜去皮切小块，备用。
  ③将西红柿洗净，用开水焯烫后去皮，切小块，备用。
  ④把备好的奶酪切成小块，备用。
  ⑤把切好的西瓜、西红柿、奶酪混合均匀，装盘即可。

功效 西红柿含丰富的钾和番茄红素，能减少体内的尿酸和嘌呤；奶酪、包菜、西瓜同属于低嘌呤食物。本品荟萃食物精华，营养丰富，对痛风患者大有益处。

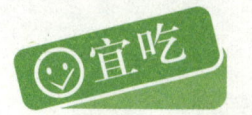

香蕉 缓解痛风并发症

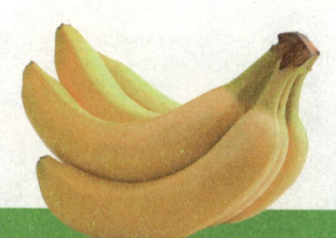

酸碱性： 属于强碱性食物。

对痛风的食疗功效： 香蕉是低热量、低脂肪、低胆固醇食物，有利于减肥降脂，非常适合痛风并发肥胖症、高脂血症患者食用；香蕉富含钾元素，能减少尿酸沉积，促进尿酸排出体外，不过痛风并发肾病患者不宜多食。

食疗痛风的吃法：

香蕉可以直接食用，或者取果肉与冰糖、大米等食材熬粥食用，还可以取果肉榨汁饮用。另外，香蕉制成干品食用亦可。

食用注意：

有慢性肠炎、虚寒腹泻、经常大便溏薄、急性肾炎、慢性肾炎、风寒感冒咳嗽、糖尿病、胃酸过多、关节炎、肌肉疼痛、女子月经来潮期间痛经等症的患者忌食。另外，香蕉是促进胃肠道蠕动的食物。若在空腹时吃香蕉，肠胃中没有足够可供消化的食物，使肠胃的运动加快，促进血液循环，会增加心脏的负荷，容易引发心肌梗死。

与痛风相关的营养素含量
（每100克可食部分）

营养成分	含量	与同类食物含量比较
嘌呤	1.2毫克	低
碳水化合物	22克	中
蛋白质	1.4克	低
脂肪	0.2克	低
膳食纤维	1.2克	低
维生素E	0.2毫克	低
维生素C	8毫克	低
钾	256毫克	高

✓ 最佳营养搭配

香蕉 + 蓝莓	防止脑神经衰老
香蕉 + 牛奶	生津润肠
香蕉 + 土豆	防癌抗癌
香蕉 + 芝麻	养心安神、补脾

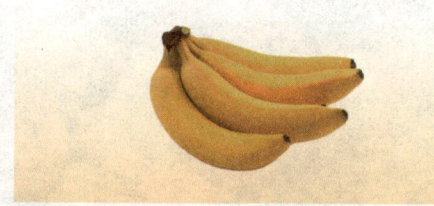

✗ 禁忌搭配

香蕉 + 芋头	易导致腹胀
香蕉 + 红薯	易引起身体不适
香蕉 + 菠萝	易增加钾浓度

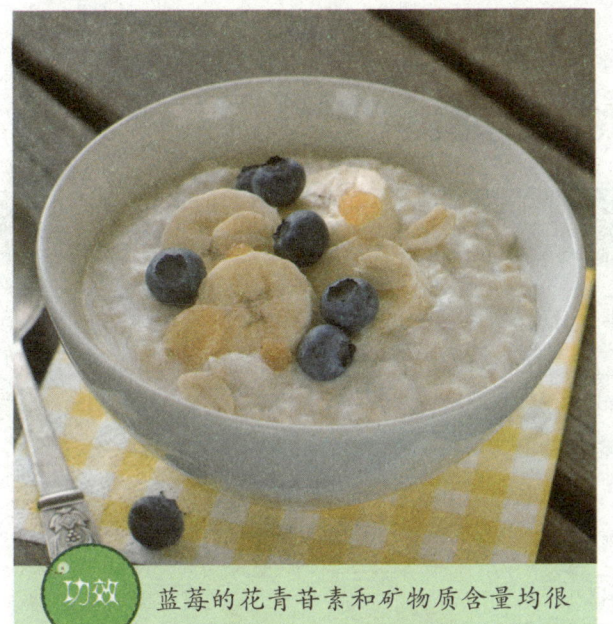

蓝莓香蕉牛奶羹

● **原料：** 香蕉1根，蓝莓10克，生麦芽100克，牛奶300毫升

● **调料：** 盐少许

● **做法：**
① 用清水将麦芽洗净，备用。
② 将洗净的生麦芽与牛奶一起放入锅中，用中火熬煮。
③ 待粥将成时放入少许盐，熬成稠状，盛在干净的碗里。
④ 香蕉去皮，切块备用。
⑤ 蓝莓洗净，备用。
⑥ 把切好的香蕉和洗净的蓝莓撒在粥上，即可食用。

功效： 蓝莓的花青苷素和矿物质含量均很高，能调节人体酸碱平衡，促进尿酸排泄；香蕉、牛奶同属低嘌呤食物。本品能为痛风患者提供丰富的营养，辅助治疗痛风。

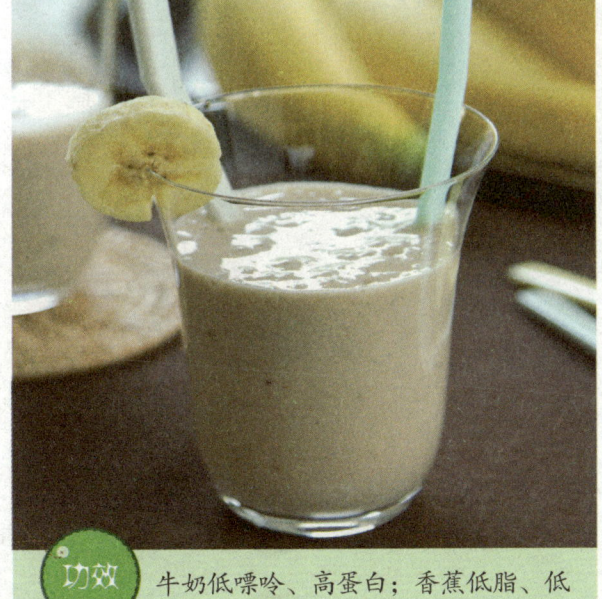

香蕉牛奶

● **原料：** 香蕉2根，牛奶200毫升

● **调料：** 蜂蜜适量

● **做法：**
① 将香蕉去皮，将果肉切成均匀的小块。
② 将切好的香蕉块倒入备好的榨汁机中。
③ 将备好的牛奶和蜂蜜一同倒入榨汁机中，盖上盖子。
④ 启动榨汁机，进行榨汁。
⑤ 把榨好的汁液倒入干净的杯子中，即可食用。

功效： 牛奶低嘌呤、高蛋白；香蕉低脂、低胆固醇，且富含钾元素。本品可提供丰富营养，并降低人体内的血脂含量，促进尿酸排出，特别适合痛风并发高血压病患者食用。

杨桃 排出热度及尿酸

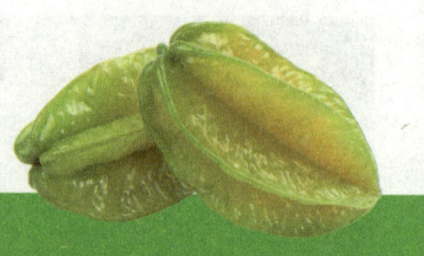

酸碱性： 属于碱性食物。

对痛风的食疗功效： 杨桃含有丰富的维生素C、糖类、果胶、蛋白质及各种有机酸，对人体有滋养、助消化等作用，还能补充人体水分，减少机体对脂肪的吸收，降低血糖、血脂，并促进尿酸及体内热毒排出体外，对防治痛风并发糖尿病有辅助作用。

食疗痛风的吃法：

杨桃可以洗净直接食用，或者切片经醋渍、糖渍后食用，也可榨汁饮用；也可以做冷盘或与其他食物搭配制成菜肴食用，还可以搭配合适食材，熬煮成粥食用。

食用注意：

杨桃性稍寒，过量食用会导致脾胃湿寒，降低食欲，不利于人体消化吸收。无论是生吃杨桃，还是榨汁饮用，都不要冰镇或加冰，相反，最好能稍微加热后再食用。此外，肺热咳嗽、痰白而多的患者，不宜多食杨桃。

与痛风相关的营养素含量
（每100克可食部分）

营养成分	含量	与同类食物含量比较
嘌呤	1.4毫克	低
碳水化合物	7.4克	低
蛋白质	0.6克	低
脂肪	0.2克	低
膳食纤维	1.2克	中
维生素A	3毫克	低
维生素C	7毫克	低
钠	1.4毫克	低
钾	128毫克	中

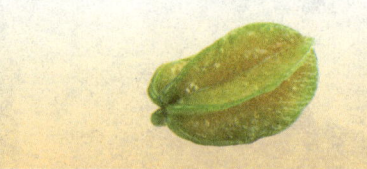

✔ 最佳营养搭配

杨桃 + 白糖 消暑利水

杨桃 + 西瓜 补润养肺

杨桃 + 芡实 健脾益胃

杨桃 + 菠萝 开胃消食

✘ 禁忌搭配

杨桃 + 乳酪 易引起腹泻

杨桃 + 虾 容易引发身体不适

杨桃 + 螃蟹 易导致身体中毒

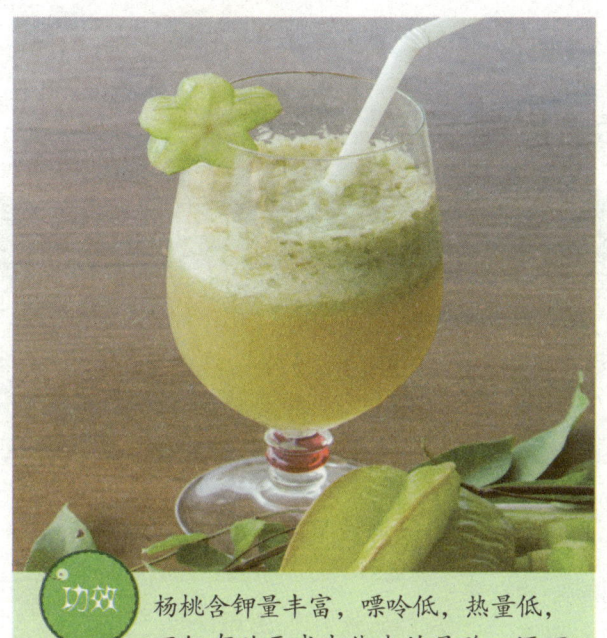

杨桃汁

- **原料：** 杨桃2个
- **调料：** 白糖、凉白开水各适量
- **做法：**

①将杨桃洗净，用细盐在杨桃表面搓均匀后，用水冲洗，切成均匀的小片。
②把杨桃的角切去，备用。
③把杨桃放入榨汁机中，加入100毫升凉白开。
④启动榨汁机，将杨桃榨成汁。
⑤将榨好的杨桃汁倒入干净的杯中，加入白糖拌匀，即可食用。

功效 杨桃含钾量丰富，嘌呤低，热量低，不仅有助于减少体内的尿酸，还可减少人体对脂肪的吸收。本品酸甜可口，适合肥胖型痛风患者食用，可缓解痛风病症状。

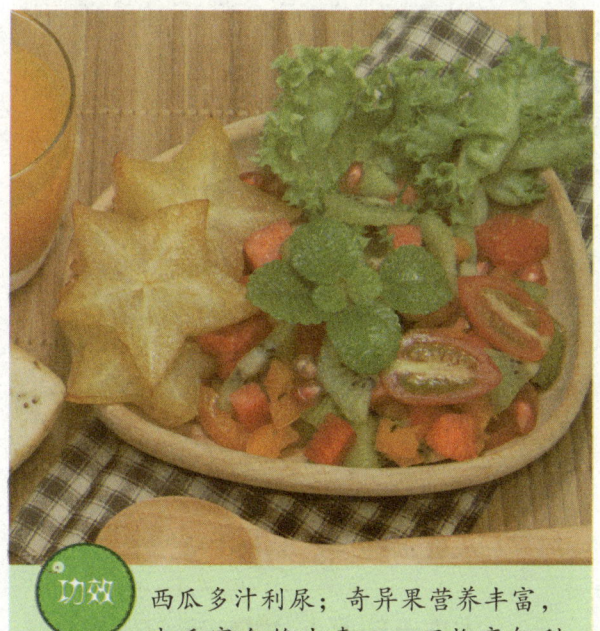

杨桃水果拼盘

- **原料：** 杨桃1个，西瓜50克，奇异果1个，木瓜50克，圣女果3个，石榴50克，生菜50克
- **做法：**

①将杨桃洗净，切成均匀的薄片，装盘。
②将西瓜去皮，果肉切小块后装入盘中。
③木瓜洗净，去皮，切成小块，装入盘中。
④圣女果洗净，对切，装入盘中。
⑤奇异果洗净，去皮切块，装盘。
⑥生菜洗净，撕成小块，装入盘中。
⑦石榴剥粒，装盘即可。

功效 西瓜多汁利尿；奇异果营养丰富，木瓜富含维生素C；石榴高钾利尿。本品综合不同的低嘌呤蔬果，可以滋补强身，还可以有效缓解痛风引起的关节疼痛。

宜吃

木瓜 缓解关节疼痛

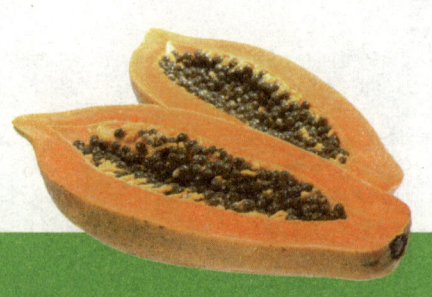

酸碱性：属于碱性食物。

对痛风的食疗功效：木瓜含有丰富的维生素C，能促进尿酸的排出，对痛风患者有益；此外，木瓜还能舒筋活络、净化血液，有效缓解痛风引起的关节肿痛、肌肉麻木等不适症状。

食疗痛风的吃法：

木瓜可以直接食用果肉，也可以榨汁后制成果汁饮用，还可以制成果胶、果脯、果干等。木瓜还能搭配肉类炖汤，或搭配其他合适的食材泡茶饮用。

食用注意：

体质虚弱和脾胃虚寒的人不要食用经过冰冻后的木瓜。有过敏体质者要慎吃木瓜，以免造成身体伤害。此外，木瓜中的番木瓜碱对人体有微毒，因此即便是健康人士，每次食用量也不宜过多，多吃会损筋骨、损腰部、损膝盖。

与痛风相关的营养素含量
（每100克可食部分）

营养成分	含量	与同类食物含量比较
嘌呤	1.6毫克	低
碳水化合物	7克	低
蛋白质	0.4克	低
脂肪	0.1克	低
膳食纤维	0.8克	低
胡萝卜素	870微克	高
维生素C	43毫克	高
钾	18毫克	低

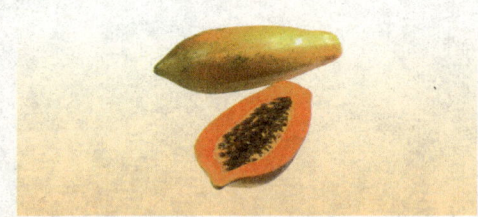

✓ 最佳营养搭配

木瓜 + 橙子	健脾化痰
木瓜 + 牛奶	平肝和胃
木瓜 + 莲子	清心润肺、健胃
木瓜 + 银耳	滋养皮肤、美容

✗ 禁忌搭配

木瓜 + 虾	易引起腹泻
木瓜 + 胡萝卜	破坏维生素C
木瓜 + 南瓜	降低营养价值

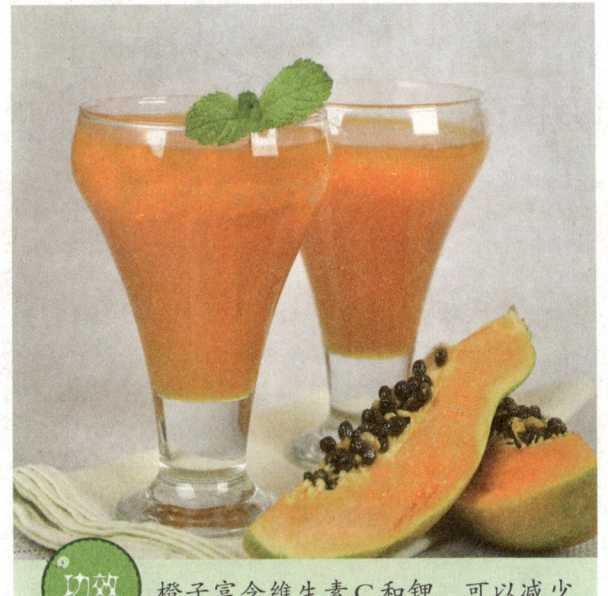

木瓜汁

- **原料**：木瓜1个，橙子1个
- **调料**：蜂蜜适量
- **做法**：

①用清水将木瓜洗干净，削皮，去籽，将果肉切成小块，备用。
②将橙子去皮，剥成瓣，备用。
③把切好的木瓜和剥好的橙子一同放入备好的榨汁机中，并加入蜂蜜，盖上盖子。
④启动榨汁机，将木瓜和橙子榨成汁，然后将榨好的果汁倒入干净的杯子中，即可饮用。

功效：橙子富含维生素C和钾，可以减少尿酸含量，降低血胆固醇；木瓜富含维生素C，可调节体内酸碱平衡。本品能缓解痛风引起的关节肿痛、肌肉麻木等症状。

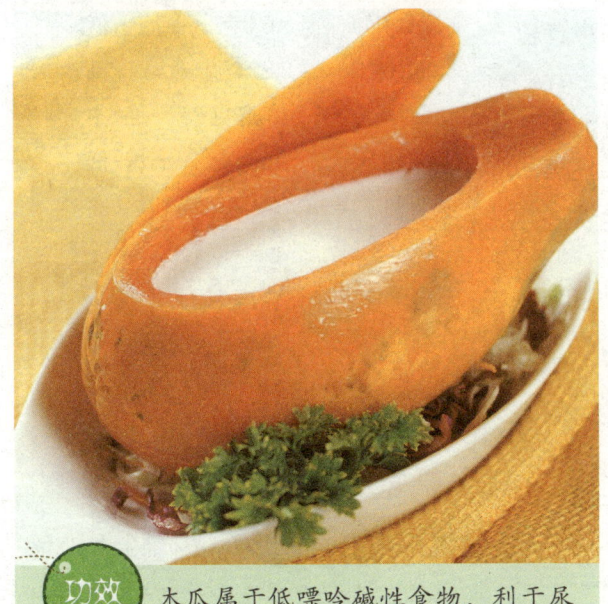

木瓜炖奶

- **原料**：木瓜1个，鲜奶250毫升
- **调料**：冰糖10克
- **做法**：

①先将木瓜切开一小块，然后用小刀去掉瓜籽，使中心掏空，制成木瓜盅。
②将鲜奶、冰糖放入木瓜盅内。
③将木瓜盅放到蒸锅内，用中火蒸约20分钟后关火，静置2分钟。
④将木瓜盅取出，放入盘中后即可食用。

功效：木瓜属于低嘌呤碱性食物，利于尿酸排泄；牛奶高蛋白低嘌呤，是痛风患者的理想食品。本品浓香甘甜，可提供丰富的营养，并防治痛风。

樱桃 促进血液循环

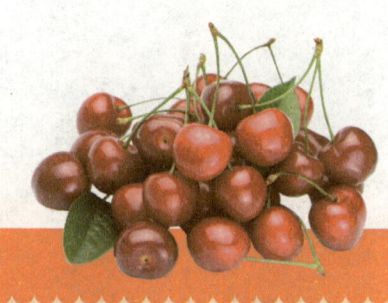

酸碱性： 属于碱性食物。

对痛风的食疗功效： 樱桃对消除肌肉酸痛和发炎十分有效，它含有丰富的花青素、花色素和维生素E等，可以促进血液循环，有助于尿酸的排泄，缓解因痛风、关节炎所引起的不适，是有效的抗氧化剂。

食疗痛风的吃法：

樱桃可以直接吃，也可以制成水果沙拉、罐头或配菜食用。樱桃适宜和牛奶同食，这种食用搭配比较适合痛风患者。此外，在服药时请勿食用樱桃。

食用注意：

有溃疡症状者、上火者慎食；糖尿病患者忌食；热性病和虚热咳嗽者忌食；肾病患者忌食。此外，樱桃仁中含氰苷，在肠胃消化时会水解产生氢氰酸，切勿摄入过多樱桃核，否则很容易出现中毒症状。

与痛风相关的营养素含量
（每100克可食部分）

营养成分	含量	与同类食物含量比较
嘌呤	25毫克	低
碳水化合物	10.2克	低
蛋白质	1.1克	低
脂肪	0.2克	低
膳食纤维	0.3克	低
维生素E	2.22毫克	高
维生素C	10毫克	中
镁	12毫克	低
钾	232毫克	高

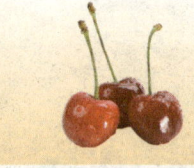

✓ 最佳营养搭配

樱桃＋蜂蜜		补中益气
樱桃＋桂圆		补肝益气
樱桃＋米酒		祛风活血
樱桃＋银耳		补虚强身

✗ 禁忌搭配

樱桃＋牛肝		破坏维生素C
樱桃＋胡萝卜		降低营养价值
樱桃＋黄瓜		破坏维生素C

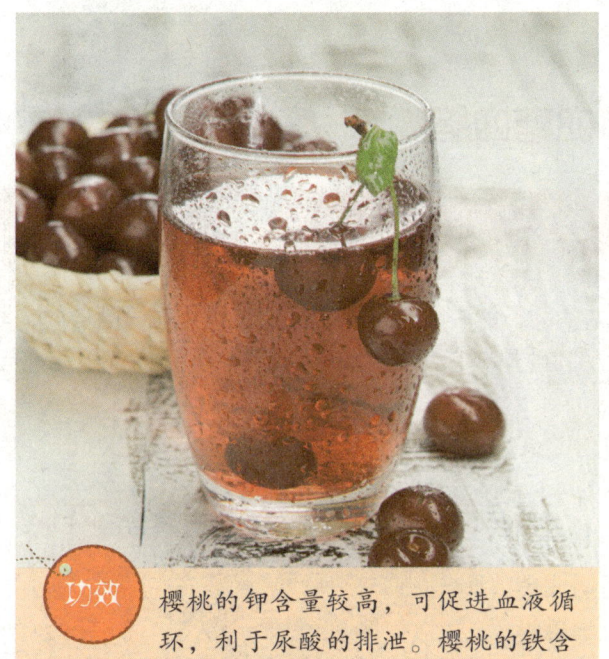

樱桃汁

- 原料：樱桃100克，凉白开水200毫升
- 调料：蜂蜜适量
- 做法：
①将樱桃去蒂，去核，用清水洗干净，沥干水分，备用。
②把备好的樱桃和凉白开水倒入榨汁机中。
③启动榨汁机，将樱桃榨成汁。
④将樱桃汁过滤倒入干净的杯中，然后加入蜂蜜搅拌即可。

功效 樱桃的钾含量较高，可促进血液循环，利于尿酸的排泄。樱桃的铁含量较高，可预防缺铁性贫血。本品由樱桃榨汁而成，利于吸收，适合体弱的痛风患者。

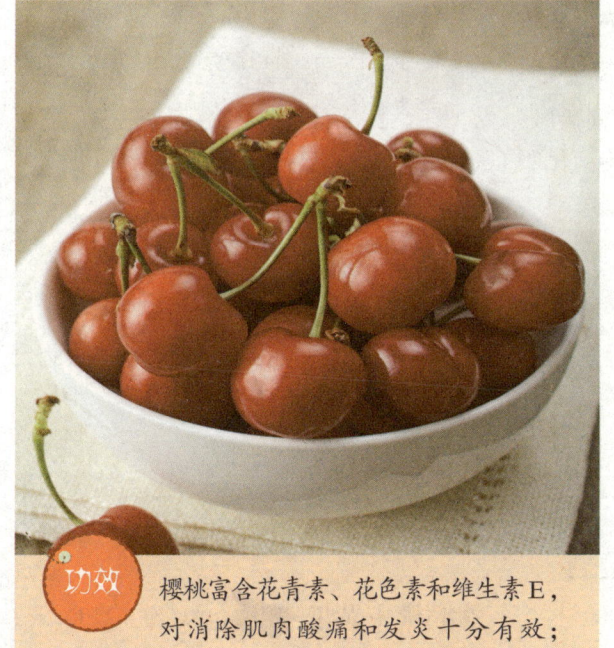

糖水泡樱桃

- 原料：樱桃500克
- 调料：冰糖适量，盐少许
- 做法：
①将樱桃洗净，去蒂，然后放在盆中，倒入清水，没过樱桃。
②撒少许盐将樱桃浸泡10分钟，然后捞出，冲洗干净，备用。
③将冰糖融入水中，放入樱桃，使糖水没过樱桃。
④用糖水浸渍樱桃约2个小时，捞出樱桃，沥干水分，装入盘中，即可食用。

功效 樱桃富含花青素、花色素和维生素E，对消除肌肉酸痛和发炎十分有效；冰糖能改善口味，可补中益气，提供能量。本品味美，可缓解痛风、关节炎引起的不适。

猕猴桃 调节血糖血脂

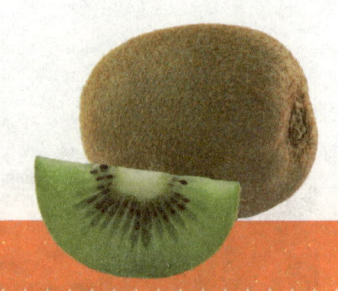

酸碱性：属于强碱性食物。

对痛风的食疗功效：猕猴桃富含精氨酸，能有效改善血液流动，防止血栓的形成，对降低冠心病、高血压、心肌梗死、动脉硬化等心血管疾病的发病率有特别功效，还能够预防痛风并发高血压病、心脏病等。

食疗痛风的吃法：

猕猴桃可以直接食用果肉，或去皮后切成小块，放入榨汁机中榨汁饮用；还可以将猕猴桃做成果酱、果脯，酿制成猕猴桃酒等食品来食用。

食用注意：

猕猴桃性寒，易引起腹泻，健康人士也不宜过多食用，脾胃虚寒的人要尽量少吃，先兆流产、月经过多和尿频者则要忌食。此外，猕猴桃与牛奶不可同食，否则会影响消化吸收，导致出现腹胀、腹痛、腹泻等症状。

与痛风相关的营养素含量
（每100克可食部分）

营养成分	含量	与同类食物含量比较
嘌呤	50毫克	低
碳水化合物	14.5克	低
蛋白质	0.8克	低
脂肪	0.6克	低
膳食纤维	2.5克	中
维生素E	2.43毫克	中
维生素C	62毫克	高
钾	144毫克	中

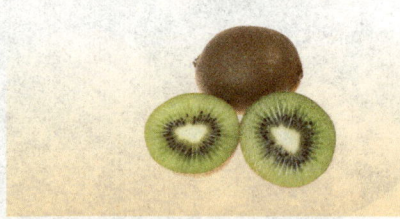

✓ 最佳营养搭配

猕猴桃 + 酸奶		止渴利尿
猕猴桃 + 芹菜		利尿降血脂
猕猴桃 + 生姜		清热和胃
猕猴桃 + 柳橙		防治脱发

✗ 禁忌搭配

猕猴桃 + 牛奶		引起腹痛、腹泻
猕猴桃 + 黄瓜		破坏维生素C
猕猴桃 + 肝脏		破坏维生素C

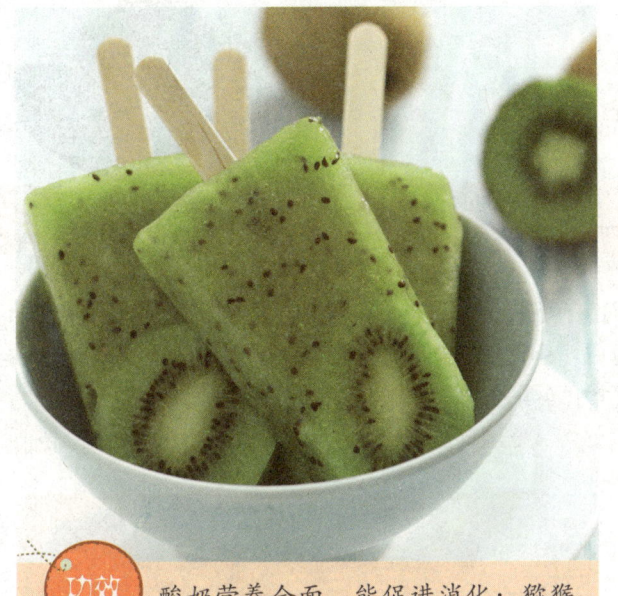

猕猴桃雪糕

● 原料：猕猴桃4个，老酸奶约200毫升，雪糕棍适量

● 调料：蜂蜜适量

● 做法：

① 将猕猴桃去皮，用清水洗净，取其中1个切成片，其余3个切成块。
② 将猕猴桃块、蜂蜜和酸奶一同倒入榨汁机中，盖上盖子。
③ 启动榨汁机，将猕猴桃榨成果汁，倒入干净的杯子中，备用。
④ 把猕猴桃片放入模具中，再把果汁倒入模具中，放上雪糕棍，放入冰箱，冷冻2小时后取出即可。

功效 酸奶营养全面，能促进消化；猕猴桃富含膳食纤维和维生素C，能清除体内毒素，促进尿酸排出。本品酸甜爽口，但嘌呤含量高，痛风并发糖尿病患者宜少食。

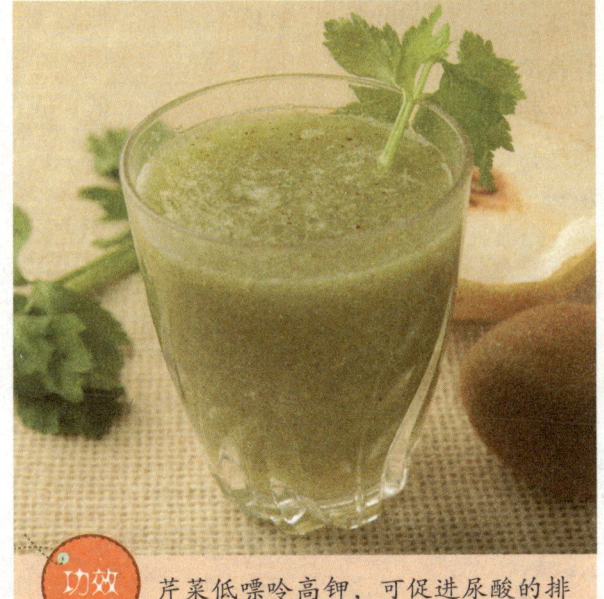

芹菜猕猴桃梨汁

● 原料：芹菜45克，猕猴桃70克，雪梨95克

● 调料：蜂蜜、纯净水各少许

● 做法：

① 将芹菜洗净，切小段。
② 将雪梨洗净后切成小块。
③ 猕猴桃洗净取果肉切丁。
④ 取备好的榨汁机，选择搅拌刀座组合，倒入切好的食材。
⑤ 注入适量纯净水，盖好盖子。
⑥ 选择"榨汁"功能，榨取果汁。
⑦ 断电后倒出果汁，装入干净的杯中，加入适量的蜂蜜，拌匀后即可食用。

功效 芹菜低嘌呤高钾，可促进尿酸的排出；梨多汁利尿；猕猴桃可改善血液循环。本品由三种蔬果榨汁而成，口味清新，适合痛风并发高血压、心脏病患者饮用。

杨梅 提高免疫力

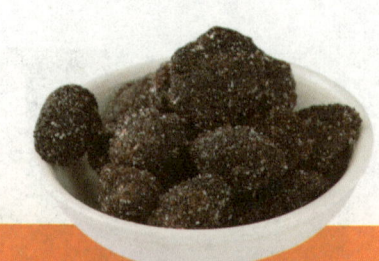

酸碱性：属于强碱性食物。

对痛风的食疗功效： 杨梅内含丰富的蛋白质、铁、镁、铜、维生素C、柠檬酸等多种有益成分，营养十分丰富。杨梅可以增强毛细血管的通透性，降低血脂，养胃健脾，利尿益肾，提高免疫力。对治疗痛风有良好的辅助作用。

食疗痛风的吃法：

杨梅可以洗净后直接食用，或者榨成果汁、熬成杨梅汤饮用，或者制成果脯，酿制成酒食用。对防治痛风而言，食用杨梅最好还是喝杨梅汁或者杨梅汤。

食用注意：

胃肠道功能不佳者应谨慎食用杨梅。牙痛、上火、糖尿病患者也应谨慎食用，而且食用后要立即刷牙或漱口。杨梅对胃黏膜有一定的刺激作用，故胃溃疡患者要慎食。即便是健康人士，若过多食用，也容易引发生疮、生痰等症状。

与痛风相关的营养素含量
（每100克可食部分）

营养成分	含量	与同类食物含量比较
嘌呤	50毫克	低
碳水化合物	6.7克	低
蛋白质	0.8克	低
脂肪	0.2克	低
膳食纤维	1克	低
维生素E	0.81毫克	中
维生素C	9毫克	低
钠	0.7毫克	低
钾	149毫克	中

✓ 最佳营养搭配

杨梅+蜂蜜 生津润泽

杨梅+白糖 易于被人体吸收

杨梅+马蹄 营养丰富

杨梅+盐 味道鲜美

✗ 禁忌搭配

杨梅+葱 易气壅胸闷

杨梅+鸭肉 易引起腹痛

杨梅+牛奶 影响蛋白质的吸收

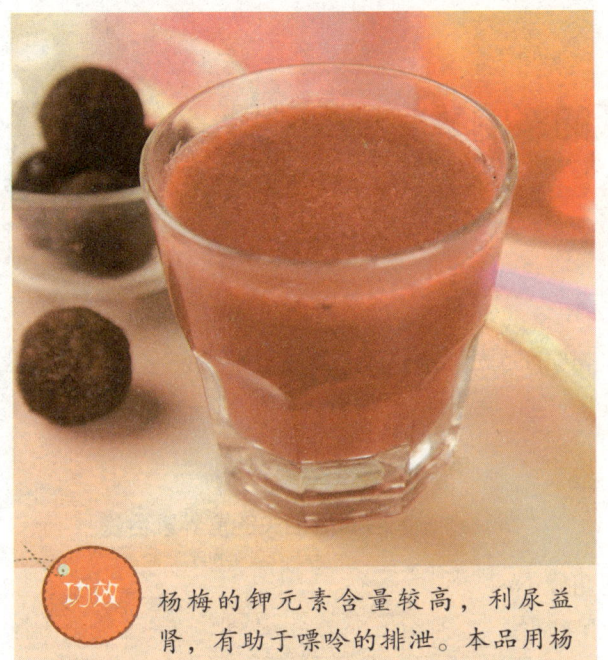

梦幻杨梅汁

- **原料:** 杨梅100克
- **调料:** 白糖15克,纯净水少许
- **做法:**

①将杨梅洗净,取果肉切小块。
②取出备好的榨汁机,倒入洗净切好的杨梅果肉。
③加入白糖,注入适量纯净水,盖好盖。
④选择"榨汁"功能,榨取果汁。
⑤断电后揭开盖,将榨好的杨梅汁过滤装入干净的杯中,即可饮用。

功效: 杨梅的钾元素含量较高,利尿益肾,有助于嘌呤的排泄。本品用杨梅榨汁而成,酸甜可口,有一定的防治痛风的功效。

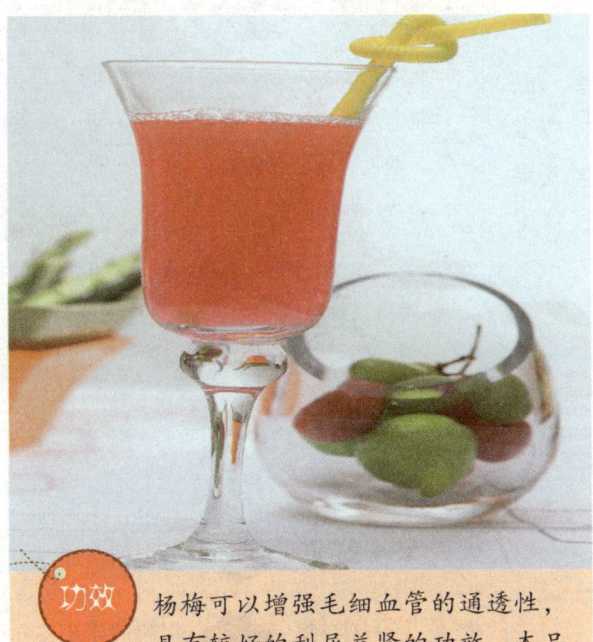

杨梅汁

- **原料:** 杨梅60克,凉开水适量
- **调料:** 盐少许
- **做法:**

①将杨梅用清水洗净,去核留肉备用。
②取杨梅肉和少量凉开水放入备好的榨汁机中,盖上盖,启动榨汁机,榨出杨梅汁。
③揭开盖,将榨好的杨梅汁倒入备好的干净的杯子中。
④再将盐与杨梅汁搅拌均匀,即可饮用。

功效: 杨梅可以增强毛细血管的通透性,具有较好的利尿益肾的功效。本品味道甜美,痛风者宜少吃,痛风并发糖尿病者则不宜食用。

少量食用

火龙果 降低血液的酸度

酸碱性： 属于碱性食物。

对痛风的食疗功效： 火龙果中含有丰富的蛋白质、膳食纤维、维生素、铁、水溶性膳食纤维等营养成分，能有效减少人体内的胆固醇，并降低血液和尿液的酸度，促进尿酸排出，对痛风患者有利。

食疗痛风的吃法：

火龙果可以生吃，也可以去皮后取肉切成小块，放入搅拌器中榨成果汁，直接饮用或做成冰淇淋、果冻食用，还可以把火龙果做成果酱、沙拉。火龙果的果茎和果皮也能洗净后搭配肉类清炒做成菜肴。

食用注意：

一般人皆可食用，但每次不宜食用过多，以半个为佳，避免上火。体质虚寒的人，应少吃火龙果，且以适量饮用非冰冻的火龙果汁为宜。此外，女性在月经期间不宜食用火龙果。

与痛风相关的营养素含量
（每100克可食部分）

营养成分	含量	与同类食物含量比较
嘌呤	50毫克	低
碳水化合物	13.91克	中
蛋白质	0.62克	低
脂肪	0.14克	低
膳食纤维	1.62克	中
维生素E	0.7毫克	低
维生素C	5.22毫克	低
钾	97毫克	低

✓ 最佳营养搭配

火龙果 + 橄榄油　明目降火

火龙果 + 苹果　健脾益胃

火龙果 + 香蕉　健脑益智

火龙果 + 枸杞子　补血养颜

✗ 禁忌搭配

火龙果 + 鲜贝　易引起腹痛

火龙果 + 山楂　引起消化不良

火龙果 + 南瓜　破坏维生素C

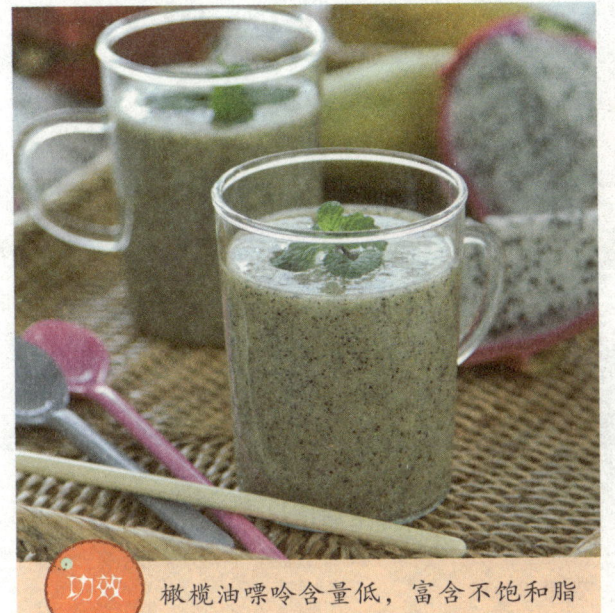

火龙果汁

● 原料：火龙果1个

● 调料：橄榄油5毫升，薄荷叶1片

● 做法：

①将火龙果去皮，取果肉切丁后冲洗干净，备用。

②将备好的火龙果放入榨汁机中，加入橄榄油，盖上盖子。

③启动榨汁机，将火龙果榨成汁后，倒入备好的干净的杯子中，再加入一片薄荷叶作装饰，即可饮用。

功效 橄榄油嘌呤含量低，富含不饱和脂肪酸，是痛风并发糖尿病患者的最佳食用油；火龙果富含蛋白质和膳食纤维，可促进尿酸排出。本品是痛风患者的理想食品。

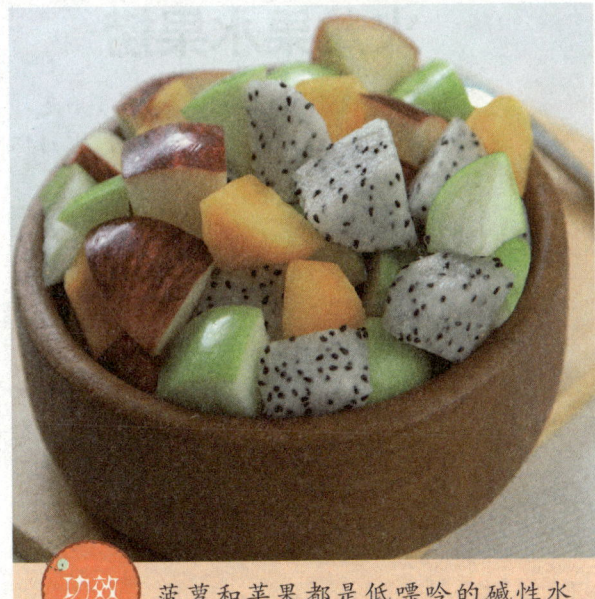

火龙果水果拼盘

● 原料：火龙果1个，苹果2个，菠萝1/4个

● 调料：盐适量

● 做法：

①将火龙果去皮，切成丁，备用。

②将菠萝去皮，果肉用盐水浸泡10分钟，再捞起，沥干盐水，切成丁，备用。

③将苹果泡水，捞出后加少许盐在苹果表面轻轻搓匀，再把苹果冲洗干净，去蒂去核，切成块，备用。

④把切好的水果装入盘中，混合均匀，即可。

功效 菠萝和苹果都是低嘌呤的碱性水果，可促进尿酸的排泄，调节体内的酸碱平衡；火龙果富含膳食纤维，可润肠通便。本拼盘对痛风并发肥胖症有一定疗效。

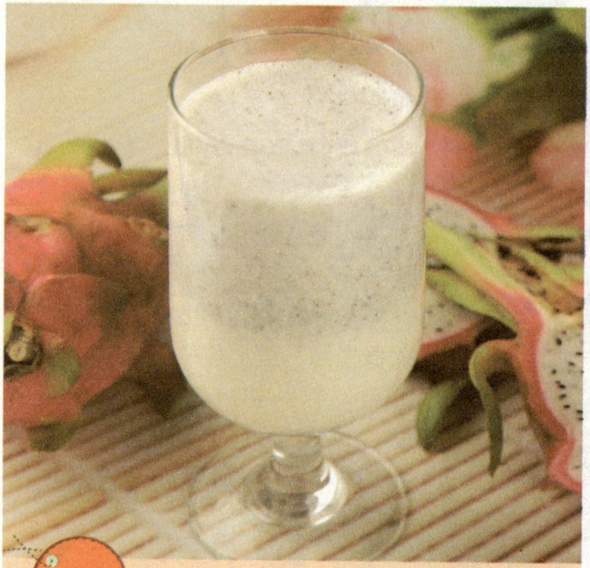

火龙果牛奶

● **原料：** 火龙果肉135克，牛奶120毫升

● **调料：** 白糖少许

● **做法：**
① 将火龙果去皮，取果肉切成小块。
② 取榨汁机，选择搅拌刀座组合，倒入火龙果果肉块。
③ 倒入牛奶，盖好盖子。
④ 启动榨汁机，选择"榨汁"功能，榨取果汁。
⑤ 断电后倒出果汁，装入干净的杯中，加入白糖，拌匀即可。

功效　牛奶嘌呤含量低，且富含蛋白质，属于碱性食物；火龙果含丰富的维生素和膳食纤维，润肠通便，排毒养颜。本品是痛风并发肥胖症、高血压患者的健康食品。

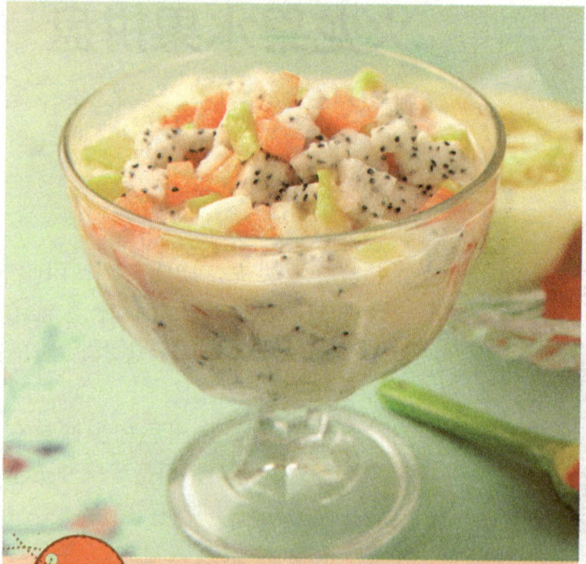

火龙果水果捞

● **原料：** 西瓜170克，香瓜100克，杧果120克，火龙果150克，椰奶45毫升

● **做法：**
① 杧果去皮取果肉，切成小丁。
② 火龙果去皮取果肉，切小丁。
③ 香瓜洗净去皮取果肉，切丁。
④ 西瓜去皮取果肉，切成小块。
⑤ 将切好的水果块逐一放入干净的杯中，铺匀。
⑥ 再倒入椰奶，拌匀即可。

功效　椰奶营养丰富，有清凉消暑、生津止渴，还有强心、利尿的功效；火龙果富含膳食纤维和蛋白质，有利于排出身体废物。本品香甜可口，痛风患者宜适量食用。

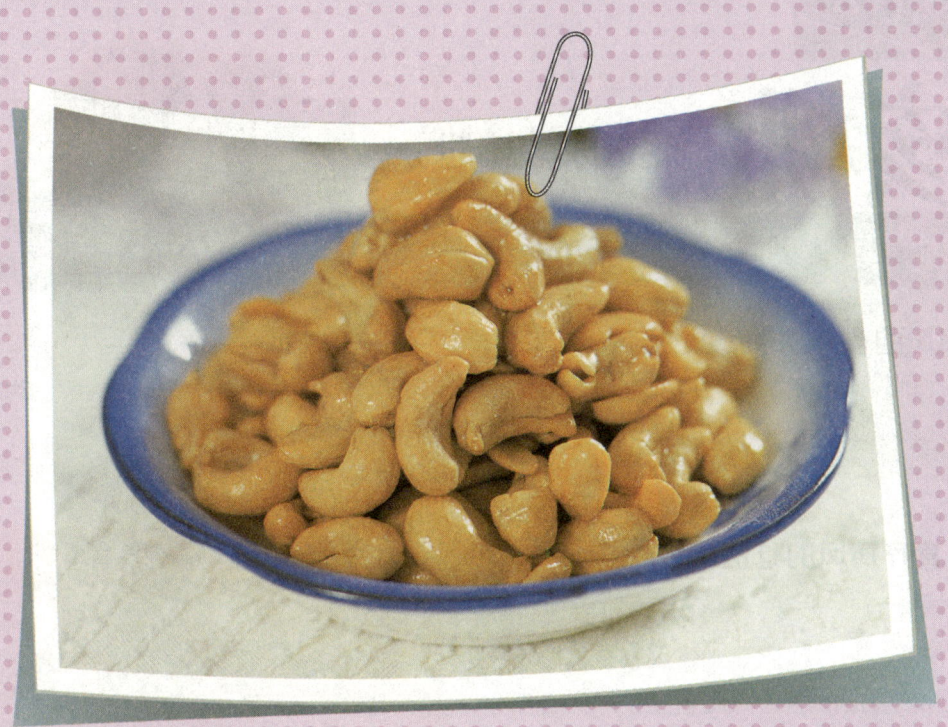

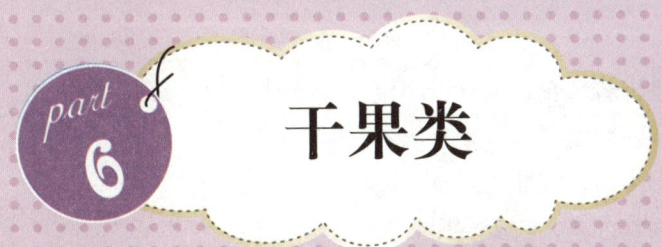

part 6

干果类

  干果,如核桃、板栗、莲子等,能集蔬果与粮食的营养成分于一身,营养价值相对较高。大部分干果偏中碱性,嘌呤含量相对较低,可平衡尿酸偏高的情况。干果富含不饱和脂肪酸,对心血管疾病有很好的防治效果。因此,干果类食物非常适合痛风患者和痛风并发症患者食用。

  本章将为您分析干果类食物的营养成分和膳食方式,为您的健康食疗生活保驾护航!

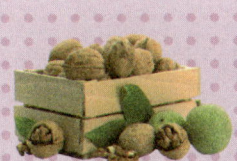
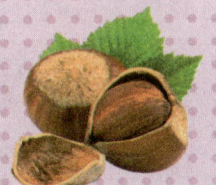
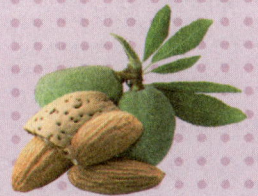
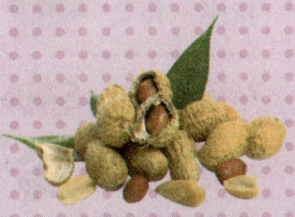

核桃 促进尿酸排泄

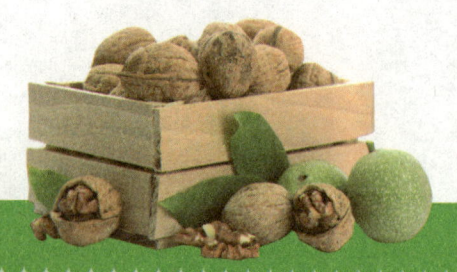

酸碱性：属于酸性食物。

对痛风的食疗功效：核桃的嘌呤含量比较低，并含有丰富的磷脂和赖氨酸，能有效补充脑部营养、健脑益智。核桃还含有亚油酸和大量的维生素E，可预防皮肤病、动脉硬化、高血压、心脏病等疾病，并能促进尿酸的排泄，防治痛风并发糖尿病。

食疗痛风的吃法：

核桃可生食、煮食、炒食，还可煮汤、蜜炙、油炸、制作糕点等。建议吃核桃时不要将核桃仁表面的褐色薄皮剥掉，那样会损失一部分营养。

食用注意：

核桃仁油腻滑肠，泄泻者慎食；此外，核桃仁易生痰动风助火，痰热喘嗽和阴虚有热者忌食。虽然核桃营养丰富，但即便是身体健康的人，一次也不宜吃太多，过多食用容易导致腹泻。

与痛风相关的营养素含量		
（每100克可食部分）		
营养成分	含量	与同类食物含量比较
嘌呤	8.4毫克	低
碳水化合物	19.1克	低
蛋白质	14.9克	中
脂肪	58.8克	高
膳食纤维	9.5克	高
维生素E	43.21毫克	高
钙	56毫克	低
钠	6.4毫克	低
钾	385毫克	中

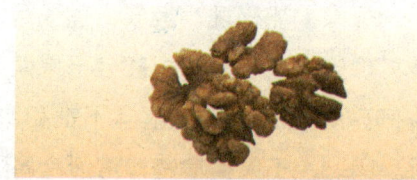

✓ 最佳营养搭配

核桃 + 大蒜 益肾健脑

核桃 + 芹菜 补脾胃、益肝肾

核桃 + 红枣 美容养颜

核桃 + 鹅肠菜 治子宫内膜炎

✗ 禁忌搭配

核桃 + 白酒 易导致血热

核桃 + 黄豆 引发腹痛、腹胀

核桃 + 茯苓 削弱药效

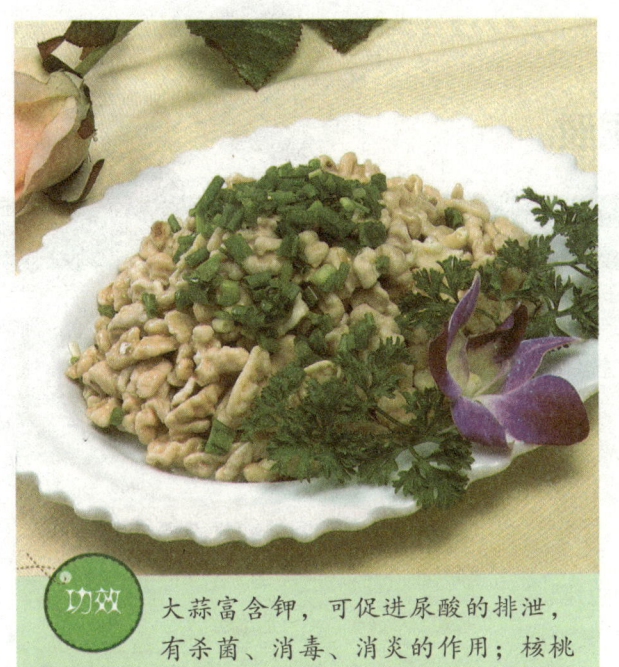

小蒜拌核桃仁

● 原料：核桃200克，蒜泥20克

● 调料：盐3克，葱少许

● 做法：
①将核桃去壳取仁，备用。
②用清水将葱洗净，切成葱花，备用。
③将核桃肉与蒜泥一起放入干净的盘中。
④加入盐，搅拌均匀。
⑤在拌好的食材上均匀地撒上切好的葱花，即可。

功效 大蒜富含钾，可促进尿酸的排泄，有杀菌、消毒、消炎的作用；核桃仁富含蛋白质、钾和不饱和脂肪酸，但嘌呤含量较高。本品营养丰富，但痛风患者宜少食。

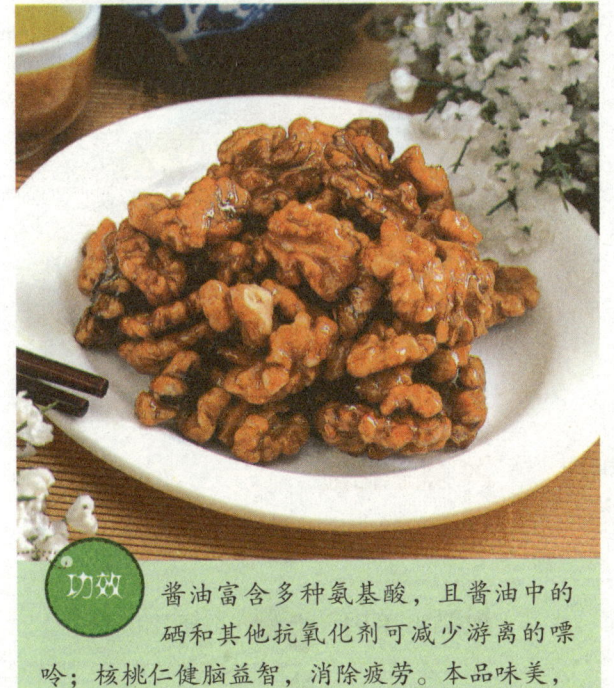

琥珀核桃仁

● 原料：核桃250克

● 调料：酱油、盐、食用油各适量

● 做法：
①将核桃去壳，取出核桃仁。
②将锅置于火上，下油烧热，然后下入核桃仁微炸。
③将炸好的核桃仁捞出，沥干油，放凉后放入干净的碗内。
④往炸好的核桃仁中加入酱油、盐，搅拌均匀后，盛入干净的盘中，即可食用。

功效 酱油富含多种氨基酸，且酱油中的硒和其他抗氧化剂可减少游离的嘌呤；核桃仁健脑益智，消除疲劳。本品味美，有利于防治痛风并发高脂血症和动脉硬化。

板栗 碱化尿液

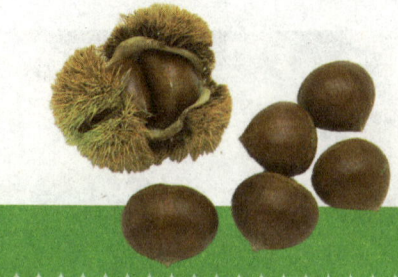

酸碱性： 属于碱性食物。

对痛风的食疗功效： 板栗中的维生素C、不饱和脂肪酸、钾含量丰富，有很好的预防心血管疾病、降低胆固醇、防止血栓的作用，并能促进体内电解质平衡，利于尿酸盐的溶解和排泄。而板栗中的嘌呤含量不高，适量食用可为痛风患者提供良好的营养。

食疗痛风的吃法：

板栗的食疗方法有很多，生熟皆可，但熟食对人体健康更好。板栗可以炒，可以做糖醋栗子，也可以与其他食材一起炖汤，如鸡肉。板栗还可以与大米熬煮，或烹制菜肴。

食用注意：

板栗"生极难化，熟易滞气"，所以脾胃虚弱、消化不良者不宜多食。而且板栗含淀粉较高，过多食用容易造成肥胖。饭后当零食，适量食用，有利于健康。此外，发霉的板栗会引起中毒，因此变质的板栗绝对不能吃。

与痛风相关的营养素含量
（每100克可食部分）

营养成分	含量	与同类食物含量比较
嘌呤	34.6毫克	低
碳水化合物	42.2克	中
蛋白质	4.2克	低
脂肪	0.7克	低
膳食纤维	1.7克	低
维生素C	24毫克	高
维生素A	32毫克	低
磷	89毫克	中
钾	442毫克	高

最佳营养搭配

板栗+白糖 补肾虚、治腰痛

板栗+鸡肉 补肾虚、益脾胃

板栗+红枣 补肾虚、治腰痛

板栗+蜂蜜 清热解毒

禁忌搭配

板栗+牛肉 降低营养价值

板栗+羊肉 不宜消化

板栗+杏仁 易引起胃痛

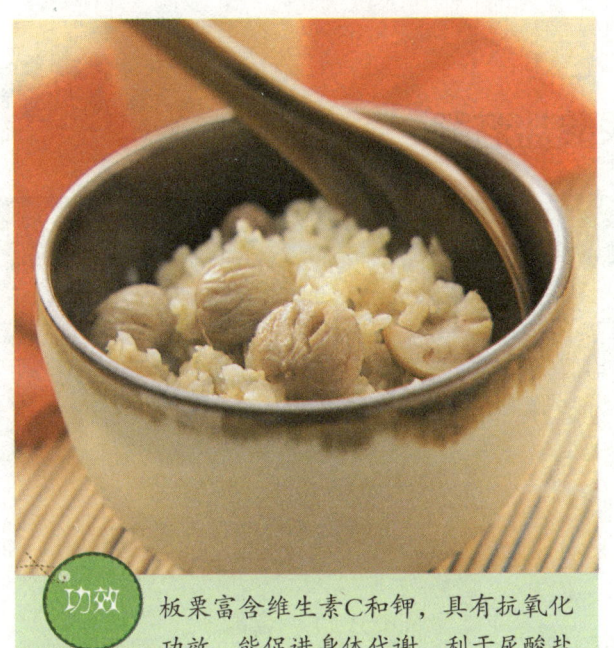

板栗饭

- **原料**：去壳生板栗20克，胚芽米60克
- **调料**：盐适量
- **做法**：

①用清水将胚芽米洗净。
②将板栗洗净后泡在热水中，剥去外层薄膜。
③将板栗放入胚芽米中，一起用清水浸泡约30分钟。
④将板栗、胚芽米放入饭锅中，插电煮至将熟，加入盐，拌匀，再煮至熟透即可。

功效 板栗富含维生素C和钾，具有抗氧化功效，能促进身体代谢，利于尿酸盐的排出。本品清香味足，但嘌呤含量稍高，不易消化，所以痛风合并脾胃虚弱者宜适量食用。

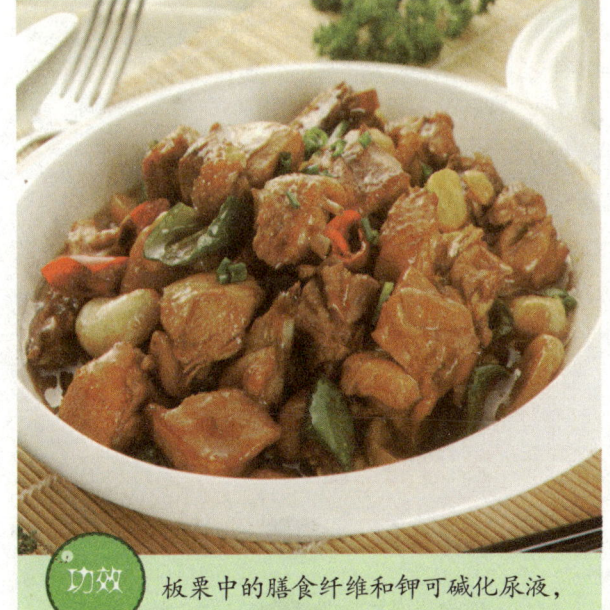

板栗酱汁鸡

- **原料**：鸡肉200克，青椒、红椒各2个，洋葱1个
- **调料**：盐、酱油、食用油、蒜、葱各适量
- **做法**：

①将土鸡收拾干净，切成小块；板栗煮熟，取肉备用；青椒、红椒洗净，切片；蒜洗净，去皮；葱洗净，切成葱花。
②热锅下油烧热，放入青椒、红椒、蒜爆香，下入鸡块炒至变色，放入板栗和适量水，稍焖片刻。
③再加入盐、酱汁调味，最后撒上葱花即可。

功效 板栗中的膳食纤维和钾可碱化尿液，减少尿酸的积聚；鸡肉高蛋白，有补虚的功效。本品营养丰富，但鸡肉嘌呤含量高，非急性发作期的痛风患者可适量食用。

莲子 利于尿酸盐溶解

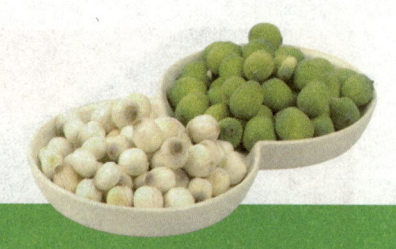

酸碱性： 属于碱性食物。

对痛风的食疗功效： 莲子富含磷，是细胞核蛋白的主要组成成分，能帮助机体进行蛋白质、脂肪、糖类代谢，并维持酸碱平衡。莲子中的钙、磷和钾含量非常丰富，有助于体内尿酸盐的溶解与排泄，还能促进体内代谢，对防治痛风有一定的辅助作用。

食疗痛风的吃法：

莲子可以直接鲜食，也可炖汤熬粥，做甜食、糕点、蜜饯等，还可以泡茶饮用。烹饪莲子前，可以将莲心去除，以免有苦味。但莲心本身有很好的安神功效，如能接受苦味，可以保留，一起烹饪。

与痛风相关的营养素含量
（每100克可食部分）

营养成分	含量	与同类食物含量比较
嘌呤	40.9毫克	低
碳水化合物	67.2克	高
蛋白质	17.2克	高
脂肪	2克	低
膳食纤维	3克	中
维生素C	5毫克	低
镁	242毫克	高
钠	5.1毫克	低
钾	846毫克	高

食用注意：

变黄、发霉的莲子不能食用。莲子是滋补之品，但便秘和脘腹胀闷者不宜食用。食用莲子期间，保持良好的作息习惯，避免熬夜，不吃辛辣或者刺激性食物，积极做运动，可以达到更好的食疗效果。

最佳营养搭配

莲子＋辣椒酱 提神健脑

莲子＋酱油 养心润肺

莲子＋鸭肉 补肾健脾、养阴

莲子＋枸杞子 乌发明目

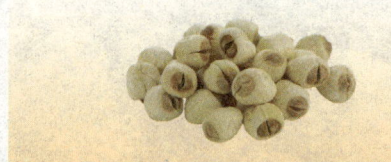

禁忌搭配

莲子＋蟹 产生不良反应

莲子＋虾 产生不良反应

莲子＋牛奶 加重便秘

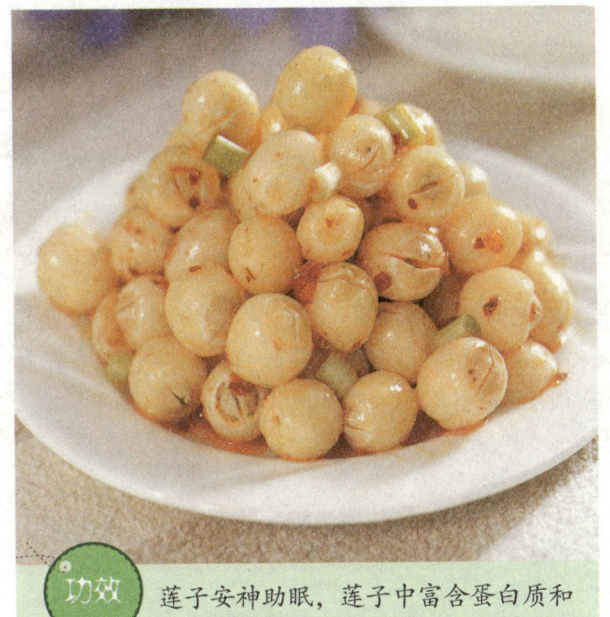

辣味莲子

● 原料：莲子200克

● 调料：盐、辣椒酱各适量

● 做法：
①将莲子去皮、心，用清水洗干净，备用。
②将净锅置于火上，加入适量清水，烧开。
③将莲子放入沸水中焯透，捞出，沥干水分，装入干净的盘中。
④加入盐、辣椒酱，搅拌均匀，即可食用。

功效 莲子安神助眠，莲子中富含蛋白质和碳水化合物，有助于尿酸盐溶解与排泄，促进人体代谢。本品爽辣可口，适当食用可缓解痛风引起的关节疼痛，肌肉发炎等症状。

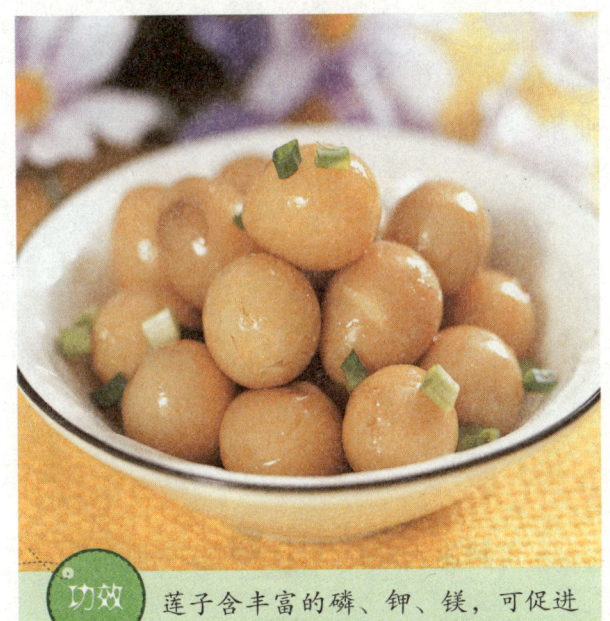

葱花莲子

● 原料：莲子100克

● 调料：盐、酱油、葱花各适量

● 做法：
①莲子去皮后，用清水洗干净。
②净锅置于火上，加入适量的清水，烧开。
③将莲子放入沸水中焯熟，捞出，装入干净的盘中。
④加入盐、酱油，拌匀，撒上葱花即可。

功效 莲子含丰富的磷、钾、镁，可促进人体代谢，排除毒素；酱油富含氨基酸和抗氧化物质，可减少游离的嘌呤。本品养心润肺，可防治痛风并发心血管疾病。

腰果 清除胆固醇

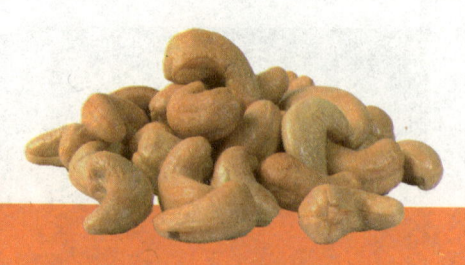

酸碱性： 属于碱性食物。

对痛风的食疗功效： 腰果中的脂肪成分主要是不饱和脂肪酸，有很好的软化血管的作用，对保护血管、防治心血管疾病大有益处。腰果还含有丰富的镁、钾、硒等矿物质，能清除体内多余的胆固醇，有利于防治痛风并发心血管疾病。

食疗痛风的吃法：

腰果仁可以当作零食直接食用，也可以油炸或与其他食材一起做菜，还可以煮汤、煲粥。但腰果本身嘌呤含量较高，痛风患者不宜多食。

与痛风相关的营养素含量
（每100克可食部分）

营养成分	含量	与同类食物含量比较
嘌呤	80.5毫克	中
碳水化合物	41.6克	中
蛋白质	17.3克	高
脂肪	36.7克	高
膳食纤维	3.6克	中
钙	26毫克	低
钠	251.3毫克	高
钾	503毫克	高

！食用注意：

有些过敏严重的人吃一两粒腰果，就会引起过敏性休克。所以，有过敏体质的人慎吃或不吃腰果，以免引起过敏反应。此外，腰果含油脂丰富，不适合胆功能严重不良者食用。

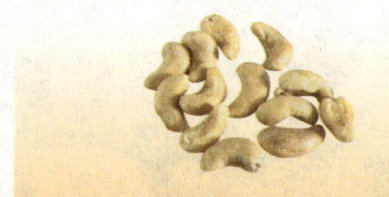

✓ 最佳营养搭配

腰果＋香油		降低血压
腰果＋猪蹄筋		安神助眠
腰果＋薏米		安神、润肺腑
腰果＋茯苓		补润五脏

✗ 禁忌搭配

腰果＋虾仁		导致高钾血症
腰果＋鸡蛋		导致腹痛腹泻
腰果＋柿子		导致腹泻

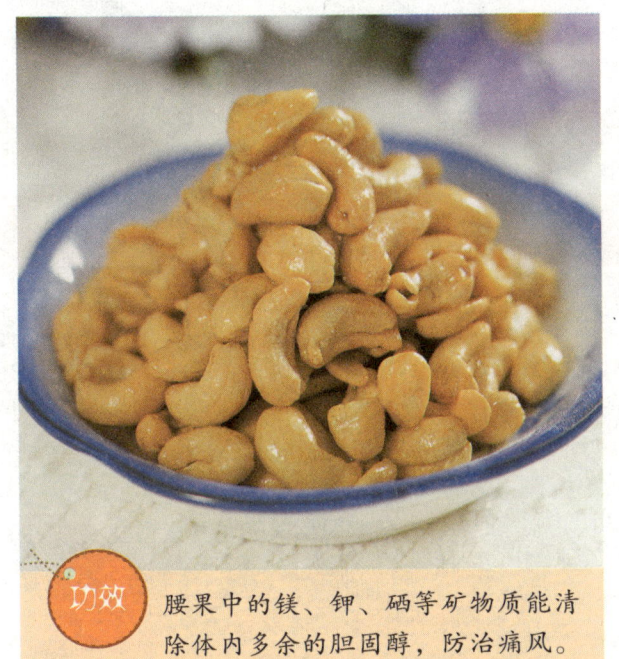

香油腰果

- **原料：** 腰果150克
- **调料：** 盐、香油各适量
- **做法：**

①用清水将腰果洗净，备用。
②锅中加入适量的清水，用大火烧开，下入腰果，煮至其熟透。
③将煮熟的腰果捞出，沥干水分，放入干净的盘中。
④往盛有腰果的盘中加入盐，再淋入香油，充分搅拌均匀，即可食用。

功效 腰果中的镁、钾、硒等矿物质能清除体内多余的胆固醇，防治痛风。香油嘌呤含量低且富含不饱和脂肪酸。香油腰果香脆可口，但腰果嘌呤含量高，宜少食。

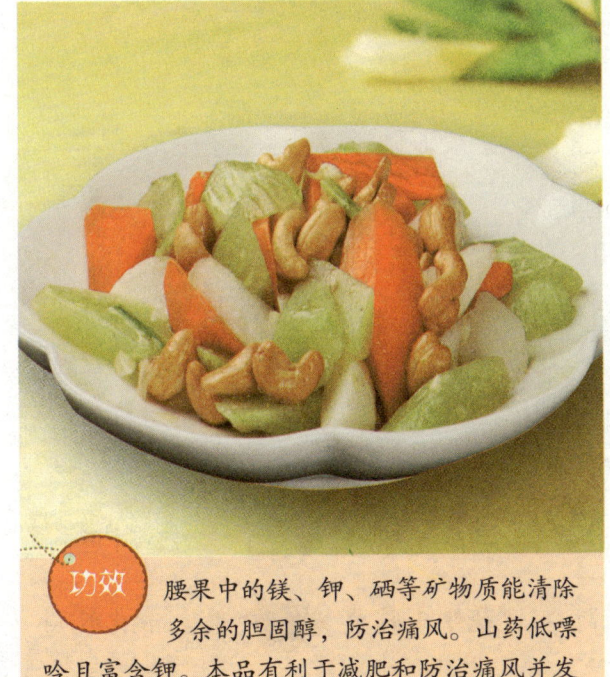

腰果莴笋炒山药

- **原料：** 腰果60克，铁棍山药150克，莴笋200克，胡萝卜100克，蒜末、葱白各少许
- **调料：** 盐6克，水淀粉、食用油各适量
- **做法：**

①将山药去皮洗净，切滚刀块；胡萝卜去皮洗净，切滚刀块；莴笋洗净，切滚刀块。
②锅中注水烧开，加盐，倒入胡萝卜块、莴笋块、山药块，拌匀煮熟，捞出食材，备用。
③热锅注油，烧至三成热，放入腰果，炸约1分钟至熟，捞出备用。
④锅底留油，放入蒜末、葱白爆香，放入焯过水的材料翻炒，加盐调味，用水淀粉勾芡，下腰果炒匀，装盘。

功效 腰果中的镁、钾、硒等矿物质能清除多余的胆固醇，防治痛风。山药低嘌呤且富含钾。本品有利于减肥和防治痛风并发心血管病，但嘌呤稍高，痛风患者不宜多食。

Part 6 干果类

花生 有利于尿素溶解

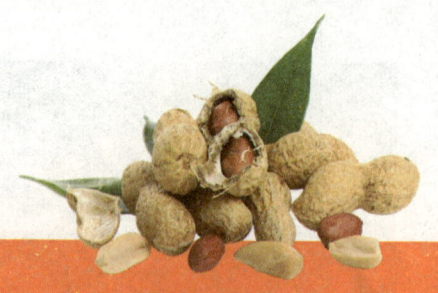

酸碱性： 属于碱性食物。

对痛风的食疗功效： 花生含有大量的碳水化合物、多种维生素、不饱和脂肪酸、卵磷脂、钙、铁、钾等20多种微量元素，能降低胆固醇含量，促进尿酸盐溶解，达到很好的降血压、降血糖的效果。但花生嘌呤含量较高，不宜多食。

食疗痛风的吃法：

花生可以直接生吃，也可炖、煮、炒、炸、煎汤来食用，其中炖食效果最佳，可最大程度保留花生的营养素，不瘟不火、易于消化。油炸花生则很容易引起上火。将花生与芝麻、大米等熬煮成粥，有很好的营养价值。

食用注意：

花生霉变后含有大量致癌物质——黄曲霉素，所以霉变的花生制品忌食。花生富含油脂和蛋白质，体寒湿滞、肠滑便泻者不宜食用。此外，花生含凝血因子，会使血瘀不散，加重瘀肿，故跌打损伤者不宜食用。

与痛风相关的营养素含量
（每100克可食部分）

营养成分	含量	与同类食物含量比较
嘌呤	95.3毫克	高
碳水化合物	21.7克	低
蛋白质	24.8克	高
脂肪	44.3克	高
膳食纤维	5.5克	高
钙	39毫克	低
钠	3.6毫克	低
钾	587毫克	高

✓ 最佳营养搭配

花生 + 陈醋 增强免疫力

花生 + 丝瓜 预防心血管疾病

花生 + 红葡萄酒 保心脏、畅通血管

花生 + 猪蹄 增气血、补乳

✗ 禁忌搭配

花生 + 螃蟹 导致肠胃不适

花生 + 蕨菜 腹泻、消化不良

花生 + 肉桂 降低营养价值

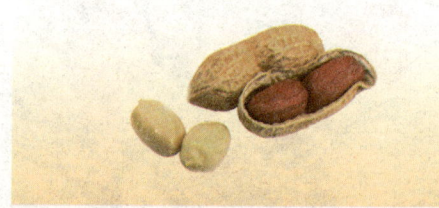

陈醋花生

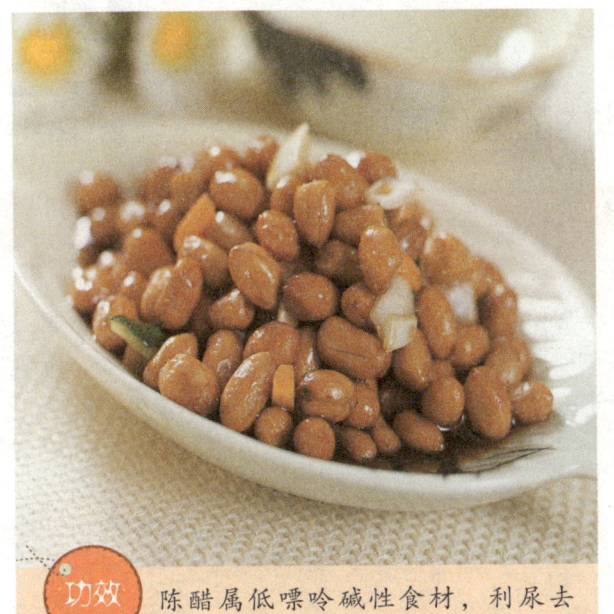

● **原料：** 花生米150克，黄瓜、洋葱、胡萝卜各适量

● **调料：** 盐3克，陈醋6克，食用油适量

● **做法：**

①将花生米洗净，沥干水分，备用。
②用清水将黄瓜、洋葱分别洗净，切片，备用。
③将胡萝卜清洗干净，切丁备用。
④锅内加油烧热，放入花生米炸至表皮变色后，捞出沥油，装盘。
⑤将黄瓜、洋葱、胡萝卜放入盘中，加盐、陈醋拌匀即可。

功效 陈醋属低嘌呤碱性食材，利尿去脂，利于排毒；花生富含不饱和脂肪酸和钾，利尿，可降低血压。本品风味独特，开胃消食，对防治痛风有一定辅助作用。

老醋四样

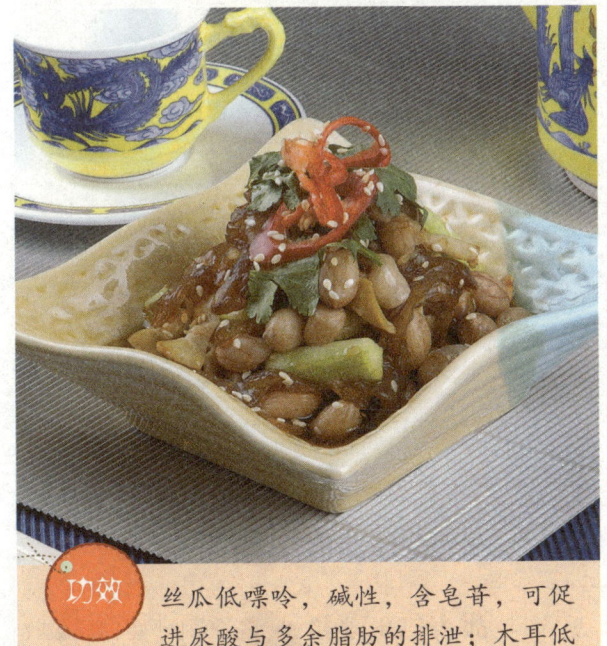

● **原料：** 花生米100克，丝瓜、黑木耳、鸡枞、红椒、熟芝麻各适量

● **调料：** 盐3克，醋15克，香菜少许

● **做法：**

①花生米洗净，丝瓜去皮，洗净切条；黑木耳洗净，泡发撕片；鸡枞洗净，切薄片；红椒洗净切丝。
②锅中加入适量清水，烧开，依次下入花生米、丝瓜、黑木耳、鸡枞焯熟，捞出，装盘。
③加入盐、醋搅拌均匀，撒上香菜、红椒、熟芝麻，拌匀后即可食用。

功效 丝瓜低嘌呤，碱性，含皂苷，可促进尿酸与多余脂肪的排泄；木耳低嘌呤，含植物胶原，可减少毒素的沉积。本品香爽味足，营养丰富，痛风患者宜适量食用。

甜杏仁 调节体内的酸碱度

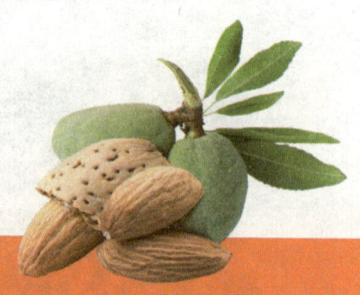

酸碱性： 属于碱性食物。

对痛风的食疗功效： 甜杏仁富含不饱和脂肪酸、黄酮类和多酚类成分，可降低胆固醇，预防动脉硬化、心脏病。甜杏仁内的脂肪油与挥发油，可改善皮肤血液状态，调节体内的酸碱度。但杏仁本身的嘌呤含量较高，多食对痛风患者而言会得不偿失。

食疗痛风的吃法：

甜杏仁可以用盐水泡后烘焙吃，也可以熬粥，还可以磨成粉末做成杏仁糊食用。此外，还可以做成蜜饯、煎汤等。相对来说，杏仁糊的营养成分更容易被人体消化吸收。

! 食用注意：

应将甜杏仁制成饮料或浸泡于水中数次后再吃，这样不但安全，还有益健康。另外，甜杏仁含有微量的毒素，产妇、幼儿、糖尿病患者不宜食用，痛风患者也不宜多吃，每天的食用量不宜超过40克。

与痛风相关的营养素含量
（每100克可食部分）

营养成分	含量	与同类食物含量比较
嘌呤	96.3毫克	中
碳水化合物	15.9克	中
蛋白质	22.5克	高
脂肪	45.4克	高
膳食纤维	8克	中
锌	3.36毫克	高
铁	4.3毫克	中
磷	474毫克	高
钾	728毫克	高

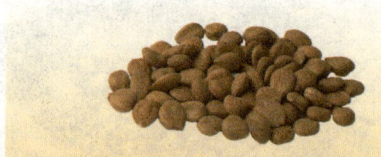

✓ 最佳营养搭配

甜杏仁 + 黄瓜 增强免疫力

甜杏仁 + 豆腐 提神健脑

甜杏仁 + 桔梗 止咳、降气、祛痰

甜杏仁 + 冬瓜籽 清热解毒

✗ 禁忌搭配

甜杏仁 + 猪肉 易引起腹痛

甜杏仁 + 菱角 不利于蛋白质吸收

甜杏仁 + 狗肉 产生有害物质

甜杏仁大米豆浆

● 原料：甜杏仁15克，大米、黄豆各30克

● 调料：白糖、矿泉水各适量

● 做法：
①将黄豆用水泡软并洗净，备用。
②用清水将大米淘洗干净，备用。
③用清水将甜杏仁略泡，洗净备用。
④将上述材料放入豆浆机中，加入矿泉水，启动豆浆机，将食材搅打成豆浆，并煮熟。
⑤将豆浆过滤倒入干净的碗中，加入白糖，调匀即可。

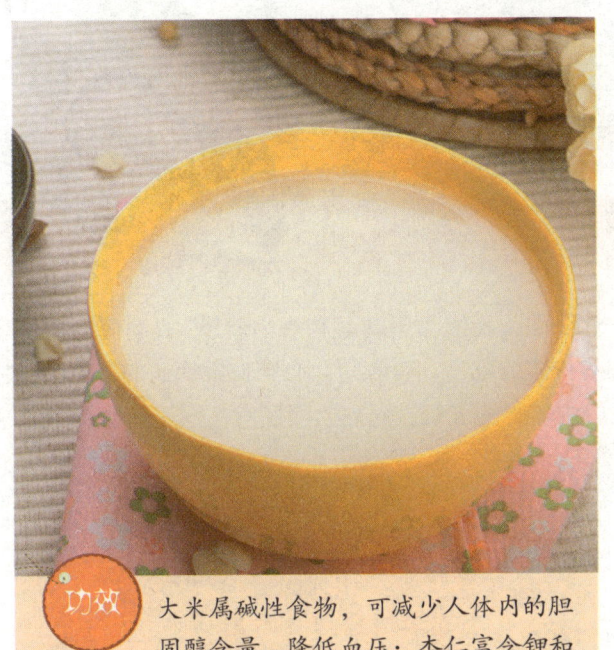

功效 大米属碱性食物，可减少人体内的胆固醇含量，降低血压；杏仁富含钾和维生素E，可减少尿酸。本品香甜可口，但杏仁的嘌呤含量较高，痛风患者适量食用为佳。

豆腐甜杏仁花生粥

● 原料：豆腐、甜杏仁、花生仁各20克，大米110克，葱花1克

● 调料：盐2克

● 做法：
①将甜杏仁、花生仁洗净，备用。
②将豆腐洗净，切成小块，备用。
③大米淘洗干净，用清水泡半小时左右。
④将锅置于火上，注入适量清水，放入大米，用大火煮至米粒开花。
⑤放入甜杏仁、豆腐、花生仁，改用小火煮至粥浓稠，调入盐后拌匀，撒入葱花，即可食用。

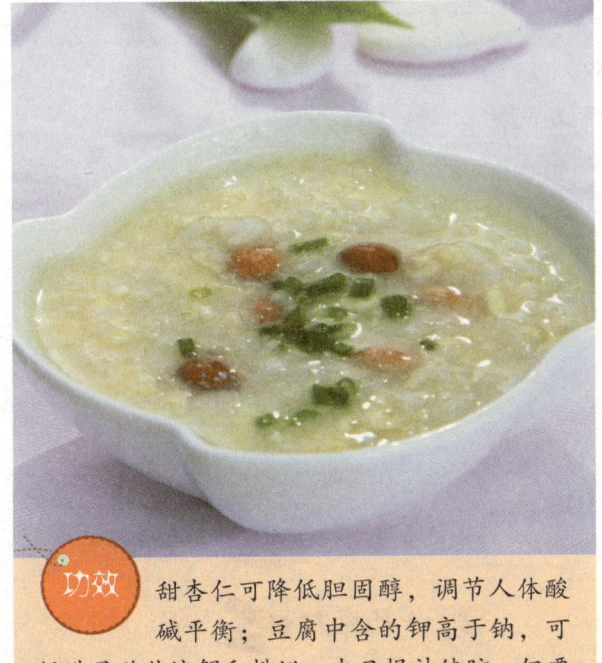

功效 甜杏仁可降低胆固醇，调节人体酸碱平衡；豆腐中含的钾高于钠，可促进尿酸盐溶解和排泄。本品提神健脑，但嘌呤含量较高，少量食用才可避免产生副作用。

榛子 降低嘌呤含量

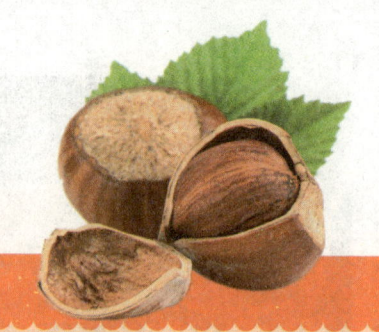

酸碱性：属于碱性食物。

对痛风的食疗功效： 榛子富含膳食纤维、不饱和脂肪酸和维生素E，具有降低胆固醇的作用，可减轻食物中饱和脂肪酸对身体的危害，有效防止心脑血管疾病的发生。榛子中的植物甾醇能抗氧化，还能降低体内嘌呤的含量，对防治痛风有良好的辅助作用。

食疗痛风的吃法：

榛子营养丰富，既可生食亦可炒食，可以煲汤做成菜肴，还可以与莲子、大米等搭配熬粥。榛子粥对于痛风并发高血压病患者有良好的食疗效果，是比较健康的食用方法。

食用注意：

榛子存放时间过长后，成分会有所改变，不宜食用，以免引起不适；同时榛子含有丰富的油脂，不易被人体消化吸收，所以胆功能严重不良者要慎食；此外，即便是健康人士也不宜过量食用榛子，每次食量以20粒为宜。

与痛风相关的营养素含量
（每100克可食部分）

营养成分	含量	与同类食物含量比较
嘌呤	50毫克	低
碳水化合物	24.3克	低
蛋白质	20克	高
脂肪	44.8克	高
膳食纤维	9.6克	高
钙	104毫克	中
钠	4.7毫克	低
钾	1244毫克	高

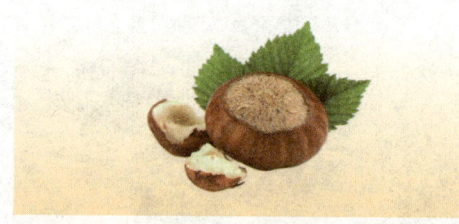

✓ 最佳营养搭配

榛子+桂圆		养血安神
榛子+粳米		健脾开胃
榛子+莲子		调理身体
榛子+核桃		增强体力、美容

✗ 禁忌搭配

榛子+牛奶		影响营养吸收
榛子+巧克力		容易造成过敏
榛子+绿豆		易导致腹泻

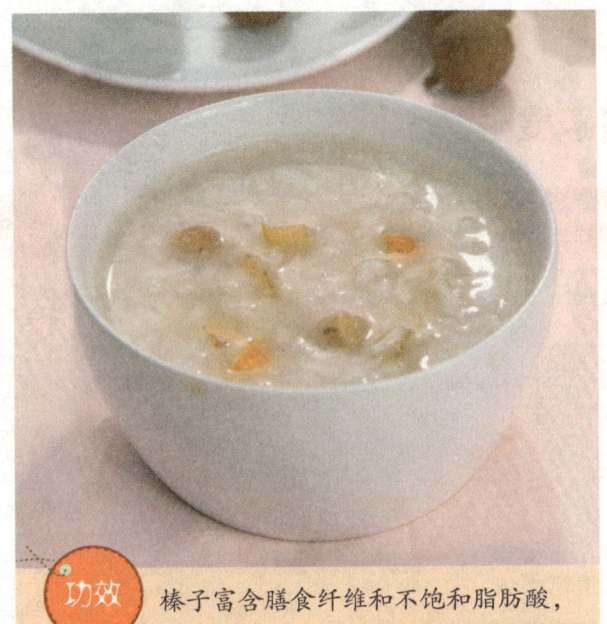

桂圆榛子粥

● **原料：** 榛子、桂圆肉、玉竹各20克，大米90克

● **调料：** 白糖20克

● **做法：**
① 将榛子去壳、皮，用清水洗干净，切碎，备用。
② 用清水将桂圆肉洗净，备用。
③ 用清水将玉竹洗净，备用。
④ 用清水将大米淘洗干净，泡发，备用。
⑤ 将锅置于火上，注入适量清水，放入大米，用大火煮至米粒开花。
⑥ 放入榛子、桂圆肉、玉竹，用中火煮至熟，加入白糖调味即可。

功效 榛子富含膳食纤维和不饱和脂肪酸，能通肠润便、清除毒素；桂圆富含维生素C和钾，有助于尿酸排泄。本品香甜可口，适当食用，可以预防痛风、保护心血管。

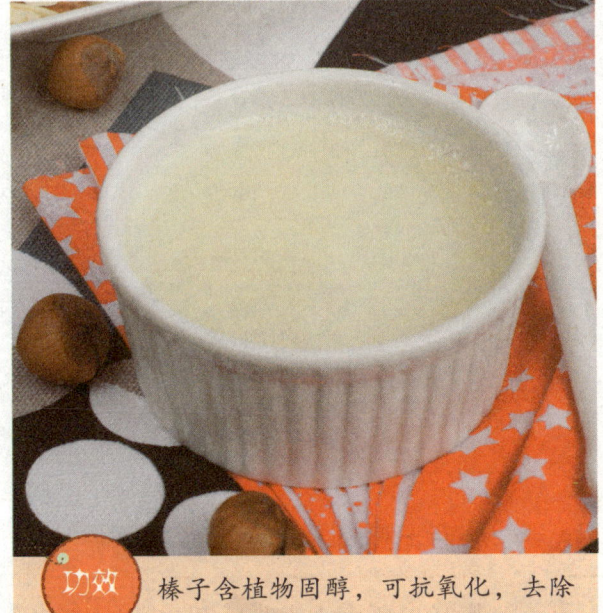

杏仁榛子椰汁

● **原料：** 杏仁、榛子各15克，椰汁适量

● **调料：** 白糖、凉白开水各少许

● **做法：**
① 将杏仁、榛子仁碾碎，备用。
② 将碾碎的杏仁、榛子仁放入备好的豆浆机中，加入适量的凉白开水。
③ 启动豆浆机，将食材搅打成豆浆，待烧沸后滤出浆液，装入干净的杯子中。
④ 将椰汁加入榨好的浆液中，加入白糖，搅匀即可。

功效 榛子含植物固醇，可抗氧化，去除体内游离的嘌呤；杏仁富含钾和不饱和脂肪酸，可降低血脂和尿酸。本品浓香营养，痛风并发心脑血管病患者宜少量食用。

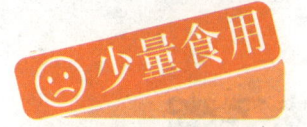

芝麻 调节酸碱度

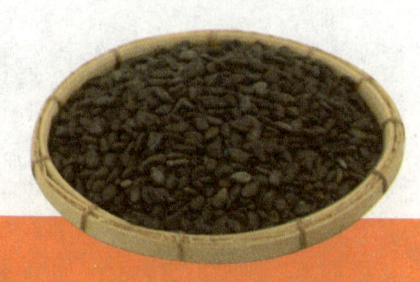

酸碱性： 属于碱性食物。

对痛风的食疗功效： 芝麻富含蛋白质、铁、钙、磷、维生素A、维生素D、维生素E、维生素B_1、维生素B_2、棕榈酸、亚油酸、糖类、卵磷脂、芝麻素、芝麻酚等营养成分，可以促进胆固醇代谢，软化血管，并调节体内酸碱度，促进尿酸的排泄，对防治痛风有一定的辅助作用。

食疗痛风的吃法：

芝麻可以直接生吃，也可以熟吃，但生吃不如熟吃获得的营养多。芝麻可以炒食，或者做成芝麻糊、芝麻酱、芝麻饼等，还可以熬粥来食用。

！食用注意：

芝麻仁外面有一层稍硬的蜡，把它碾碎后食用才可以使人体更好地吸收芝麻的营养，所以不要吃整粒的芝麻，而应加工之后再吃。此外，芝麻本身嘌呤含量较高，痛风患者不宜过多食用。

与痛风相关的营养素含量
（每100克可食部分）

营养成分	含量	与同类食物含量比较
嘌呤	57毫克	中
碳水化合物	31.5克	中
蛋白质	18.4克	高
脂肪	39.6克	高
膳食纤维	9.8克	高
维生素E	38.28毫克	高
钙	620毫克	高
钠	32.2毫克	中
钾	113毫克	中

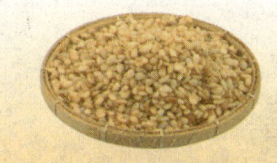

✓ 最佳营养搭配

| 芝麻＋花生 | | 美容、抗衰老 |

| 芝麻＋面粉 | | 降低血脂 |

| 芝麻＋核桃 | | 改善睡眠 |

| 芝麻＋土豆 | | 降低血压 |

✗ 禁忌搭配

| 芝麻＋鸡肉 | | 易造成腹痛 |

| 芝麻＋巧克力 | | 影响消化、吸收 |

| 芝麻＋花生 | | 不利于营养吸收 |

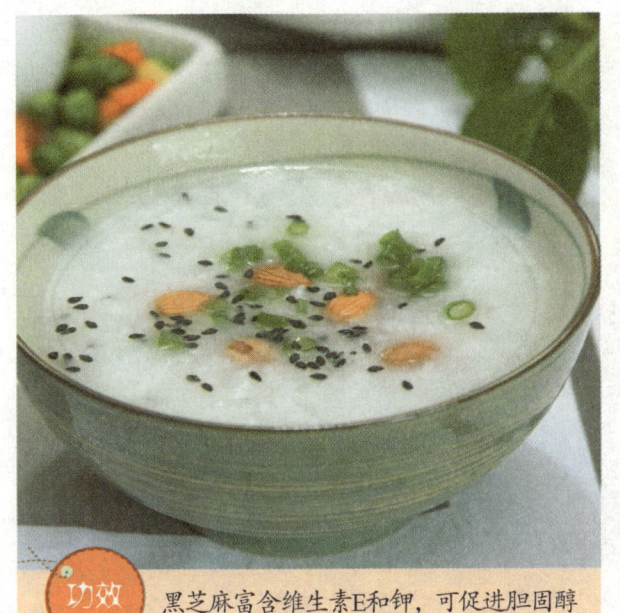

黑芝麻花生粥

● **原料**：黑芝麻50克，花生米、南杏仁各25克，大米60克，葱8克

● **调料**：白糖4克

● **做法**：
① 用清水将大米泡发，洗净备用。
② 用清水将黑芝麻、花生米、南杏仁分别洗净，备用。
③ 葱洗净，切成葱花，备用。
④ 将锅置于火上，倒入适量的清水，放入大米、花生米、南杏仁一同煮开。
⑤ 加入黑芝麻同煮至浓稠状，加入白糖拌匀，撒上葱花即可。

功效 黑芝麻富含维生素E和钾，可促进胆固醇排出，降低血液中游离的胆固醇含量；花生富含膳食纤维，利于排毒、降低血压。本品清淡宜人，营养丰富，痛风患者少食对身体有益。

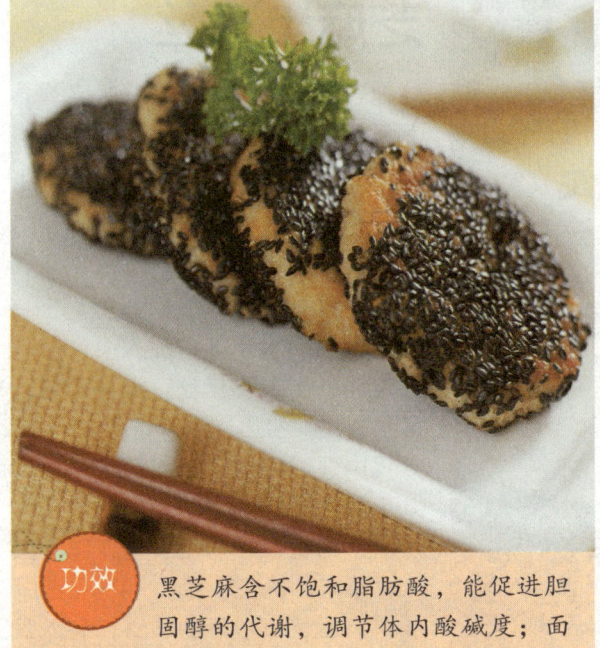

黑芝麻煎饼

● **原料**：面粉80克，黑芝麻75克，猪瘦肉少许

● **调料**：盐3克，食用油少许

● **做法**：
① 用清水将猪肉洗净，剁成肉末，加入盐调好味。
② 再在肉末内加入面粉，和匀，做成饼状。
③ 在饼上均匀地裹上黑芝麻。
④ 将裹上黑芝麻的饼块放入热油锅中煎熟，装盘即可。

功效 黑芝麻含不饱和脂肪酸，能促进胆固醇的代谢，调节体内酸碱度；面粉含多种矿物质和维生素，可降低血脂含量。本品芳香酥脆，热量很高，宜适量食用。

黑芝麻核桃面皮

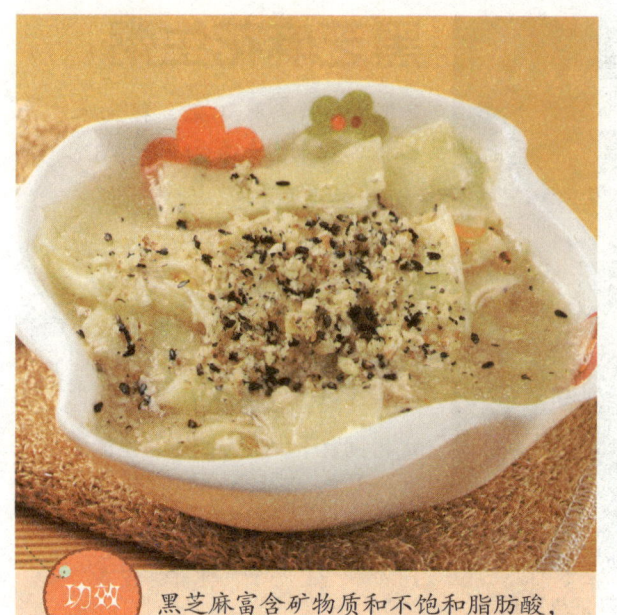

- **原料**：黑芝麻5克，核桃20克，面皮100克，胡萝卜45克
- **调料**：盐2克，生抽2毫升，食用油少许
- **做法**：
① 将核桃仁、黑芝麻倒入锅中，炒香后用榨汁机将其磨成粉，备用。
② 将胡萝卜洗净切丝，放入锅中，加水煮熟，留胡萝卜汁，放入适量盐、生抽、食用油，煮沸。
③ 将面皮切成小片，倒入煮沸的胡萝卜汁中，轻轻搅拌均匀，煮3分钟至面片熟透。
④ 把煮好的面片盛出装碗，撒上核桃、黑芝麻粉即可。

功效：黑芝麻富含矿物质和不饱和脂肪酸，可改善血液循环并促进尿酸排泄；核桃富含维生素E，可减少游离的嘌呤。本品营养丰富，可防治痛风并发高脂血症。

芝麻土豆丝

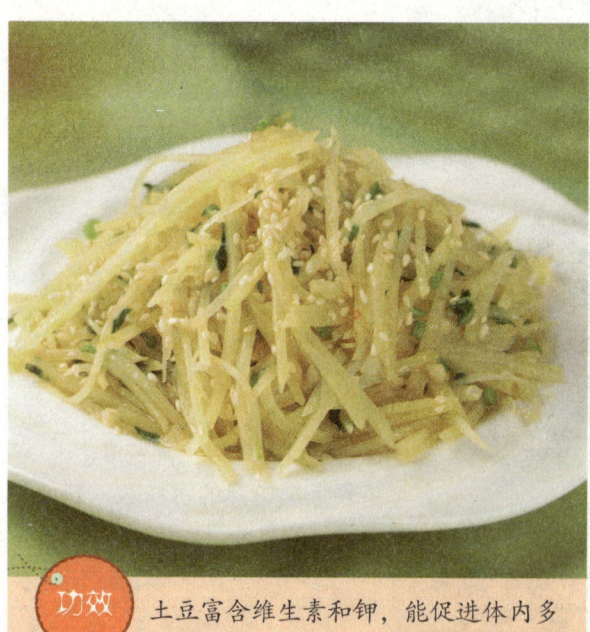

- **原料**：土豆180克，香菜20克，熟芝麻15克，蒜末少许
- **调料**：盐2克，白糖3克，陈醋8毫升，食用油适量
- **做法**：
① 将香菜洗净切末，土豆切丝。
② 锅中加清水烧开，加入少许盐、食用油，倒入土豆丝，搅拌均匀，煮至断生。捞出，沥干备用。
③ 锅中注油烧热，放入蒜末，再倒入土豆丝，翻炒均匀。淋入陈醋，加盐、白糖，炒匀至食材入味。撒上香菜末，快速炒香。
④ 关火后盛出炒好的食材，装入盘中，撒上熟芝麻即可。

功效：土豆富含维生素和钾，能促进体内多余钠的排出，调节体内酸碱平衡；芝麻富含不饱和脂肪酸，可减少游离的嘌呤。本品对痛风并发高脂血症、高血压病有一定的疗效。